全国中等卫生学校教材

生 理 学

朱文玉 编

北京大学医学出版社

SHENGLIXUE

图书在版编目（CIP）数据

生理学/朱文玉编．—北京：北京大学医学出版社，2007.7（2015.9重印）

全国中等卫生学校教材

ISBN 978-7-81071-699-4

Ⅰ．生… Ⅱ．朱… Ⅲ．①人体生理学—专业教学—教材 Ⅳ．R33

中国版本图书馆CIP数据核字（2007）第079044号

生理学

编　　：朱文玉

出版发行：北京大学医学出版社

地　　址：（100191）北京市海淀区学院路38号 北京大学医学部院内

电　　话：发行部 010－82802230；图书邮购 010－82802495

网　　址：http://www.pumpress.com.cn

E - mail：booksale@bjmu.edu.cn

印　　刷：莱芜市圣龙印务有限责任公司

经　　销：新华书店

责任编辑：靳新强　　**责任校对：**杜　悦　　**责任印制：**罗德刚

开　　本：787mm×1092mm　1/16　　**印张：**12.75　　**字数：**322千字

版　　次：2007年7月第1版　2015年9月第7次印刷

书　　号：ISBN 978-7-81071-699-4

定　　价：19.20元

前　言

中等医学教育是为我国广大基层医药卫生机构培养实用型技术人才的重要组成部分，生理学又是医学教育必修的基础课程之一。我们在深入调研现有中等医学教育生理学教学现状和需求的基础上，编写此书，力求为大家提供一本在内容上具备科学性、系统性，在文字上易读、易懂、适用性强的中专教材。

本书共含十三章，涵盖了中等医学教育生理学教学大纲所要求的内容。为便于学生检测自己是否掌握了学习要求，在每章后均附有练习题及参考答案。

生理学实验是生理学教学中的一个组成成分。本书选用了15个实验项目，供教师根据具体条件选用，以便加深学生对理论课学习内容的理解。

由于编者水平有限，错误和缺点在所难免，恳请广大读者批评指正。

编　者

2007.5

目　录

第一章　绪　　论

第一节　什么是生理学

生理学是一门研究正常状态下机体功能活动规律的科学，如循环、呼吸、消化、泌尿、神经、内分泌等系统在正常条件下有哪些功能，这些功能是如何实现的，以及它们的功能受哪些因素的调节和控制等问题。卫生工作者只有熟悉和掌握了正常机体的细胞、器官活动的规律，以及它们之间的相互联系，才能深刻地认识和掌握人体疾病的发生、发展规律与防治疾病的原理和措施，才能在医疗实践中有所创新和发展。因此，生理学是医学中的一门重要的基础学科。

生理学的知识主要来自实践。早在17世纪，英国医生哈维用动物实验方法第一次阐明了血液循环的途径和规律。科学家还可以在不伤害人体健康的条件下观察和研究各器官的功能活动。例如，通过测量人体在不同条件下的血压变化，了解各种因素对血压的影响；通过对病人的观察了解某一器官的功能。例如，通过对甲状腺功能亢进病人症状和体征的观察，推断甲状腺的功能。

第二节　生命活动的基本特征

生命活动的基本特征主要有4个方面，即新陈代谢、兴奋性、适应性和生殖。

一、新陈代谢

机体不断地从环境中摄取营养物质并合成为自身的物质（合成代谢），同时又不断地分解自身原有的物质（分解代谢），并将其分解产物排出体外。机体这种不断破坏和清除衰老的结构，重建新的结构的吐故纳新过程称为**新陈代谢**。

物质的合成需要摄取利用能量，而物质在分解过程中又会将蕴藏在其内的化学能量释放出来，作为机体各种生理活动的能量来源并维持体温。因此，新陈代谢包含着物质的转变（物质代谢）和能量转换（能量代谢）两个密不可分的过程。

二、兴奋性

机体所处的环境是经常在发生变化的，正常情况下，机体会对环境的变化做出适当的反应。生理学常将能引起机体发生一定反应的内外环境条件的变化称为**刺激**，而将刺激引起机体的变化称为**反应**。

刺激引起反应必须具备三个条件，即足够的刺激强度、足够的刺激作用时间和刺激强度达到一定的变化率。若将刺激作用时间和强度变化率固定不变，只改变刺激强度，则刚将能引起组织细胞产生反应的最小刺激强度称为**阈强度**，简称**阈值**。刺激强度小于阈值的称为**阈下刺激**，刺激强度大于阈值的刺激称为**阈上刺激**。

组织细胞对刺激所产生的反应是多种多样的，如肌肉表现为收缩、腺体表现为分泌、神经表现为产生和传导冲动。但它们在这些表现之前都会产生一种共同的生物电反应——动作电位（将在第二章中介绍），近代生理学将组织细胞对刺激产生动作电位的能力称为**兴奋性**；将组织细胞受刺激后产生动作电位称为**兴奋**。

兴奋性是机体生命活动的基本特征之一，但不同组织细胞或同一组织细胞在不同情况下，对刺激反应的能力并不相同，即组织细胞的兴奋性是不同的。用什么来衡量组织的兴奋性？最常用的指标就是上面提到的刺激的阈值。兴奋性越高的组织细胞，对弱的刺激便能产生兴奋，即其刺激阈值越小；只对很强的刺激才产生兴奋的组织，表示其兴奋性较低，其刺激阈值也高。简言之，组织细胞兴奋性的高低与阈值的大小呈反变关系，即兴奋性$\propto$1/阈值。

三、适应性

机体根据内外环境的变化而调整体内各部分活动和关系的功能称为**适应性**。适应分为行为适应和生理适应两种。

行为适应常有躯体活动的改变。如在低温环境中机体会出现趋热活动；遇到伤害性刺激时会出现躲避活动。行为适应在生物界普遍存在，属于本能性行为适应。**生理适应**是指身体内部的协调性反应。如在高原低氧环境中生活的人，血液中红细胞和血红蛋白会增加，以增强运输氧的能力；又如在强光照射下，瞳孔缩小以减少光线进入眼内，使视网膜免遭损伤。

四、生殖

人体生长发育到一定阶段时，男性和女性两种个体中发育成熟的生殖细胞相结合，便可形成与自己相似的子代个体，这种功能称为**生殖**。生殖是人类得以繁衍后代、延续种系的基本生命特征。

第三节　内环境及其稳态

人体内的液体总称**体液**。体液总量约占身体重量的60%，按其分布分为细胞内液和细胞外液两大类。细胞内的液体称为**细胞内液**，约占体液的2/3（占体重的40%）；**细胞外液**占体液的1/3（占体重的20%），包括血浆、组织液、淋巴液和脑脊液。

人体内绝大多数细胞与外界环境没有直接接触，它们的直接生活环境是细胞外液，因此生理学中常将细胞外液称为**内环境**。内环境是相对于人体所处的外环境而言的。

内环境是细胞生存的环境，细胞新陈代谢不断地与内环境发生物质交换，从内环境中摄取氧气和营养物质。内环境的各项物理、化学因素，如O_2与CO_2分压、pH、各种离子和营养物质浓度、温度、渗透压等保持相对稳定，给细胞创造一个适宜的环境，是细胞维持正常生理功能的必要条件。生理学上将内环境理化性质相对恒定的状态称为**稳态**。

内环境的理化因素不是静止不变的。由于细胞不断进行新陈代谢，不断与内环境发生物质交换，就不断地扰乱或破坏内环境的稳态，外界环境因素的改变、疾病都可影响内环境的稳态。与此同时，体内各器官、组织又从不同方面参与了内环境稳态的维持。如呼吸器官通过呼吸运动补充O_2和排出CO_2、消化器官通过消化和吸收摄入营养成分、泌尿器官通过生成和排出尿，排出各种代谢尾产物，并参与水、电解质及酸碱平衡的调节等。因此，内环境稳态的保持是一个复杂的生理过程，是一个不断破坏和不断恢复的过程，是一个动态的、相对稳定的状态。

当环境剧烈变化或疾病（如缺O_2、高热、酸中毒等）时，内环境的理化性质可发生较大变化，如果器官组织的代偿性活动不能维持内环境的稳态时，整个机体的功能将发生严重障碍，甚至导致死亡。

第四节　生理功能的调节

当机体的内外环境发生变化时，体内各器官组织的功能及相互关系也会发生相应的变化，使机体适应环境的变化，并维持内环境的稳态。人体各器官功能的这种适应性反应称为生理功能的调节。

一、生理功能的调节方式

人体存在着精确的调节系统，其调节方式主要有 3 种，即神经调节、体液调节和自身调节。

（一）神经调节　通过神经系统进行的调节方式称为**神经调节**。神经调节的基本方式是反射。**反射**是指在中枢神经系统参与下，机体对刺激产生的规律性反应。完成反射的结构基础是**反射弧**，它包括 5 个部分，即感受器、传入神经、神经中枢、传出神经和效应器。感受器的作用是感受内外环境变化的刺激，感受器可将各种刺激的能量转换为电信号（神经冲动），沿传入神经传至中枢。中枢包括脑和脊髓，中枢神经对传入信号进行处理、分析综合后将指示由传出神经传到效应器，改变效应器的活动。例如当强光刺激人眼感受器后，通过传入神经到中枢，再由传出神经至瞳孔括约肌，引起瞳孔缩小，就是一种反射活动（瞳孔对光反射）。反射活动的完成有赖于反射弧结构和功能的完整。反射弧的 5 个部分中任何一个部分结构或功能遭受破坏，反射活动将不能完成。

反射分为非条件反射和条件反射两种。**非条件反射**是天生具有的，多是人维持生命的本能活动，其反射弧和反应都是比较固定的，如食物入口后对口腔内感受器的刺激引起的唾液分泌。**条件反射**则是后天获得的，是个体在生活过程中建立起来的，例如人们在谈论美味食品时，虽然没有食物的具体刺激，也会引起唾液分泌。条件反射是建立在非条件反射基础上的一种高级神经活动，它大大地扩展了机体适应环境的能力。

神经调节的特点是反应迅速、准确、作用时间短暂。

（二）体液调节　**体液调节**是指体内产生的一些特殊化学物质通过体液途径对某些组织或器官的活动进行调节的过程。这一类化学物质主要有：①由内分泌腺或内分泌细胞分泌的激素，如胰岛素、肾上腺素等；②一些组织细胞产生的特殊化学物质，如组胺、5-羟色胺等；③细胞代谢的某些产物，如CO_2、乳酸等。

化学物质到达被调节的组织或器官，主要是通过血液循环，但有一些化学物质并不通过血液循环运送，而是直接扩散到周围的组织液而作用于其邻近的组织细胞。

体液调节的特点是反应较缓慢、作用持续时间较长，作用面较广泛。

一般来讲，体液调节是一个独立的调节系统，但人体内很多内分泌腺的活动直接或间接受神经的支配和调节，在这种情况下，内分泌腺往往是神经反射传出通路上的一个分支（图

1－1）。例如交感神经中枢兴奋时，既可通过神经纤维直接作用于心脏，同时交感神经纤维还作用于肾上腺髓质，使肾上腺素分泌增加，通过血液循环加强心脏的活动。这种神经和体液复合调节的方式被称为**神经-体液调节**，神经在其中起主导作用。

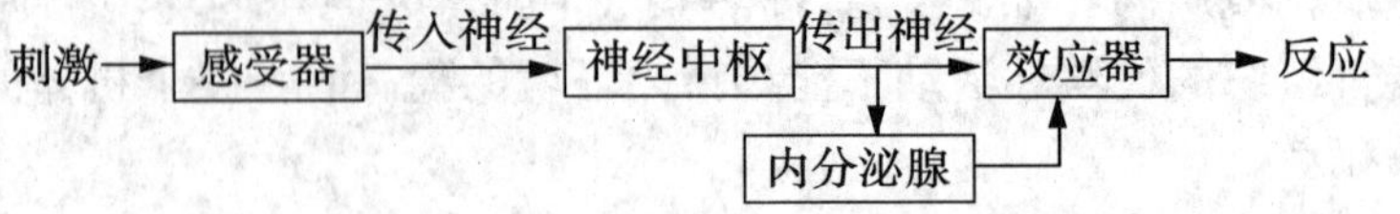

图1－1　神经-体液调节示意图

（三）自身调节　**自身调节**是指组织或器官不依赖于神经和体液调节，而是由其自身特性对内外环境变化产生适应性反应的过程。这种调节方式只存在于少数组织和器官。例如，在一定范围内，心肌纤维被伸展得愈长，其收缩力将随之增加。由于这一现象在没有神经和体液因素影响下的离体灌流心脏中也同样存在，说明它完全是由心肌自身的特性决定的。

自身调节的特点是影响范围小、调节幅度小、灵敏度较低。自身调节在维持某些器官功能的稳定中具有一定意义。

二、生理功能调节的反馈控制

在人体，通常将神经中枢或内分泌腺看作是控制部分，而将效应器或靶细胞看成是受控部分。但在多数情况下，控制部分与受控部分之间往往并不是一种单向信息联系，而是存在着双向的信息联系，即除控制部分发出信息改变受控部分的活动外，受控部分也不断有信息返回到控制部分，纠正和调整控制部分的活动。因此，在控制部分与受控部分之间形成一闭环式的控制回路（图1－2）。

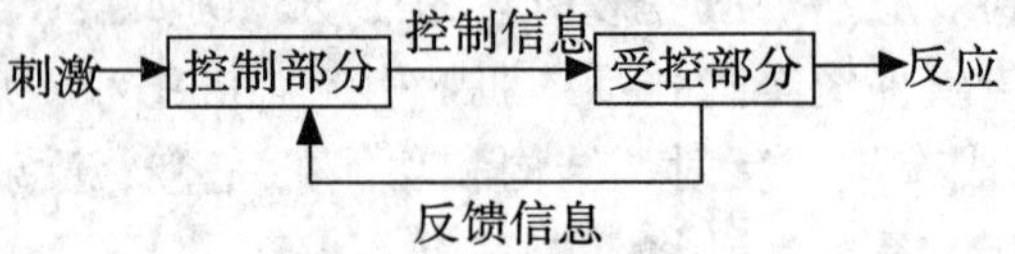

图1－2　反馈控制的示意图

生理学上通常将受控部分的信息返回作用于控制部分的过程称为**反馈**。由于反馈的存在，使机体活动的调节达到更精确的程度。

根据受控部分对控制部分发生的作用效果不同，可将反馈分为两种：负反馈和正反馈。

（一）负反馈　受控部分发出的反馈信息对控制部分的活动产生抑制作用，使控制部分的活动减弱，称为**负反馈**。例如，胰岛分泌胰岛素使血糖降低，当血糖浓度降低后，通过反馈信息反过来抑制胰岛素的分泌，从而使血糖浓度不至过度降低。

负反馈普遍存在于机体调节过程中，它是维持机体与外环境协调及维持内环境稳态的重要控制机制。

（二）正反馈　受控部分发出的反馈信息加强控制部分的活动，使其活动更加强，称为**正反馈**。在正反馈情况下，反馈作用与原来的效应一致，促进或加强原效应，使该效应迅速达到预期顶点。例如在排尿反射中，尿液通过尿道时，对尿道感受器的刺激返回到排尿中枢，可加强膀胱逼尿肌的收缩，使膀胱进一步收缩，直到尿液排尽。体内正反馈控制为数不多。

练习题与参考答案

一、名词解释

1. 内环境　2. 阈强度　3. 兴奋性　4. 神经调节
5. 体液调节　6. 自身调节　7. 反馈

二、填空题

1. 人体功能调节的三种方式是__________、__________和__________。
2. 反射弧是由__________、__________、__________、__________和__________五个部分组成的。
3. 机体的内环境是指位于细胞间的__________。
4. 可兴奋组织受刺激后产生兴奋的标志是__________。
5. 反馈信息与控制信息的作用性质相反，这种反馈称为__________。
6. 刺激阈值越低，表示组织的兴奋性越__________。

三、单项选择题

1. 生物体内环境稳态是指　(　　)
   A. 细胞外液理化因素保持不变
   B. 细胞内液理化因素不变
   C. 细胞外液理化性质在一定范围内波动
   D. 细胞内液理化性质在一定范围内波动
   E. 细胞内液和细胞外液理化性质在一定范围内波动
2. 衡量组织兴奋性高低的指标是　(　　)
   A. 动作电位
   B. 静息电位
   C. 刺激
   D. 反应
   E. 阈值
3. 神经调节的基本方式是　(　　)
   A. 反射
   B. 反应
   C. 神经冲动
   D. 正反馈调节
   E. 负反馈调节
4. 下列生理过程中，属于负反馈调节的是　(　　)
   A. 排尿反射
   B. 减压反射
   C. 分娩
   D. 血液凝固
   E. 以上都不是
5. 下列生理过程中，属于正反馈调节的是　(　　)
   A. 减压反射
   B. 排尿反射
   C. 体温调节
   D. 血糖浓度的调节
   E. 心室异长自身调节

四、问答题

1. 什么是内环境和内环境稳态？内环境稳态有何生理意义？
2. 何谓神经调节？何谓体液调节？何谓自身调节？它们的主要特点是什么？

参 考 答 案

一、名词解释

1. 内环境是指体内细胞所生存的环境，也就是指细胞外液。
2. 阈强度是在一定的刺激持续时间作用下，引起组织兴奋所必需的最小刺激强度。
3. 兴奋性是指组织细胞受刺激时产生动作电位的能力。
4. 神经调节是指通过神经系统的活动、对生物体各组织、器官、系统所进行的调节。
5. 体液调节指体内产生的一些化学物质通过体液途径对机体某系统、器官、组织、细胞功能所进行的调节。
6. 自身调节是指组织器官在不依赖于神经和体液因素的条件下，自身对刺激发生的适应性反应过程。
7. 反馈是指被控部分向控制部分发放信息，并对控制部分的功能施加影响。

二、填空题

1. 神经调节　体液调节　自身调节
2. 感受器　传入神经　神经中枢　传出神经　效应器
3. 细胞外液
4. 动作电位
5. 负反馈
6. 高

三、单项选择题

1. C　2. E　3. A　4. B　5. B

四、问答题

1. 内环境是机体细胞所生活的环境，即细胞外液。内环境稳态是指内环境理化性质保持相对恒定。它包含两方面的含义：①细胞外液的理化性质总是在一定水平上恒定，不随外环境的变动而变化；②这种状态并不是恒定不变的，它是一个动态平衡、是在微小的波动中保持的相对恒定。正常生物体内，在神经体液调节下，可维持内环境理化性质的相对恒定。

内环境既为细胞提供营养物质，也接受来自细胞的代谢尾产物。内环境的理化因素（温度、pH、渗透压、各种物质浓度等）相对恒定是维持细胞的正常代谢活动所必需的。

2. 神经调节是指通过神经系统的活动，对机体各组织器官的功能所进行的调节，其基本方式是反射。神经调节的特点是反应速度快、准确、效应持续时间短暂。

体液调节是指体液因子（如激素、代谢产物等）通过体液途径（如血液、组织液）对各组织器官功能进行的调节。体液调节的特点是反应速度较慢、不够精确、作用广泛而持久。

自身调节是指组织细胞在不依赖于神经和体液因素的条件下，自身对刺激发生的适应性反应过程。其特点是涉及范围较小，只限于该器官、组织或细胞，属于局部性调节。

第二章　细胞的基本生理功能

细胞是人体的基本构造单位。体内所有的生理功能和生化反应都是在细胞的基础上进行的，因此，了解细胞的某些共性，对认识人体的基本生理功能是非常重要的。

第一节　细胞膜的物质转运功能

人体所有细胞的外面都有一层薄膜包被，称为**细胞膜**，或称质膜。细胞膜将细胞内容物与其周围的环境分隔开来，起着屏障作用。

细胞膜主要由脂质、蛋白质和糖类组成，以蛋白质和脂质为主。各种物质分子在膜中的排列形式是决定膜的基本生物学特性的关键因素。一般而言，膜的结构是以液态的脂质双分子层为基架，其中镶嵌着具有不同功能的球形蛋白质。细胞膜的这一结构特点，使细胞膜具有半透性，即它允许某些物质或离子有选择性地通过，但又能严格地限制一些物质的进出，保持了细胞内物质成分的稳定。

物质通过细胞膜的过程称为细胞膜的物质转运功能，其转运形式有四种：单纯扩散、易化扩散、主动转运和出胞、入胞。

一、单纯扩散

单纯扩散是指脂溶性物质由膜的高浓度一侧向低浓度一侧作跨膜转运的过程。跨膜扩散的量取决于膜两侧物质的浓度梯度和膜的通透性。所谓通透性是指膜对物质通透的难易程度或阻力的大小。一般条件下，扩散量与膜两侧的溶质分子的浓度梯度呈正比。电解质溶液中离子的移动还与离子所受的电场力有关。

人体内脂溶性物质不多，因此靠单纯扩散通过细胞膜的物质种类很少，比较肯定的有 O_2 和 CO_2 气体分子。

单纯扩散不消耗细胞本身的能量，其能量来源于高浓度电化学梯度所包含的势能。

二、易化扩散

易化扩散是指非脂溶性物质在特殊膜蛋白质的帮助下，由膜的高浓度一侧向低浓度一侧扩散的过程。细胞膜上参与易化扩散的蛋白质有两种，即载体蛋白质与通道蛋白质，所以易化扩散又分为**以载体为中介的易化扩散**（载体易化扩散）和**以通道为中介的易化扩散**（通道易化扩散）。易化扩散时，物质移动动力来自高浓度的势能，顺浓度差移动，细胞不耗能，但必须在膜蛋白的帮助下完成物质转运。

1. 载体易化扩散　细胞膜上的某些蛋白质具有载体功能，即能与某些物质结合，并发生构象变化，将该物质由高浓度一侧运向低浓度一侧，再与其分离（图 2－1）。载体蛋白质在运输中并不消耗能量。

以载体为中介的易化扩散有以下特点：①结构特异性：即某种载体只选择性地与某种底物特异性结合。如葡萄糖载体对结构相似的木糖几乎不转运；②饱和现象：当膜一侧物质浓度增加到一定限度时，扩散通量就不再随浓度差的增加而增大。这是因为膜上有关的载体数量或载体上能与该物质结合的位点数目有限，如超过限度，即使再增加待转运物质的浓度，也不能使转运量增加；③竞争性抑制：一种载体同时对 A 和 B 两种结构相似的物质都有转运能力，那么，如果增加 A 物质的浓度，将会使该载体对 B 物质的转运量减少。即结构近似的物质可争夺同一种载体，一种物质可抑制结构相似的另一种物质的转运。以载体扩散方式转运的物质有葡萄糖、氨基酸等小分子营养物质。

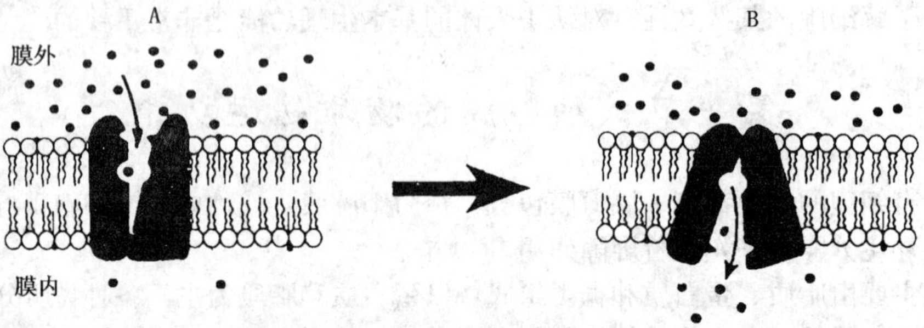

图 2-1　载体易化扩散过程的示意图

A. 载体蛋白的结合部位朝向膜外，与溶质结合；

B. 结合部位朝向膜内，释放溶质。溶质释放后载体蛋白又可恢复至 A 的状态

2. 通道易化扩散　通道介导的易化扩散常与一些带电的离子如 Na^+、K^+、Ca^{2+} 等由膜的高浓度一侧向低浓度一侧的快速移动有关。对于不同离子的转运，膜上都有结构特异的通道蛋白质参与，可分别称为 Na^+ 通道、K^+ 通道、Ca^{2+} 通道等。通道蛋白质贯通细胞膜，其中心具有亲水性通道，它对离子具有高度的亲和力，允许适当大小的离子顺浓度梯度瞬间大量通过。通道蛋白可迅速地开放与关闭，并受到通道闸门所控制。所谓闸门，乃是由通道蛋白质的带电分子或基团构成。闸门的开放或关闭受激素、递质或膜电位的控制。

通道易化扩散的特点为：①相对特异性：即某一通道允许某种特定的离子通过，但特异性不如载体蛋白质那样严格；②无饱和现象；③通道有“开放”和“关闭”两种机能状态。只有通道开放时，有关的离子才能快速大量地由膜高浓度的一侧流向低浓度的一侧，而当通道关闭时，则不允许任何离子通过。

三、主动转运

主动转运是指由细胞通过本身的某种耗能过程，将物质由膜的低浓度一侧转运到高浓度一侧的过程。主动转运通常依靠“泵”来完成。**泵**是膜上一种特殊的蛋白质，按其转运的物质种类可分为钠泵、钾泵、钙泵等。研究最清楚的、也是最重要的首推 **Na^+-K^+ 泵**，它实际上是 Na^+-K^+ 依赖性 ATP 酶。当细胞内 Na^+ 浓度增高或细胞外 K^+ 浓度增高都会激活此酶，分解 ATP，从中取得能量用以逆浓度差将细胞内的 Na^+ 泵出细胞外，把细胞外的 K^+ 泵入细胞内，从而恢复细胞内外 Na^+、K^+ 浓度的正常分布。一般情况下，每分解一分子 ATP，可移出 3 个 Na^+、并换回 2 个 K^+。正常时细胞外 Na^+ 浓度比细胞内高，细胞内 K^+ 浓度比细胞外高，就是依赖 Na^+-K^+ 泵的作用。Na^+-K^+ 泵的生理意义在于维持细胞内外离子浓度梯度，从而完成正常的代谢及功能；维持细胞结构和功能的完整性；最重要的是储备势能。总之，物质代谢产生 ATP，ATP 分解产生的能量用于物质逆电-化学梯度转运，膜两侧出现具有高电-化学势能的离子并以势能的形式储存，此势能用于其他功能。

主动转运的特点是：①在物质转运过程中，细胞本身要消耗能量。能量来自细胞代谢，影响细胞代谢的因素，如低温、缺氧、代谢抑制剂等，都影响细胞的主动转运；②物质转运是逆浓度梯度和电位梯度进行的。

四、出胞和入胞作用

出胞作用是指某些大分子物质或团块由细胞排出的过程，主要见于细胞的分泌作用。如内分泌细胞分泌激素，神经轴突末梢释放递质等。**入胞作用**是指细胞外的某些大分子物质或团块（如侵入体内的细菌、病毒、异物或大分子营养物质等）进入细胞的过程。固体物质的入胞作用称为吞噬；液态物质的入胞作用称为吞饮。

从能量的角度来看，以上 4 种转运方式又分为两类，即被动转运与主动转运。被动转运是指物质顺电-化学梯度通过细胞膜，细胞本身不消耗能量。被动转运包括单纯扩散和易化扩散；主动转运是指物质逆电-化学梯度通过细胞膜，需要消耗细胞本身的能量，通过离子泵和入胞作用的转运即为主动转运过程。

第二节　细胞膜的受体功能

一、受体的概念

受体是细胞接受化学信息的特殊结构，是细胞成分中分化出来的特殊蛋白质。它具有识别并特异地结合体液中特殊化学物质的能力，同时又能以自身激动所产生的信号把它结合的化学物质所携带的信息转发至细胞的相应部位，触发细胞的生物效应。根据受体分布部位的不同，将受体分为膜受体、胞浆受体和核受体。

二、膜受体结合的特征

①特异性：特定的受体只与特定的物质结合，产生特定的生物学效应。受体一般是以与它结合的物质来命名的，如与乙酰胆碱特异性结合的受体叫做胆碱受体；②饱和性：细胞膜上受体的数量是有限的，因此它能结合物质的数量也有一定的限度；③可逆性：即物质既可与受体特异性结合，又可以解离。各种物质与受体结合以后，解离的难易程度不同。

第三节　细胞的生物电现象

临床上常为患者作心电图、脑电图、胃肠电图等检查，人体各器官所表现的电现象都是以细胞水平的生物电现象为基础的。

一、静息电位

1. 静息电位的概念　**静息电位**是指细胞处于安静状态（未受刺激）时，存在于细胞膜内外两侧的电位差，又称跨膜静息电位，简称静息电位。静息电位表现为膜外相对为正而膜内相对为负（图 2-2）。

不同的细胞其静息电位值是不同的，哺乳动物神经细胞和骨骼肌细胞为－70～－90mV。只要细胞维持正常的新陈代谢，且未受到外来刺激，其静息电位是比较稳定的。

细胞在安静时膜两侧所保持的外正内负的状态，称为**极化**。极化状态是细胞处于生理静息状态的标志。在极化状态的基础上，若膜内电位负值增大，则称为**超极化**；膜内电位负值减小，则称为**去极化**；若膜内电位由负转为正、膜外电位由正转为负的状态，称为**反极化**状态。去极化状态或现象表示细胞处于兴奋过程，超极化状态表示细胞处于抑制状态。而细胞发生去极化后再向原来正常安静时膜内所处的极化状态（膜内较膜外为负的状态）恢复，则称作**复极化**。

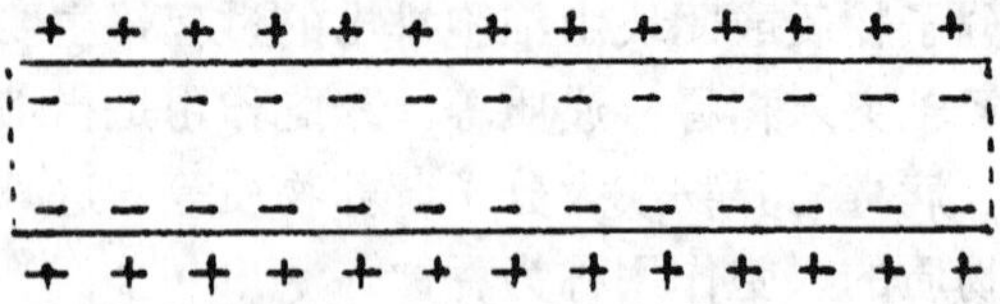

图 2-2　细胞静息状态下膜内外两侧的电位状态

2. 静息电位产生的机制　静息电位的产生是与细胞膜两侧离子的分布不同及膜对离子的通透性不同有关。①细胞膜两侧离子的分布是不均匀的。细胞内的 K^+ 的浓度高于细胞外近 30 倍，而 Na^+、Cl^- 的细胞外浓度分别高于细胞内浓度 12 倍和 30 倍，膜内的负离子以大分子（如蛋白质阴离子 A^-）为主。如果膜允许离子通过的话，离子必然产生顺浓度梯度的移动，即 K^+ 由细胞内流向细胞外、Na^+ 由细胞外液流向细胞内的趋势；②细胞膜对各种离子具有选择性通透。在静息状态下，细胞膜对 K^+ 的通透性大，对 Na^+ 的通透性很小，对 A^- 几乎没有通透性，所以 K^+ 顺浓度差向膜外扩散，膜内 A^- 因不能透过细胞膜被阻止在膜内。致使膜外正电荷增多、电位变正，膜内负电荷相对增多、电位变负，这样膜内外便形成一个电位差。当促使 K^+ 外流的浓度差和阻止 K^+ 外流的电位差这两种拮抗力量达到平衡时，使膜内外的电位差就保持在一个稳定状态，这就是静息电位。K^+ 的外流是静息电位产生的主要原因，故静息电位又称为 **K^+ 的平衡电位**。

二、动作电位

1. 动作电位的概念　可兴奋细胞受到刺激时，在静息电位的基础上爆发的一次膜两侧电位的快速可逆的倒转，并可在膜上传播开来，这种电位变化是由细胞接受刺激时产生的，称为**动作电位**。

动作电位的形状依记录的形式方法不同而异。当用细胞外记录方法时，可记录到一种双向动作电位。现在一般都采用细胞内记录到的动作电位来阐明动作电位产生的原理。此时，动作电位包括上升支（去极化时相）和下降支（复极化时相）（图 2-3）。

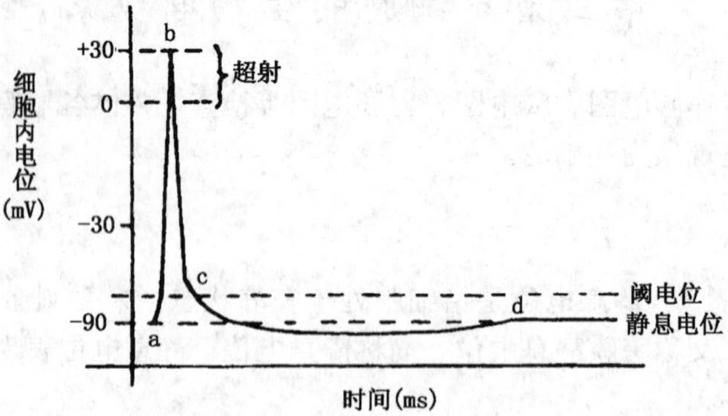

图 2-3　动作电位的模式图

ab：锋电位上升支；bc：锋电位下降支；abc：锋电位；cd：后电位

2. 动作电位产生的过程　当细胞受到刺激时，膜内的负电位迅速消失，进而变成正电位（膜内电位由－90mV 上升到＋30mV），由原来的内负外正变为内正外负状态，形成了动作电位的上升支（去极相），电位变化的幅度为 120mV。上升支超过 0mV 的净变正部分，称之为超射，上升支达＋30mV 后又迅速下降，使膜内电位由正变负，恢复到接近刺激前的静息电位水平，这构成了动作电位的下降支，此过程谓之复极相。上升支和下降支持续时间都很短，形成一个快速上升和快速下降组合的尖锋样图形，称为**锋电位**。一般所说的动作电位就是指锋电位而言。有些可兴奋细胞在锋电位的下降相往往并不是立即下降到静息电位的水平，在此之前有一些微小而又缓慢的波动，称为后电位。

3. 动作电位产生的机制　当细胞受到一定刺激时，膜对 Na^+ 的通透性增加，细胞外的 Na^+ 立即顺浓度梯度流入细胞内，导致膜内负电位减小，当膜内负电位减小到某一临界值时，Na^+ 通道全部开放（这一临界膜电位值称为阈电位），钠通道一旦开放，Na^+ 顺浓度梯度瞬间大量内流，细胞内正电荷增加，膜内负电位从减小到消失进而出现膜内正电位，直到膜内正电位增大到足以对抗由浓度差所致的 Na^+ 内流，于是跨膜离子移动和膜两侧电位达到一个新的平衡点，形成锋电位的上升支，即是去极化时相，由于该过程主要是 Na^+ 内流形成的平衡电位，故称 Na^+ 平衡电位。

在去极化的过程中，Na^+ 通道失活而关闭，K^+ 通道被激活而开放，Na^+ 内流停止，膜对 K^+ 的通透性增加，K^+ 便借助于浓度差和电位差快速外流，使膜内电位迅速下降（负值迅速上升），直至恢复到静息值，由＋30mV 降至－90mV，形成动作电位的下降支（复极相）。该过程是 K^+ 外流形成的。

当膜复极化结束后，膜内外的离子分布与静息时相比，膜内 Na^+ 有所增加，而 K^+ 有所减少。当细胞内 Na^+ 浓度增高时，膜上的 Na^+-K^+ 泵开始主动将膜内的 Na^+ 泵出膜外，同时把流失到膜外的 K^+ 泵回胞内，Na^+、K^+ 的转运是耦联进行的，以恢复兴奋前的离子分布的浓度。这样，不仅膜电位恢复到静息水平，膜内外离子分布状态也恢复到兴奋前水平，保证细胞能接受新的刺激而产生反应。

总之，神经细胞动作电位的上升支（去极过程）主要是因为膜对 Na^+ 通透性增大，Na^+ 突然大量、迅速内流所致；其下降支（复极过程）主要是由于 Na^+ 通透性下降，K^+ 通透性增加，K^+ 大量而迅速外流所致。

4. 动作电位的特点　单一神经细胞动作电位的特点是：①**“全或无”现象**：该现象表现在两个方面：其一是动作电位幅度，细胞接受有效刺激后，一旦产生动作电位，其幅值就达最大，增大刺激强度，动作电位的幅值不再增大。也就是说，动作电位可因刺激过弱而不产生（无），而一旦产生幅值即达到最大（全）。其二是**不衰减传导**。动作电位在细胞膜的某一处产生后，可沿着细胞膜进行传导，无论传导距离多远，其幅度和形状均不改变。②**脉冲式传导**：由于不应期的存在，使连续的多个动作电位不可能融合在一起，因此两个动作电位之间总是具有一定的间隔，形成脉冲式。

三、兴奋的引起和阈电位

1. 阈电位和锋电位的引起　当细胞或组织受到刺激时，使膜电位减小，产生去极化，达到某一临界值时就爆发动作电位，这一膜电位的临界值称之为**阈电位**。要引起组织兴奋，刺激使膜去极化必须要达到这个临界值，该临界值是导致 Na^+ 通道大量开放的关键因素。

2. 局部兴奋及其向动作电位的转化　阈下刺激不引起细胞或组织产生动作电位，但可引起受刺激的膜局部出现一个较小的去极化反应，称为**局部反应**或**局部兴奋**。局部兴奋产生的原理，也是由于 Na^+ 内流所致，只是在阈下刺激时，Na^+ 通道开放数目少，Na^+ 内流少，从而去极化达不到阈电位水平而已。

局部兴奋时的膜电位称为**局部电位**。其特点有：①等级性。局部电位的大小与刺激强度呈正比。刺激强度大，局部反应就大；②电紧张扩布：发生在膜的某一点的局部兴奋，可使邻近的膜也产生类似的去极化，但随距离加大而迅速减少以至消失。局部电位的这种随扩布距离增加而衰减的扩布形式称之为电紧张性扩布；③没有不应期，具有总和效应。一次阈下刺激引起一个局部反应虽然不能引发动作电位，但是多个阈下刺激引起的多个局部反应如果在时间上（多个刺激在同一部位连续给予）或空间上（多个刺激给予在相邻部位同时）叠加起来（分别称为时间总和或空间总和），就有可能导致膜去极化到阈电位，从而爆发动作电位。

四、兴奋的传导

当细胞膜的某一小段受到足够强度刺激而出现了动作电位，即由静息时的内负外正变为内正外负时，和该部位相邻的未兴奋段膜两侧的电位仍是静息时的内负外正。由于膜两侧的溶液是导电的，于是在膜的兴奋段和未兴奋段之间，将由于电位差的存在而出现电荷的移动，称为**局部电流**。其运动方向是，在膜外，有正电荷由未兴奋段移向已兴奋段，在膜内，有正电荷由已兴奋段移向未兴奋段。这样移动的结果是造成未兴奋段膜内电位升高而膜外电位降低，亦即引起该处膜的去极化。当局部电流的出现使邻接的未兴奋膜去极化到阈电位时，也会使该段出现它自己的动作电位。因此动作电位的传导，实际是膜已兴奋的部分通过局部电流“刺激”了未兴奋的部分，使之出现动作电位。这样的过程在膜表面连续进行下去，就表现为兴奋在整个细胞上的传导。总之，动作电位的传导实质上是局部电流流动的结果（图 2-4）。

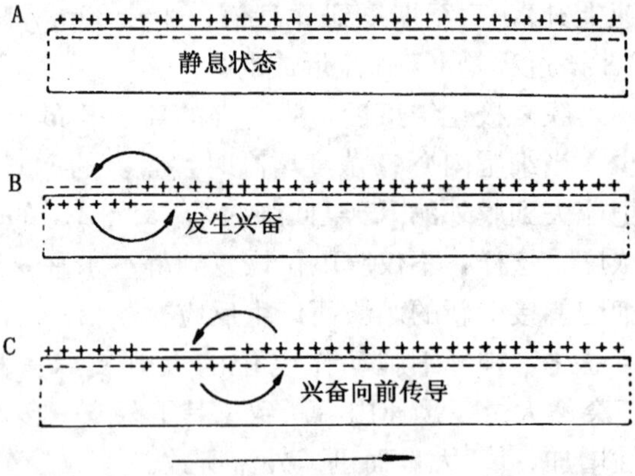

图 2-4　冲动在神经纤维上传导的示意图

第四节　骨骼肌的收缩

骨骼肌是体内体积最大的组织。躯体的各种运动和呼吸动作都是由骨骼肌的收缩和舒张活动完成的。每条骨骼肌纤维都是一个独立的结构和功能单位，它们至少接受一个运动神经末梢的支配。

一、神经-肌肉接头处兴奋的传递

1. 神经-肌肉接头处兴奋传递的过程（图 2-5）　在整体情况下，骨骼肌总是在支配它的躯体传出神经的兴奋影响下而收缩的。当神经处于非活动状态时，神经末梢中只有少数囊泡释放递质，对肌细胞的舒缩没有显著的影响。当运动神经兴奋时，神经冲动以电传导方式传到轴突末梢，使轴突末梢膜（也称接头前膜）的 Ca^{2+} 通道开放，膜对 Ca^{2+} 的通透性增加，Ca^{2+} 便由细胞外进入轴突内。Ca^{2+} 浓度增高可促进大量囊泡向接头前膜靠近，囊泡膜与接头前膜发生融合而破裂，囊泡中的递质乙酰胆碱（ACh）通过出胞作用释放入接头间隙。乙酰胆碱与骨骼肌细胞膜（也称终板膜）上的特异性受体结合，使膜上原来处于关闭状态的离子通道开放，引起 Na^{+} 内流和少量 K^{+} 外流，其结果是终板膜出现去极化。由于这一电位变化出现在终板上，故称为**终板电位**。终板电位是一种局部电位，它的大小与乙酰胆碱的释放量呈正比，也可总和，并向周围紧张性扩布。

神经-肌肉接头处的胆碱酯酶能及时清除乙酰胆碱。

2. 神经-肌肉接头处信息传递的特征　主要特征为：①单向传导：信息只能由轴突传向终板膜而不能反向。这是因为乙酰胆碱只存在于轴突的囊泡中，而乙酰胆碱的受体只存在于终板膜上；②时间延搁：比起冲动在神经纤维上的传导，这一过程花费较长时间，大约 0.1～1.0ms。因为需要递质的释放、与受体结合等；③易受环境因素影响：如 Ca^{2+}（促进乙酰胆碱的释放）、肉毒杆菌毒素（选择性地阻止接头前膜释放乙酰胆碱）、箭毒（与乙酰胆碱竞争受体）、有机磷农药（抑制胆碱酯酶从而阻止乙酰胆碱的清除、延长乙酰胆碱的作用时间）等，都会影响神经-肌肉接头处的信息传递。

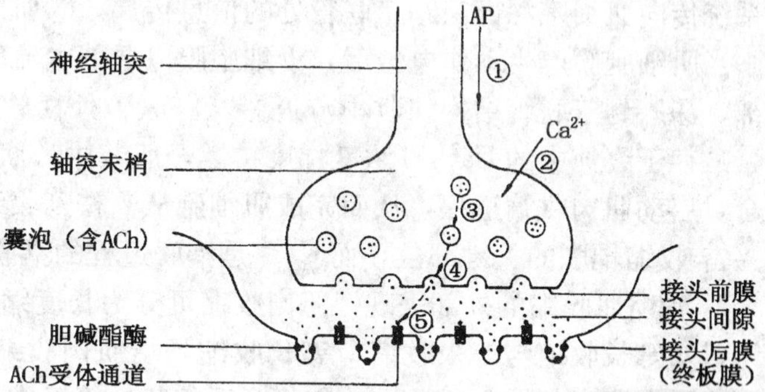

图 2-5　神经-肌肉接头的结构与冲动传递过程示意图

AP：动作电位

①动作电位到达神经轴突末梢；②细胞外 Ca^{2+} 进入轴突末梢；③囊泡向轴突膜移动；④囊泡与轴突膜融合并破裂释出乙酰胆碱；⑤乙酰胆碱与终板膜上受体结合（引自钟国隆 2001 年）

二、骨骼肌细胞的收缩功能

1. 骨骼肌细胞微细结构的要点　骨骼肌细胞最具特征性的结构是肌浆中含有大量的肌原纤维和广泛存在的肌管系统，而且，这些结构高度规则有序地排列。

（1）肌原纤维和肌小节　肌原纤维平行排列纵贯肌细胞全长。每条肌原纤维的全长都呈规则的明、暗相间的节段，分别称为明带和暗带。明带中央有一条与肌原纤维垂直的横线称为 Z 线，两条相邻 Z 线间是一个肌小节。肌小节是肌细胞收缩和舒张的基本功能单位。当肌肉收缩时，肌小节缩短。

肌原纤维由化学本质上为蛋白质的粗肌丝和细肌丝组成，细肌丝的一部分伸入两条相邻的粗肌丝之间，所以粗、细肌丝有一段互相重叠的部分。

（2）肌管系统　肌管系统是指围绕在每一条肌原纤维周围的膜性囊管状结构。肌管系统分为横管系统和纵管系统两类。

横管系统（或 T 管系统），是由肌细胞膜由表面向细胞内垂直凹陷形成，实际上是肌膜的延续。当动作电位沿细胞膜扩散时，兴奋就沿着横管向细胞内部传播。

纵管系统（或 L 管系统），也即肌质网，因走行方向与肌原纤维呈平行排列，故称纵管。它们分布在肌小节的中间部位，且互相连通成网状。纵管在伸向两端横管附近处形成膨大，称为终（末）池，它们是肌细胞内储存Ca^{2+}的场所，故又称Ca^{2+}池。

以横管为中心，一条横管加上它两侧各一个终池形成一组称为**三联管**的结构。三联管的作用就是把横管传来的电信号和终末池的Ca^{2+}释放两个过程联系起来，完成横管向肌质网的信息传递，因此是把细胞膜的电变化和细胞收缩过程衔接或耦联起来的关键部位。

2. 肌细胞兴奋-收缩耦联　刺激在引起肌肉收缩之前，都是在肌细胞膜上引起一个可传导的动作电位，然后才出现肌细胞的收缩反应。把肌细胞（肌纤维）兴奋和肌纤维收缩连接起来的中介过程称为**兴奋-收缩耦联**。它包括三个基本步骤：①肌细胞膜上的电兴奋通过横管系统传向肌细胞深部；②三联管处的信息传递；③肌质网对Ca^{2+}的贮存、释放和再聚积。

当肌细胞膜产生动作电位后，沿细胞膜以局部电流的形式传导，并由横管膜传向肌细胞深部，深入到三联管结构和肌小节近旁。三联管处横管膜的兴奋，使终末池膜Ca^{2+}通道开放，贮存于终池中的Ca^{2+}顺浓度梯度扩散至肌浆中，肌浆中的Ca^{2+}浓度升高，与肌钙蛋白结合，启动肌肉收缩过程，从而完成肌细胞从兴奋到收缩的全过程。在这一过程中，三联管是兴奋-收缩耦联的关键部位，而Ca^{2+}是耦联过程的耦联物。

3. 骨骼肌收缩的外部表现　肌肉收缩可分为长度缩短或/和张力改变两种形式。

（1）等长收缩与等张收缩　**等长收缩**是指肌肉收缩时，只有张力的增加而无长度的缩短。这是在肌肉收缩时所承受的负荷（后负荷）等于或大于肌肉收缩力的情况下产生的，肌肉没有做功。等长收缩的主要作用是保持一定的肌张力，维持人体的位置和姿势。**等张收缩**是指肌肉收缩时只有长度的缩短而张力保持不变。这是在肌肉收缩时所承受的负荷小于肌肉收缩力的情况下产生的。此时肌肉产生的收缩力除克服施加给它的负荷外，还可使物体产生位移，因此它可以做功。

整体情况下，肌肉收缩过程中，既有张力的改变，又有长度的缩短，常常是肌肉缩短之前，先使其张力增高；当张力等于或大于所承受的负荷时，肌肉开始缩短，而张力就不再增加。

（2）单收缩和复合收缩　整块骨骼肌或单个肌细胞受到一次短促的有效刺激后，爆发一次动作电位，产生一次机械收缩，称为**单收缩**。实验记录的单收缩曲线分为潜伏期、缩短期、舒张期三个时期（图 2-6）。

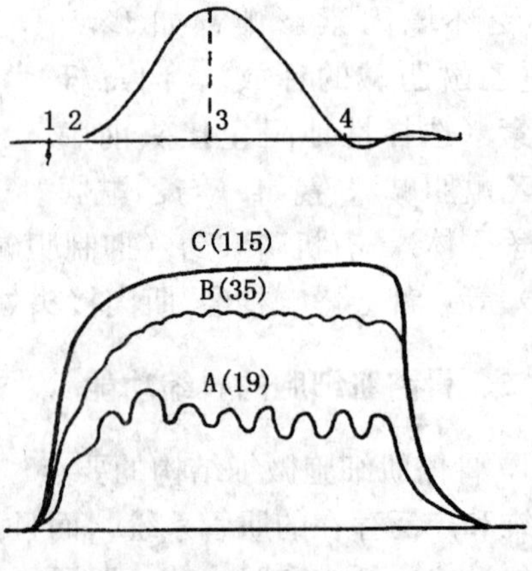

图 2-6　骨骼肌的单收缩和强直收缩曲线
上图为单收缩曲线，1：刺激；1～2：潜伏期；2～3：缩短期；3～4：舒张期
下图为强直收缩曲线，A 和 B 为不完全强直收缩；C 为完全强直收缩，括号内数字为每秒刺激次数

运动神经传给肌肉的神经冲动总是成串的。当刺激间隔时间短于一个单收缩所持续时间时，肌肉在尚处于一定程度缩短或/和张力存在的基础上进行新的收缩，发生了所谓的收缩过程的复合，即复合收缩。复合收缩又分为不完全强直收缩和完全强直收缩。如果刺激频率较低，第一次收缩的舒张期还没有完结时，第二次刺激又引起了收缩，叫**不完全强直收缩**；如果刺激频率较高，在前一次收缩的缩短期结束前，即已开始新的收缩就会发生收缩的叠加或融合，这就是**完全强直收缩**。强直收缩可产生更大效果，它产生的肌张力要比单收缩高 3～4 倍。

4. 影响骨骼肌收缩的主要因素

（1）前负荷　**前负荷**是肌肉在收缩之前所遇到的负荷或阻力。它使肌肉在收缩之前被拉长到一定的长度（**初长度**）。前负荷可理解为该肌肉收缩之前所处状态。在一定范围内，肌肉收缩产生的张力与初长度呈正比，但超过某一限度，则又呈反变关系。也就是说，在初长度增加的初始阶段，随着初长度的增加，肌张力也增加；肌肉在某一初长度时，收缩产生最大张力，此时的初长称为最适初长，再增加初长度，肌张力反而减小。

（2）后负荷　**后负荷**是指肌肉开始收缩之后所遇到的负荷或阻力。它是肌肉收缩的阻力或做功对象。在一定范围内，后负荷越大，产生的张力就越大，且肌肉开始缩短的时间推迟，缩短速度就越慢。后负荷过大或过小对肌肉作功效率都是不利的。肌肉只有在适度的后负荷时，即产生张力最大和肌肉缩短程度以及速度最快时，才能获得做功的最佳效果。

（3）收缩能力　肌肉内部机能状态称为**肌肉收缩能力**。它是独立于前、后负荷以外的肌肉本身固有的能力，但可受到环境因素的影响而改变，例如缺氧、酸中毒、能源物质缺乏等可降低肌肉收缩能力；Ca^{2+}、咖啡因、肾上腺素等可提高肌肉的收缩效果。当其他条件不变时，肌肉收缩能力与其工作效率呈正变关系。

练习题与参考答案

一、名词解释

1. 易化扩散　2. 极化　3. 静息电位　4. 兴奋-收缩耦联
5. 后负荷　6. 前负荷

二、填空题

1. 细胞在静息状态下，其膜电位为内__________外__________。
2. 当膜内外电位差变小或消失，即膜内负电位减小或为0的现象称为__________。
3. 细胞在静息状态下，膜对__________离子的通透性大，静息电位是由于__________离子外流形成的。
4. 神经细胞动作电位去极相是由于__________离子内流形成，复极过程主要是由于__________离子外流。
5. 团块或大分子物质通过细胞膜进入细胞的方式称为__________。
6. 钠泵的作用是将__________从膜内转运到膜外，将__________由膜外转运到膜内。
7. 参与兴奋收缩耦联的离子是__________。
8. 脂溶性小分子物质如 O_2 和 CO_2 通过细胞膜转运的方式是__________。
9. 神经-肌肉接头处信息传递的特征是__________，__________，__________。
10. 动作电位在同一细胞上传播叫__________，其实质是__________流动的结果。
11. 神经-肌肉接头处清除乙酰胆碱的酶是__________。

三、单项选择题

1. 关于神经纤维的静息电位，下述哪项是错误的
   A. 它是膜外为正、膜内为负的电位
   B. 其大小接近钾平衡电位
   C. 在不同的细胞，其大小可以不同
   D. 它是个稳定的电位

E. 其大小接近钠平衡电位

2. 阈电位是指造成膜对
   A. K^+通透性突然增大的临界膜电位
   B. Na^+通透性开始增大的临界膜电位
   C. K^+通透性开始增大的临界膜电位
   D. Na^+通透性突然增大的临界膜电位
   E. Na^+、K^+通透性突然增大的临界膜电位

3. 骨骼肌兴奋-收缩耦联中起关键作用的离子是
   A. Na^+
   B. K^+
   C. Ca^{2+}
   D. Cl^-
   E. Mg^{2+}

4. 在静息时，细胞膜外正内负的稳定状态称为
   A. 极化
   B. 超级化
   C. 反极化
   D. 复极化
   E. 去极化

5. 细胞膜内外正常Na^+和K^+的浓度差的形成和维持是由于
   A. 膜安静时对K^+的通透性大
   B. 膜兴奋时对Na^+通透性增加
   C. Na^+易化扩散的结果
   D. 膜上Na^+-K^+泵的作用
   E. 膜上Na^+-K^+泵和Ca^{2+}泵的共同作用

6. 神经细胞动作电位上升支是由于
   A. K^+内流
   B. Cl^-外流
   C. Na^+内流
   D. Na^+外流
   E. K^+外流

7. 各种可兴奋组织产生兴奋的共同标志是
   A. 肌肉收缩
   B. 腺体分泌
   C. 产生神经冲动
   D. 产生动作电位
   E. 产生局部电位

8. 葡萄糖进入红细胞属于
   A. 主动转运
   B. 单纯扩散
   C. 易化扩散
   D. 入胞
   E. 吞饮

9. 运动神经纤维末梢释放乙酰胆碱属于
   A. 单纯扩散
   B. 易化扩散
   C. 主动转运
   D. 出胞
   E. 入胞

10. 神经-肌肉接头处的化学递质是
   A. 肾上腺素
   B. 去甲肾上腺素
   C. γ-氨基丁酸
   D. 乙酰胆碱
   E. 5-羟色胺

11. 下列关于神经细胞兴奋传导的叙述，哪项是错误的
   A. 动作电位可沿细胞膜传导到整个细胞
   B. 传导的方式是通过产生局部电流来刺激未兴奋部位，使之也出现动作电位
   C. 动作电位的幅度随传导距离增加而衰减
   D. 传导速度与神经纤维的直径有关
   E. 传导速度与温度有关

四、问答题

1. 什么是动作电位？简述其产生机制。
2. 什么是静息电位？简述其产生机制。
3. 试述Na^+-K^+泵的作用及生理意义。

4. 试述神经-肌肉接头兴奋传递的过程。
5. 什么是前负荷和后负荷？它们对肌肉收缩各有何影响？

参考答案

一、名词解释

1. 易化扩散是指非脂溶性物质在膜蛋白质的帮助下，由膜的高浓度一侧向低浓度一侧转运的过程。
2. 极化是指细胞在安静时膜两侧所保持的内负外正的状态。
3. 静息电位是指细胞处于安静状态时，存在于细胞膜内外两侧的电位差。在大多数细胞中表现为稳定的内负外正的极化状态。
4. 兴奋-收缩耦联是把肌细胞的电兴奋与肌细胞的机械收缩联接起来的中介过程。
5. 后负荷是指肌肉开始收缩后所遇到的负荷或阻力。
6. 前负荷是指在肌肉收缩前就加在肌肉上的重量。它使肌肉在收缩前就处于某种程度的被拉长的状态。

二、填空题

1. 负　正
2. 去极化
3. 钾　钾
4. 钠　钾
5. 入胞作用
6. Na^+　K^+
7. Ca^{2+}
8. 单纯扩散
9. 单向传导　时间延搁　易受环境因素影响
10. 传导　局部电流
11. 胆碱酯酶

三、单项选择题

1. E	2. D	3. C	4. A	5. D	6. C
7. D	8. C	9. D	10. D	11. C	

四、问答题

1. 动作电位是细胞受刺激时细胞膜产生的一次可逆的、可传导的电位变化。产生的机制为①阈刺激或阈上刺激使膜对 Na^+ 的通透性增加，Na^+ 顺浓度梯度及电位差内流，使膜去极化，形成动作电位的上升支。②Na^+ 通道失活，而 K^+ 通道开放，K^+ 外流，复极化形成动作电位的下降支。③钠泵的作用，将进入膜内的 Na^+ 泵出膜外，同时将膜外多余的 K^+ 泵入膜内，恢复兴奋前时离子分布的浓度。

2. 安静状态下存在于细胞膜两侧的电位差称为静息电位，表现为内负外正。

形成机理：细胞膜内 K^+ 浓度高于细胞外。安静状态下膜对 K^+ 通透性大，K^+ 顺浓度差向膜外扩散，膜内的蛋白质负离子不能通过膜而被阻止在膜内，结果引起膜外正电荷增多，电位变正；膜内负电荷相对增多，电位变负，产生膜内外电位差。这个电位差阻止 K^+ 进一步外流，当促使 K^+ 外流的浓度差和阻止 K^+ 外流的电位差这两种相互对抗的力量相等时，K^+ 外流停止。膜内外电位差便维持在一个稳定的状态，即静息电位。

3. Na^+-K^+ 泵，又称 Na^+、K^+ 依赖性 ATP 酶。它的基本作用是：当细胞内 Na^+ 浓度增高或细胞外 K^+ 浓度增高都会激活此酶，分解 ATP，从中取得能量用以逆浓度差将细胞内的 Na^+ 泵出细胞外、把细胞外的 K^+ 泵入细胞内，从而恢复细胞内外 Na^+、K^+ 浓度的正常分布。Na^+-K^+ 泵的生理意义在于：①维持细胞内高 K^+ 状态，这为胞内许多生化反应所必需；②阻止 Na^+ 及相伴随的水进入细胞，防止细胞肿胀，维持细胞结构的完整性；③最重要的是建立胞内高 K^+、胞外高 Na^+ 势能储备。此势能储备用于其它耗能过程。

4. 当运动神经兴奋时，神经冲动传导到轴突的末梢，使轴突末梢膜（前膜）Ca^{2+} 通道开放、膜对 Ca^{2+} 的通透性增加，Ca^{2+} 由细胞外进入细胞内，胞内的 Ca^{2+} 浓度增高，促进大量囊泡向轴突膜内侧面靠近并融合，然后破裂，囊泡中的乙酰胆碱释放出来。乙酰胆碱通过突触间隙，与终板膜（突触后膜）上的 N 受体相结合，使通道开放，Na^+、K^+、Ca^{2+} 离子通过细胞膜（主要是 Na^+ 内流和少量 K^+ 外流），其结果是膜内电位绝对值减小，出现终板电位。终板电位与邻近肌膜产生局部电流，使肌膜去极化达阈电位后肌膜上的 Na^+ 通道大量开放，肌膜上出现动作电位，完成兴奋的传递。

5. 肌肉在收缩之前所遇到的负荷或阻力称为前负荷。它使肌肉在收缩之前具有一定的初长度。在一定范围内，肌肉收缩产生的张力与收缩前肌肉的初长度成正比，超过某一限度，则又呈反变关系。肌肉在最适初长度（最适前负荷）时，收缩产生最大张力。

后负荷是指肌肉开始收缩之后所遇到的负荷或阻力。当肌肉在有后负荷的条件下进行收缩时，先产生张力增加，然后再出现肌肉的缩短。在一定范围内，后负荷越大，产生的张力就越大，且肌肉开始缩短的时间推迟，缩短速度就越慢。肌肉只有在适度的后负荷时，才能获得做功的最佳效果。

第三章　血　　液

人体内液体总称为**体液**。体液约占体重的60%，按其存在部位的不同分为细胞内液和细胞外液两部分。**细胞内液**是指存在于细胞内的液体，约占体重的40%；**细胞外液**是指存在于细胞外的液体，约占体重的20%。细胞外液约3/4存在于组织间隙，称为**组织液**，其余1/4存在于心血管内，称为**血浆**。

体液
- 细胞内液
- 细胞外液
  - 组织液
  - 血浆

血浆和血细胞组成的流体组织称为**血液**。血液在心血管系统中不断循环流动，向体内各组织细胞运输营养物质，并将代谢尾产物运输到排泄器官。因此，血液在维持内环境稳态中具有重要作用。

第一节　血液的组成与特性

一、血液的组成

取一定量的血液与抗凝剂混匀后置于分血计中，以每分钟3000转的速度离心30分钟后，可见管中的血液分为两层。上层浅黄色的液体为血浆，下层是深红色不透明的红细胞。两层之间有一薄层灰白色的物质，为白细胞和血小板（图3-1）。

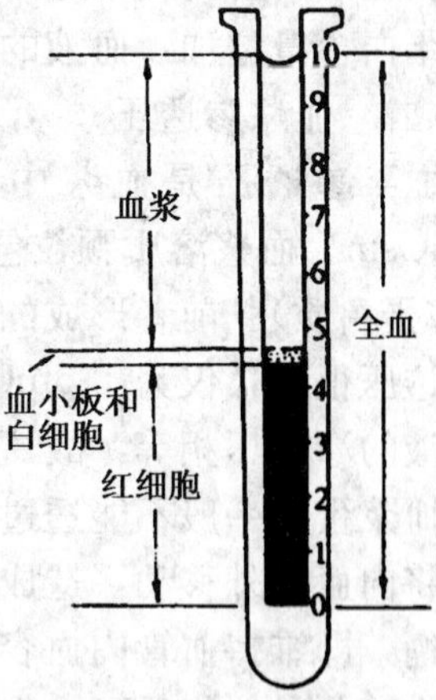

图3-1　血液的比容

用上述离心方法测得的血细胞在全血中所占的容积百分比，称为**血细胞比容**，其正常值男性为40%～50%，女性为37%～48%（白细胞和血小板所构成的中间薄层约占总量的1%，在计算容积时常可忽略不计）。

二、血浆的化学成分

血浆的绝大部分是水，约占血浆的91%～93%，水中溶解着多种气体（O_2、CO_2）、电解质、小分子的有机物（营养物质、代谢产物及激素）和血浆蛋白等。

（一）血浆中的电解质

由于电解质和水分都很容易通过毛细血管壁与组织液进行交换，因此血浆中电解质的含量和组织液基本相同。临床上常检测血浆成分以帮助某些疾病的诊断。

表 3-1　人体血浆中电解质的含量

正离子	含量（mmol/L）	负离子	含量（mmol/L）
Na^+	142	Cl^-	104
K^+	4.3	HCO_3^-	24
Ca^{2+}	2.5	$HPO_4^{2-}/H_2PO_4^-$	2
Mg^{2+}	1.1	蛋白质	14
		其他	5.9
总计	149.9	总计	149.9

（二）血浆蛋白

血浆蛋白可分为白蛋白、球蛋白和纤维蛋白原三类。正常成人血浆蛋白含量为 65～85g/L，其中白蛋白为 40～48g/L，球蛋白为 15～30g/L，白蛋白和大多数球蛋白主要由肝脏产生。

血浆蛋白在物质运输、胶体渗透压的形成、缓冲酸碱变化、免疫功能及生理止血过程中具有重要作用。

三、血液的理化特性

（一）血液的粘滞性

血液的**粘滞度**是以与水相比的相对粘度。血液为 4～5，血浆为 1.6～2.4。全血的粘度主要决定于所含的红细胞数，血浆的粘度主要决定于血浆蛋白质的含量。红细胞数目增加或血浆蛋白含量增加，血液的粘度即增加。

（二）血浆渗透压

血浆渗透压是血浆中溶质颗粒吸引和保留水分子于血浆内的力量总和，总值为 313mOsm。血浆溶质颗粒包括晶体溶质颗粒（无机盐和小分子有机物）和胶体溶质颗粒（血浆蛋白质）。前者形成的渗透压称为**晶体渗透压**，后者形成的渗透压称为**胶体渗透压**。胶体渗透压很小，仅为 1.5mOsm。血浆渗透压与人工配制的 0.9%的氯化钠溶液或 5%的葡萄糖溶液的渗透压相等，故这两种液体被称为**等渗溶液**。临床上称 0.9%氯化钠为生理盐水。

血浆蛋白一般不能透过毛细血管壁，当血浆蛋白减少，血浆胶体渗透压降低时，血管内水分将向血管外移动，造成血容量减少及组织水肿。因此，血浆胶体渗透压对维持血管内外水平衡，即维持血管内血容量有重要作用。

大部分晶体物质可自由通过毛细血管壁，因此，血浆晶体渗透压与组织液的晶体渗透压基本相等，对血管内外水平衡影响不大。但晶体物质大部分不易通过细胞膜，故血浆晶体渗透压升高将导致血细胞内水分进入血浆，使血细胞发生皱缩；反之则引起红细胞膨胀、破裂。故血浆晶体渗透压的相对稳定对于维持血细胞内外水分的平衡，即维持血细胞的正常形态和细胞膜的完整极为重要。

（三）血浆的 pH

正常人血浆的 pH 为 7.35～7.45。血浆 pH 主要决定于血浆中的主要缓冲对，即 $NaHCO_3/H_2CO_3$ 的比值，这一比值通常为 20。除 $NaHCO_3/H_2CO_3$ 外，血浆中的 Na_2HPO_4/NaH_2PO_4、蛋白质钠盐/蛋白质，及红细胞内的一些缓冲对，对维持血液 pH 的相对稳定也有重要作用。

四、血液的生理功能

血液在心血管系统中不断循环流动，成为沟通各部分组织液以及和外环境进行物质交换的场所，在维持机体内环境稳态中有十分重要的作用。血液的生理功能主要有以下方面。

（一）运输功能

血液能携带机体活动所需要的氧、蛋白质、糖、脂肪酸、甘油、维生素、水和电解质，把它们从肺、胃肠道运送到全身各部分的组织细胞。组织细胞的代谢产物如二氧化碳、尿素、尿酸、肌酐等，也由血液携带并运送到肺、肾脏和皮肤而排出体外。血液是人体内外环境进行物质交换的重要运输工具。

血液还运送各内分泌腺与内分泌细胞分泌的激素；在疾病情况下所用的药物，也有赖于血液的运输而发挥作用。

（二）缓冲作用

血液中含有多种缓冲物质，如 $NaHCO_3/H_2CO_3$、$KHCO_3/H_2CO_3$、Na_2HPO_4/NaH_2PO_4 等，它们都能缓冲血浆可能发生的酸碱变化，从而保持血液 pH 值的相对恒定。

（三）免疫和防御功能

血浆中含有多种免疫物质，如抗毒素、抗生素、各种抗体、补体，能对抗或消灭侵入人体的细菌或病毒以及它们产生的毒物。白细胞有抵御微生物侵犯的能力，淋巴细胞、单核细胞等都能参与机体的免疫功能。血小板及血浆中的凝血因子、抗凝物质，在机体凝血、止血和抗凝血过程中都具有重要的作用，也是一种防御功能。

此外，血液中的水比热较大，可以吸收大量的热，有利于维持体温的相对恒定。

第二节　血细胞的形态和生理

血细胞分为红细胞、白细胞和血小板三类。

一、红细胞

（一）红细胞的形态和数目

红细胞是血细胞中最多的一种。正常成年男性为（4.5～5.5）$\times 10^{12}$/L，平均为 5.0×10^{12}/L，女性为（3.8～4.6）$\times 10^{12}$/L，平均为 4.2×10^{12}/L。

（二）红细胞的生理功能

红细胞的主要功能是运输 O_2 和 CO_2。此外，红细胞内有多种缓冲对和碳酸酐酶，对血液酸碱平衡起一定的缓冲作用。

红细胞的功能与其所含的**血红蛋白**（Hb）有关。正常成人血液中血红蛋白含量男性为 120～150g/L，女性为 110～130g/L。每克血红蛋白可结合 1.36ml 的 O_2。

（三）红细胞的生理特性

1. 可塑性变形　红细胞在通过小的毛细血管和血窦孔隙时，常发生卷曲变形，通过后又恢复原状，这种变形称为可塑性变形。

2. 悬浮稳定性　红细胞能够较稳定地悬浮在血浆中而不易下沉的特性称为**悬浮稳定性**，可用**红细胞沉降率**（血沉）来测量红细胞的悬浮稳定性，即将经抗凝处理的血液置于血沉管中，静置一小时后，记录红细胞下降的毫米数。正常男性的血沉第一小时不超过 3mm，女性不超过10mm。红细胞沉降率愈小，表示悬浮稳定性愈大。红细胞沉降的快慢与红细胞的叠连现象有密切关系。当红细胞叠连时，红细胞与血浆接触的总面积减小，单位面积的重量增加，血沉加快。影响红细胞叠连的因素主要存在于血浆中，而不在红细胞自身。一般来讲，血浆中球蛋白与纤维蛋白原增多时，红细胞叠连增多，血沉加速。某些疾病如活动期结核、风湿病等，可出现血沉加快。

3. 渗透脆性　红细胞膜抵抗低渗溶液而不发生破裂的能力称为**渗透脆性**。在渗透压较低的溶液中容易破坏而发生溶血的红细胞，其脆性大；相反，在低渗溶液中不易破裂的红细胞，其脆性小，不易发生溶血。

（四）红细胞的生成和破坏

1. 红细胞的生成部位　人的红细胞生成部位（即造血器官）随年龄增长而有很大变化。在胚胎早期最先是由卵黄囊造血，以后是由肝、脾造血。胚胎发育到五个月，骨髓开始造血，肝、脾的造血功能逐渐退化。新生婴儿，完全依靠骨髓造血。成年人，红骨髓是红细胞生成的唯一部位。白细胞（淋巴细胞除外）和血小板也在红骨髓生成。

2. 红细胞生成的原料　①铁：铁是构成血红蛋白的重要原料，每天需要20～25mg铁用于红细胞生成。铁的来源一为食物，正常膳食中，每人每天的食物中含铁12～15mg；二为红细胞在体内破坏后释放的铁，每天约有21mg。②蛋白质：蛋白质是合成血红蛋白的必需原料，由食物供给。

3. 红细胞的成熟因子　**维生素B_{12}和叶酸**是促进骨髓中幼红细胞发育成熟的必不可少的物质，它们作为辅酶参与DNA的合成。如果缺少这两种物质中的一种，红细胞生成的量就会减少，红细胞发育也比较幼稚，称为巨幼细胞性贫血。

维生素B_{12}和叶酸都是由食物得到的。维生素B_{12}在小肠被吸收时，需要有内因子帮忙。内因子是胃粘膜壁细胞分泌的一种糖蛋白，维生素B_{12}与内因子结合，内因子保护维生素B_{12}不被蛋白水解酶破坏，进入回肠后协助维生素B_{12}通过肠粘膜。

4. 红细胞生成的调节　人类有两种调节因子（都是粘蛋白）分别调节两个不同发育阶段红系祖细胞的生长，一是**爆式促进因子**，它促进早期红系祖细胞进入DNA合成期，加强增殖活动；二是主要由肾组织产生的**促红细胞生成素**，它作用于晚期红系祖细胞，促进其向前体细胞分化。促红细胞生成素的作用可被雄激素、甲状腺激素和生长激素增强。

5. 红细胞的破坏　红细胞的平均寿命为120天，衰老的红细胞可塑性变形的能力减退，而脆性增加，在湍急血流中极易因机械冲撞而破坏，或者容易滞留在脾脏被其巨噬细胞所吞噬。红细胞在血管内破坏后释放出的血红蛋白，立即与血浆中的触珠蛋白结合，而失去携O_2能力。与触珠蛋白结合的血红蛋白被肝脏摄取，脱去铁以后转变为胆色素。若红细胞破坏较多（严重溶血），释放出过多的血红蛋白，不能与触珠蛋白结合，这部分血红蛋白将经肾脏从尿中排出，称为血红蛋白尿。

二、白细胞

（一）白细胞的形态、分类和数量

白细胞为有核的血细胞，体积比红细胞大，在血液中一般呈球形，在组织中则有不同程度的变形。正常成人血液中白细胞的正常值为（4～10）$\times 10^9$/L。

根据白细胞胞浆中有无嗜色颗粒及嗜色颗粒的特性可将白细胞进行分类。各类白细胞的正常值及其功能见表3-2。

表 3-2 血液中各类白细胞的正常值及主要功能

分类	绝对值（$\times 10^9$/L）	百分比（%）	主要功能
粒细胞			
中性粒细胞	2.0～7.5	50～70	吞噬细菌和坏死组织细胞
嗜酸性粒细胞	0.02～0.5	0.5～5	抑制组胺释放，参与对蠕虫的免疫反应
嗜碱性粒细胞	0～1.0	0～1	释放组胺与肝素等生物活性物质
无粒细胞			
淋巴细胞	0.8～4.0	20～40	参与特异性免疫
单核细胞	0.12～0.8	3～8	吞噬细菌及细胞碎片
白细胞总数	4.0～10.0		

（二）白细胞的生理功能

白细胞主要具有吞噬微生物和异物的功能，不同的白细胞防御作用不尽相同。中性粒细胞具有变形、游走和吞噬能力，可杀死细菌；嗜酸性粒细胞在过敏反应中可抑制嗜碱性粒细胞和肥大细胞释放活性物质，并参与对蠕虫的免疫反应；嗜碱性粒细胞可释放组胺、过敏性慢反应物质和肝素等物质，它们既可引起哮喘、荨麻疹等过敏反应症状，也可将嗜酸性粒细胞吸引至反应局部；单核细胞具有运动和吞噬能力，主要杀死病毒、疟原虫、真菌、结核杆菌等；淋巴细胞有两种，即 B 淋巴细胞和 T 淋巴细胞，可合成抗体及完成细胞性免疫。

三、血小板

（一）血小板的形态和数目

血小板是从骨髓成熟的巨核细胞胞浆裂解脱落下来的具有生物活性的小块胞质。在血涂片上呈卵圆形，少量呈梭形或不规则形。直径约为 2～4μm，往往聚集成群。

正常成人血小板的数量是（100～300）$\times 10^9$/L。正常情况下血小板计数可有 6%～10%的变化。

（二）血小板的生理功能

血小板主要参与人体的生理止血、凝血和维持血管内皮完整等过程，因此对机体具有保护机能。

1. 生理止血　**生理止血**系指小血管破裂出血后，在很短时间内自行停止出血的过程。血小板在这个过程中发挥了决定性作用。它通过三个途径实现止血作用。①血小板可释放血管收缩物质（如 5-羟色胺、儿茶酚胺等），能促进受损伤的血管收缩。收缩的血管血流减少，使出血机会减少。②血小板在血管损伤的内皮处粘聚成团，将损伤处填塞，进一步减少出血的机会。③血小板还有促进血液凝固的作用，使血液迅速形成血凝块，堵塞在血管损伤处，也加强了止血。

2. 凝血作用　血液凝固是复杂的化学反应过程，参与的因子有十多种。血小板 3 因子提供磷脂表面，把大部分凝血因子吸附在磷脂表面，提高了凝血因子的浓度，加速了化学反应的过程。

3. 血小板对毛细血管内皮细胞有营养和支持功能，它们可以粘附于内皮细胞，尔后逐渐融合并进入血管内皮细胞中，保持了血管壁的完整性。当血小板减少（50×10^9/L 以下）时，这一作用减弱，毛细血管便很易破裂出血，多表现在皮肤、粘膜出现出血点和出血斑。

第三节　血液凝固和止血

一、血液凝固

血液凝固是指血液由流动的液体状态变成不流动的凝胶状态的过程。血液凝固是由一系列凝血因子参与的复杂的蛋白质酶解过程。

（一）凝血因子

凝血因子是指参与血液凝固过程的某些血浆中的物质。国际上用罗马字给予统一编号的有 12 种，它们绝大多数是蛋白质（表 3 - 3）。

表 3 - 3　参与血液凝固的凝血因子（按国际命名法编号）

编号	同义名	编号	同义名
因子Ⅰ	纤维蛋白原	因子Ⅷ	抗血友病因子
因子Ⅱ	凝血酶原	因子Ⅸ	血浆凝血激酶
因子Ⅲ	组织凝血激酶	因子Ⅹ	Stuart－Prower 因子
因子Ⅳ	钙离子	因子Ⅺ	血浆凝血激酶前质
因子Ⅴ	前加速素	因子Ⅻ	接触因子
因子Ⅶ	前转变素	因子XIII	纤维蛋白稳定因子

（二）血液凝固过程

血液凝固的过程是一个复杂的连锁反应，大致可分为三个基本阶段：

第一阶段　X $\xrightarrow[\text{外源性途径}]{\text{内源性途径}}$ Xa

↓ V、PF_3、Ca^{2+}

第二阶段　凝血酶原（Ⅱ）⟶凝血酶（Ⅱa）

↓

第三阶段　纤维蛋白原（Ⅰ）⟶纤维蛋白（Ⅰa）

（因子的右下角标有 a 者表示该因子已被激活）

因子Ⅹ的激活可以通过两种途径实现，即内源性激活途径和外源性激活途径。

1. 内源性激活途径　**内源性激活途径**完全依靠血浆内的凝血因子完成的，它是从血浆中的因子Ⅻ的激活开始的。

因子Ⅻ与损伤的血管内膜下胶原纤维接触，激活转变为Ⅻa。此后，Ⅻa 相继激活因子Ⅺ和Ⅸ，分别变成Ⅺa 和Ⅸa。Ⅸa 与因子Ⅷ、血小板 3 因子（PF_3）及 Ca^{2+} 组成复合物，该复合物即可激活因子Ⅹ生成Ⅹa。

2. 外源性激活途径　**外源性激活途径**是组织损伤释放的因子Ⅲ与血浆中的因子Ⅶ形成复合物，在 Ca^{2+} 存在的情况下激活因子Ⅹ。

经上述两条途径生成的因子Ⅹa，与因子Ⅴ、血小板因子 3 及 Ca^{2+} 形成凝血酶原激活物，进而激活凝血酶原为凝血酶（第二阶段）。在凝血酶的作用下，纤维蛋白原被切除 4 个小肽，然后两个分子纤维蛋白便联结成二聚体，在因子ⅩⅢ和 Ca^{2+} 参与下逐渐形成纤维蛋白多聚体，即不溶于水的血纤维。纤维蛋白交织成网，将血细胞网罗在内而形成血凝块。

血液凝固的三个基本阶段中，Ca^{2+} 是不可缺少的。血液凝固后 1～2 小时，血凝块会发生收缩而挤出淡黄色的液体，称为血清。血清与血浆的区别在于，血清中缺乏参加凝血过程中被消耗的一些凝血因子和增加了少量血液凝固时由血管内皮细胞和血小板释放出来的化学物质。

二、体内抗凝血作用

正常情况下，体内存在着与凝血系统相对的抗凝系统，使血管内皮损伤而导致的凝血局限于受损部位，不会扩展到全身。血浆中的抗凝物质有多种，其中最重要的抗凝物质是抗凝血酶Ⅲ和肝素。

（一）抗凝血酶Ⅲ

抗凝血酶Ⅲ是由肝细胞合成的脂蛋白。它在血液中可与凝血酶结合形成复合物，使凝血酶失活而实现抗凝血作用。

（二）肝素

肝素是由肥大细胞产生的粘多糖类物质。肝素几乎存在于所有组织中，尤其以肺和肝中含量最高。肝素的主要作用是加强抗凝血酶Ⅲ的活性，使其与凝血酶的亲和力增强，从而加速凝血酶的失活。

三、纤维蛋白溶解系统

在生理止血过程中，小血管内产生的局部凝血块能随时溶解，从而防止血栓形成，保证血流的通畅。

纤维蛋白溶解简称纤溶。纤溶是在纤维蛋白溶解酶的作用下完成的。纤溶过程分为两个阶段，即纤溶酶原的激活和纤维蛋白的降解。

（一）纤溶酶原的激活

纤溶酶原主要在肝、骨髓、嗜酸性粒细胞和肾内合成。在激活物作用下，纤溶酶原脱下一段肽链变成纤溶酶。

（二）纤维蛋白的降解

在纤溶酶作用下，纤维蛋白被分割成许多可溶性的小肽，称为纤维蛋白降解产物。纤维蛋白分解产物通常不再发生凝固。

人体内还存在许多可抑制纤溶系统的抑制物，这些物质既可抑制纤溶酶的活性，也能抑制凝血酶的活性，因此对于凝血与纤溶局限于创伤局部有重要意义。

. 纤维蛋白溶解系统可归纳如下：

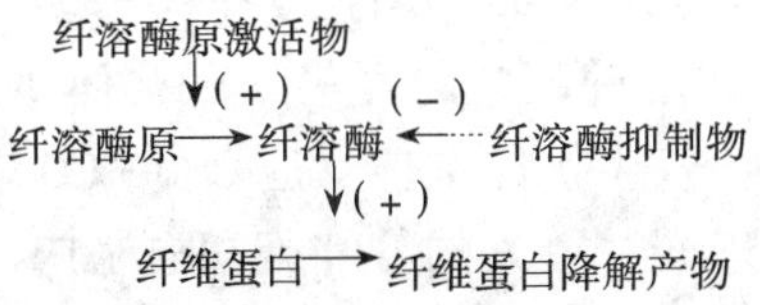

四、体外延缓或促进凝血的措施

在临床上由于不同的目的和需要，需采取一些措施加速或阻断血液凝固。例如可在取出的血液中加入草酸盐或柠檬酸钠以结合血浆中游离的Ca^{2+}，阻断凝血过程。肝素是一种强抗凝剂，可用于体内或体外抗凝；适宜的温度可提高酶的活性和化学反应的速度；增加粗糙接触面可加速血小板解体，促进凝血，如外科手术中用温热盐水纱布按压创面以减少出血就是根据这一原理。相反，如将血液盛于涂有石蜡的容器中，或将血液置于低温环境中，则可延缓血液凝固。

五、生理止血

正常情况下，小血管破损后引起的出血在几分钟内就会自行停止，这种现象称为**生理性止血**。

生理性止血过程主要包括血管收缩、血小板栓形成和纤维蛋白凝块形成三个时相。①小血管收缩　损伤刺激可引起局部小血管收缩，损伤的血管内皮细胞及粘附在损伤处的血小板都可释放出一些收缩血管的物质，如5-羟色胺、内皮素等，引起血管收缩。若破损不大，可使血管破口暂时封闭。②血小板栓形成　血小板被损伤血管内皮下组织表面激活，粘附、聚集于破损处形成一松软的止血栓堵塞伤口。③纤维蛋白凝块形成　血小板形成栓子时，血浆中的凝血系统被激活，纤维蛋白形成并收缩，形成坚实的止血栓。

第四节　血型和输血

一、血型

通常所说的**血型**是指红细胞膜上特异性抗原的类型。

早在1901年Landsteiner首先发现有些人的血液相混时红细胞出现凝集现象，但有的人血液相混却不发生红细胞凝集，而将人类的血液分成若干类型。

红细胞凝集实际上是一种抗原-抗体反应。红细胞膜表面含有多种特异性**凝集原**，血清中则含有多种**凝集素**，若红细胞上的凝集原与相对抗的凝集素相遇，便会发生红细胞凝集反应（图3-2）。

人类红细胞血型系统有20多种，与临床关系最密切的是ABO血型系统和Rh血型系统。

（一）ABO血型系统

ABO血型系统在红细胞膜上有两种凝集原（抗原），即A凝集原和B凝集原。根据红细胞膜上含有凝集原的种类和有无，将人类的血型分为四型：含有A凝集原的为A型；含有B凝集原的为B型；含有A和B两种凝集原的为AB型，不含A凝集原也不含B凝集原的为O型。人的血浆中天然存在两种相应的凝集素（抗体），即抗A凝集素与抗B凝集素。相对应的凝集原与凝集素相遇会发生抗原抗体反应，导致红细胞凝集、溶血，进而致生命危险。因此，它们不能共同存在于同一个人的红细胞和血浆中。分布情况如下表：

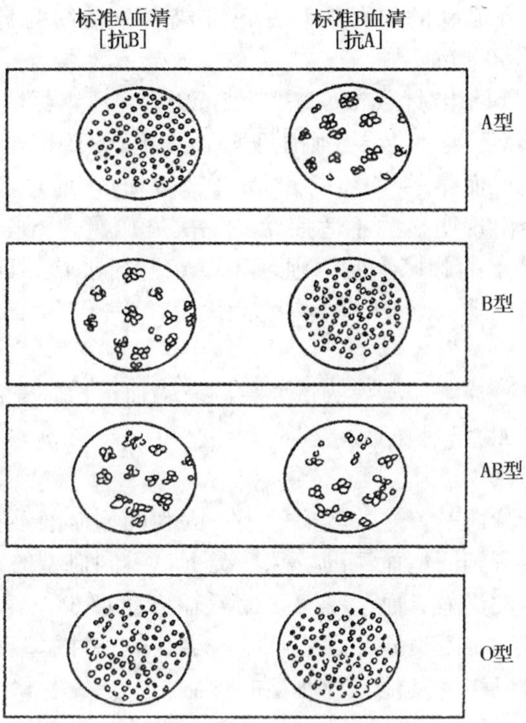

图 3－2　ABO 血型的测定（玻片法）

血型	红细胞膜上的凝集原	血浆中的凝集素
A	A	抗 B
B	B	抗 A
AB	A 和 B	无
O	无	抗 A 和抗 B

（二）Rh 血型系统

Rh 血型系统是人类红细胞表面与 ABO 血型系统同时存在的另一种血型系统，即 Rh 血型系统。红细胞表面有 Rh 凝集原，称为 Rh 阳性；红细胞表面无 Rh 凝集原，称为 Rh 阴性。在我国，大多数人为 Rh 阳性。

Rh 血型系统的特点是血清中不存在天然的凝集素，要通过体液免疫产生。当 Rh 阴性的人接受 Rh 阳性血液后，体内便产生了抗 Rh 的抗体，若此人第二次接受 Rh 阳性血液，输入的红细胞因含有 Rh 凝集原便会与 Rh 抗体相遇而出现凝集反应。此外，Rh 阴性的母亲孕育 Rh 阳性的胎儿，胎儿的红细胞因故进入母体后，母亲血清中便产生 Rh 抗体。母亲再次妊娠时，Rh 抗体可通过胎盘进入胎儿体内，使 Rh 阳性的胎儿发生红细胞凝集和溶血反应。

二、输血和输血原则

（一）血量

血量是指人体内血液的总量，既包括在心血管系统中循环流动的血量，也包括在肝、脾、肺、皮下静脉中滞留或缓慢流动的储存血量。正常成人血量约为自身体重的7%～8%，即60kg体重的人，约有血量5000ml。

正常情况下，人的血量是相对恒定的，这对维持正常血压，保证细胞、组织、器官的血液供应有重要意义。一旦血量不足，会导致血压下降，细胞、组织、器官代谢障碍，功能损害。成人一次失血量不超过全身血量的10%（500ml以下）时，通过各种调节机制，使血量及其成分可很快恢复，不会出现明显的不适症状。一次失血量达到全血量20%以上时，人体因来不及代偿，会出现严重的临床症状（血压下降、脉搏加快、四肢冰冷、乏力、恶心）。一次失血量达到全血量的30%以上时，会有生命危险，为抢救生命，应立即采取输血措施。

（二）输血的意义

输血是抢救大失血或治疗某些疾病的重要措施。输血可以补充循环血量，使血压迅速回升，以保证人体重要器官如心、脑的血液供应。

（三）输血的原则

临床上采用同型血液输血是首选的输血原则，因为同型血液不存在对应的凝集原和凝集素相遇的机会。若在无法得到同型血液的特殊情况下，不同血型的人互相输血，则要遵守一个原则：供血者红细胞不被受血者血清凝集，而且输血量要少，速度要慢。根据这一原则，O型血红细胞不含有任何一种凝集原，因此可以输给其他三种血型的人，而AB型血清中不含有任何一种凝集素，可以接受其他三种血型的输血。

（四）交叉配血试验

人类的血型系统有15种之多，ABO血型系统还存在着亚型，为防止血型不合的输血事故发生，临床上在输血前，即使血型相同，都要进行**交叉配血试验**。其方法是将供血者的红细胞与受血者的血清相混合称为主侧；受血者的红细胞与供血者的血清相混合称为次侧，观察有无凝集现象（图3-3）。交叉配血可有四种结果和输血选择：①主侧和次侧均无凝集反应，为配血相合，可以输血；②主侧和次侧均有凝集反应，为配血完全不合，绝对不能输血；③主侧有凝集反应，次侧无凝集反应，为配血不合，绝对不能输血；④主侧无凝集反应，次侧有凝集反应，根据前述不同血型的人输血的原则，可以少量、缓慢输血。

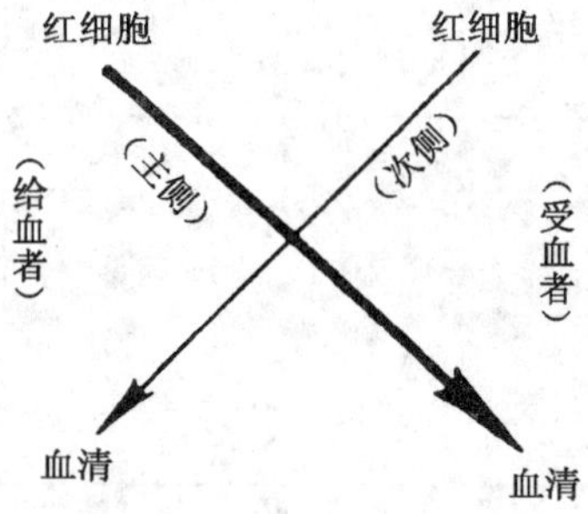

图3-3　交叉配血示意图

练习题与参考答案

一、名词解释

1. 血浆　2. 血液凝固　3. 血细胞比容　4. 纤维蛋白溶解
5. 生理性止血　6. 血型

二、填空题

1. 血液是由__________和__________两部分组成的。
2. 血液的主要生理功能是__________、__________、__________和__________。

3. 正常成人红细胞数目男性平均为__________，女性平均为__________。
4. 红细胞的主要功能是__________。
5. 正常成人白细胞数范围为__________。
6. 正常成人血小板数目范围为__________。
7. 红细胞中的主要成分是__________。
8. 制造红细胞的原料为__________和__________；成熟因子主要是__________和__________。
9. 血浆蛋白可分__________、__________、和__________三种，其中含量最多的是__________。
10. 血液凝固过程包括__________、__________和__________三个基本阶段。
11. 与血浆晶体渗透压相等的 NaCl 溶液的浓度是__________%。
12. 柠檬酸钠能防止血液凝固是由于它除去了血浆中的__________。
13. 正常成年人的血量约为体重的__________%，60kg 重的人约为__________ml。
14. 全血的粘滞度主要取决于__________，血浆的粘滞度主要取决于__________。
15. 血浆晶体渗透压的生理意义在于__________，血浆胶体渗透压的生理意义在于__________。
16. 生理止血过程主要包括__________、__________和__________三个时相。

三、单项选择题

1. 血液的 pH 值约为 (　　)
   A. 7.15～7.25
   B. 7.25～7.35
   C. 7.35～7.45
   D. 7.45～7.55
   E. 7.55～7.65
2. 下列关于血浆渗透压的叙述，哪一项是错误的 (　　)
   A. 血浆渗透压约为 313mOsm
   B. 血浆渗透压包括胶体渗透压和晶体渗透压
   C. 晶体渗透压大于胶体渗透压
   D. 血浆渗透压与 0.9%NaCl 和 0.5%葡萄糖溶液的渗透压相等
   E. 血浆胶体渗透压在维持血容量中有重要作用
3. 红细胞悬浮稳定性差会导致 (　　)
   A. 溶血
   B. 凝集
   C. 凝固
   D. 血沉加快
   E. 出血时延长
4. 正常情况下嗜中性粒细胞约占白细胞总数的 (　　)
   A. 1%～20%
   B. 20%～40%
   C. 30%～50%
   D. 20%～60%
   E. 50%～70%
5. 血浆胶体渗透压主要由下列哪种物质形成的 (　　)
   A. 无机盐
   B. 葡萄糖
   C. 白蛋白
   D. 纤维蛋白
   E. 血细胞
6. 参与生理止血的血细胞是 (　　)
   A. 红细胞
   B. 单核细胞
   C. 淋巴细胞
   D. 嗜酸性粒细胞
   E. 血小板

7. 肝素抗凝血的主要作用机理是 ( )

A. 抑制X因子激活

B. 增强抗凝血酶Ⅲ的活性

C. 促进纤维蛋白溶解

D. 去除Ca^{2+}

E. 抑制血小板的作用

8. 下列关于血液凝固的叙述，哪一项是错误的

A. 血液凝固是一种生物化学反应

B. Ca^{2+}是血液凝固过程中的重要因素

C. 红细胞数目减少不影响血液凝固

D. 肝素可用于体内及体外抗凝血

E. 在小血管内产生的小凝血块不会再溶解

9. 血浆中最主要的抗凝物质是 ( )

A. 抗凝血酶Ⅲ和肝素

B. 血小板3因子和Ⅴ

D. 纤维蛋白稳定因子

D. Ca^{2+}

E. 磷脂

10. 成年男性血液检查的下列数值中，哪一项不正常 ( )

A. 红细胞$5.0\times10^{12}/L$

B. 白细胞$7.0\times10^{9}/L$

C. 血小板$200\times10^{9}/L$

D. 血红蛋白120g/L

E. 红细胞沉降率第一小时25mm

11. 通常所说的血型是指 ( )

A. 红细胞膜上的受体类型

B. 红细胞膜上抗原的类型

C. 红细胞膜上凝集素的类型

D. 血浆中凝集原的类型

E. 血浆中抗体的类型

12. 关于ABO血型系统的叙述，错误的是 ( )

A. AB型血的血清中含抗A和抗B抗体

B. AB型血的红细胞上含A抗原和B抗原

C. A型血的血清中含抗B抗体

D. B型血的血清中含抗A抗体

E. O型血的红细胞上不含抗原

13. 输血时主要考虑供血者 ( )

A. 红细胞不被受血者红细胞所凝集

B. 红细胞不被受血者血浆所凝集

C. 红细胞不发生叠连

D. 血浆不使受血者血浆发生凝固

E. 血浆不使受血者红细胞凝集

14. 关于Rh血型系统的叙述，错误的是 ( )

A. 在人类与ABO血型同时存在

B. 抗原存在于红细胞表面

C. 我国大多数人为Rh阴性血型

D. 人的血清中不存在能与该抗原起反应的天然抗体

E. Rh阴性者第一次接受Rh阳性的血液不会出现凝集反应

15. 下列关于输血的叙述，哪一项是错误的 ( )

A. ABO血型相符者仍需做交叉配血

B. O型血可少量缓慢输给其它血型者

C. AB型者可少量缓慢接受其它血型血

D. Rh阳性者可接受Rh阴性的血液

E. 父母的血可直接输给子女

16. 血小板减少导致皮肤出现瘀斑的主要原因是 ( )

A. 血小板不易聚集

B. 血小板释放的活性物质不足

C. 血小板不能修复和保持血管内皮细胞完整性

D. 影响了血管收缩功能

E. 影响了血凝块的回缩

四、问答题

1. 血浆与血清有何区别？
2. 血小板有何生理功能？

3. 何谓交叉配血？如何看待交叉配血的结果？

参考答案

一、名词解释

1. 血浆是指加抗凝剂的血液分离出来的液体。
2. 血液凝固是指血液流出血管后由流动的溶胶状态变为不流动的凝胶状态的过程。
3. 血细胞比容是指红细胞在全血中所占的容积百分比。
4. 纤维蛋白在纤溶酶作用下被分解成可溶性的纤维蛋白降解产物。
5. 小血管破损后引起的出血在数分钟内自行停止的现象称为生理性止血。
6. 血型是指红细胞膜上特异性抗原的类型

二、填空题

1. 血浆　血细胞
2. 运输　缓冲　免疫和防御
3. $5.0\times10^{12}/L$，$4.2\times10^{12}/L$
4. 运输 O_2 与 CO_2
5. $4.0\times10^{9}/L\sim10.0\times10^{9}/L$
6. $100\times10^{9}/L\sim300\times10^{9}/L$
7. 血红蛋白
8. 铁　蛋白质　维生素 B_{12}　叶酸
9. 白蛋白　球蛋白　纤维蛋白原　白蛋白
10. X因子激活（凝血酶原激活物的形成）　凝血酶的形成　纤维蛋白的形成
11. 0.9
12. Ca^{2+}
13. 7～8　5000
14. 红细胞数目　血浆蛋白质含量
15. 维持血细胞内外水平衡　维持血管内血容量
16. 小血管收缩　血小板栓形成　纤维蛋白凝块形成

三、单项选择

1. C	2. D	3. D	4. E	5. C	6. E	7. B	8. E
9. A	10. E	11. B	12. A	13. B	14. C	15. E	16. C

四、问答题

1. 血浆是由抗凝的血液中分离出来的液体，其中含有纤维蛋白原，若向血浆中加入 Ca^{2+}，血浆会发生再凝固，因此血浆中不含游离的 Ca^{2+}。血清是由凝固的血中分离出来的液体，其中已无纤维蛋白原，但含有游离的 Ca^{2+}，若向其中再加入 Ca^{2+}，血清也不会再凝固。

2. 血小板功能有：①止血作用，是通过其释放的血管收缩物质、血小板粘聚成团堵塞损伤的血管和促进凝血实现的；②凝血作用，血小板3因子提供磷脂表面吸附大部分凝血因子，增加凝血反应速度；③营养和支持毛细血管内皮。

3. 将献血人的红细胞和血清分别与受血人的血清和红细胞混合，观察有无凝集反应，这一试验称为交叉配血。

交叉配血是确定能否输血的重要依据。若献血人红细胞与受血人血清（主侧）发生凝集应禁止输血；主侧不凝集，次侧（献血人血清与受血者红细胞）凝集，必要时可少量、慢速输血；两侧均不凝集可输血。

第四章　循环系统生理

第一节　心脏生理

心脏是一个由心肌细胞构成并具有瓣膜的空腔器官，它是血液循环的动力泵。构成心脏的心肌细胞可分为二类：一类是普通的心肌细胞，又称**工作细胞**，包括心房肌细胞和心室肌细胞。它们具有兴奋性、传导性和收缩性。另一类是特殊分化的心肌细胞，它们分布在窦房结、房室交界区、房室束及其分支，这类心肌细胞除了没有收缩性外，它们具有兴奋性和传导性，而且大多数具有自律性，即细胞在没有外来刺激的条件下，能够自动发生节律性兴奋，称为**自律细胞**。

一、心脏的泵血功能

（一）心动周期与心率

1. 心动周期　心脏一次收缩和舒张构成一个机械活动周期，称为**心动周期**。一个心动周期包括心房收缩期和心房舒张期以及心室收缩期和心室舒张期。一般以心房开始收缩作为一个心动周期的起点。

心动周期时程长短与心跳频率密切相关。以成人安静时平均心率为每分钟 75 次计算，则每一心动周期时程应为 0.8s，其中心房收缩期为 0.1s，舒张期为 0.7s。心房收缩时，心室尚处于舒张状态。心房进入舒张期后，心室开始进入收缩期，持续时间 0.3s。继而转入心室舒张期，持续时间 0.5s。心房和心室都处于舒张的时间为 0.4s，这一时期称为全心舒张期（图 4－1）。在一个心动周期中，无论心房或心室，舒张期都长于收缩期，即休息期长于工作期，这对心脏能持久不停地进行活动和有足够的血液充盈时间，都具有重要的意义。另一方面，心房和心室从不同步收缩，但却有一段较长的共同舒张时间，这对血液顺利回流心室是十分有利的。

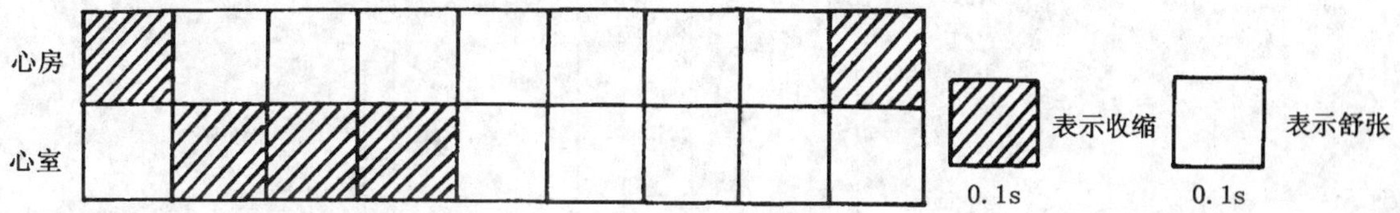

图 4－1　心动周期
每一格代表 0.1s

2. 心率　心脏的舒缩活动称为心搏（心跳），每分钟心搏的次数称为**心率**。正常成人安静时的心率约为 60～100 次/分。心率因年龄、性别和生理情况的不同而有差异。新生儿心率可达 130 次/分以上，以后逐渐减慢，至青春期接近成年人。成年人的心率，女性较男性快；经常进行体力劳动或体育锻炼的人，平时心率较慢；同一个人，安静或睡眠时较慢，肌肉活动增加或情绪激动时较快。

心率加快时，心动周期缩短，收缩期和舒张期均缩短，但舒张期的缩短较为显著。反之，心率减慢时心动周期延长，收缩期和舒张期均延长，但舒张期的延长较为显著。因此，心率的变化主要影响心动周期的舒张期。若心率过快，心动周期的舒张期缩短，既减少心室的血液充盈量，又缩短了心脏的休息时间，显然对心功能不利。在临床上心动过速常可导致心力衰竭。

（二）心室射血和充盈过程

在心脏泵血活动过程中，左右心室的活动是同步性活动。由于心室所起的作用远比心房重要，通常所说的心动周期是指心室的心动周期而言。通常把一个心动周期分为心室的收缩（射血）和舒张（充盈）两个时期（包括 7 个时相）进行分析（表 4-1，图 4-2）。

表 4-1　心动周期中心室活动的分期

心动周期	分　期	经历的时间（s）
心室收缩期	1. 等容收缩期	0.05
	2. 快速射血期	0.1
	3. 减慢射血期	0.15
心室舒张期	4. 等容舒张期	0.06～0.08
	5. 快速充盈期	0.11
	6. 减慢充盈期	0.22
	7. 心房收缩期	0.1

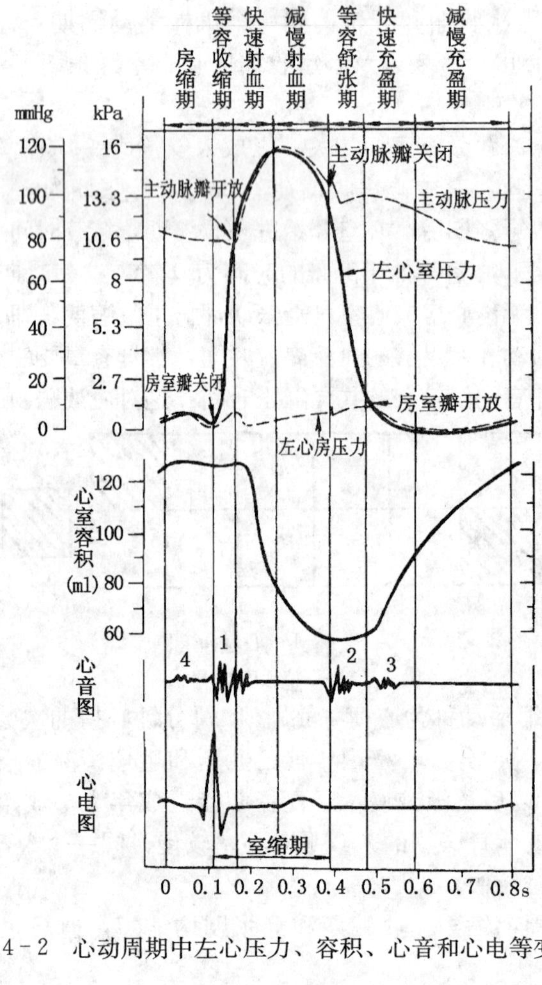

图 4-2　心动周期中左心压力、容积、心音和心电等变化

1. 心室收缩期　心室收缩之前处于舒张状态，室内压低于房内压和动脉压（主动脉或肺动脉内压力），此时，半月瓣关闭着，房室瓣处于开放状态，血液由心房流入心室。在心室舒张的最末 0.1s 的时间内，心房开始收缩进一步充盈心室。心房收缩结束后即行舒张，房内压回降，同时心室开始收缩，心室收缩期包括等容收缩期，快速射血期和减慢射血期等 3 个时相。

（1）等容收缩期：心室开始收缩，室内压迅速升高，当室内压超过房内压，心室内血液出现由心室向心房反流的倾向，推动房室瓣关闭，从而阻止心室内血液返流进入心房。此时，室内压仍低于动脉压，半月瓣仍处于关闭状态，心室成为一个密闭的腔，由于血液是不可压缩的液体，这时心室肌的继续收缩即导致室内压急剧升高，但心室容积并不改变，故此期称为等容收缩期。等容收缩期是从房室瓣关闭到半月瓣开放前为止。此期特点是：半月瓣和房室瓣均处于关闭，心肌纤维虽无缩短，但肌张力和室内压急剧上升。

（2）快速射血期：等容收缩期末，心室肌继续收缩，室内压继续上升，当室内压超过动脉压时，半月瓣即刻打开，此时等容收缩期结束进入快速射血期。血液顺着心室与动脉间的压力梯度被快速射入动脉内，心室容积减小。在心室射血之初，心室肌仍在作强烈收缩，心室内压很快上升到顶峰，故射入到动脉的血量较大，约占心室收缩期总射血量的 70%。此期血流速度很快，故称快速射血期。

（3）减慢射血期：快速射血期后，由于大量血液已从心室流入动脉，使动脉压相应增高，此时心室肌收缩力量和心室内压开始减小，射血速度变慢，故此期称为减慢射血期。在此期心室内压虽略低于动脉压，但心室内血液由于受到心室收缩的作用而具有较高的动能，依其惯性作用逆着压力梯度继续流入动脉，心室的容积将减小到最小值。此期心室射出的血量约占心室收缩期总射血量的 30%。

2. 心室舒张期　减慢射血期后，心室开始进入舒张状态。心室的舒张期包括等容舒张期、快速充盈期、减慢充盈期和心房收缩期等 4 个时相。

（1）等容舒张期：心室开始舒张后，室内压下降，动脉内血液向心室方向反流，推动半月瓣关闭，使血液不能倒流入心室。此时室内压仍然明显高于房内压，房室瓣依然处于关闭状态，心室又成为一个密闭的腔，心室肌继续舒张，室内压急剧下降，但容积并不改变，故此期称为等容舒张期。此期特点是：半月瓣和房室瓣均处于关闭，心室内容积没有改变，而室内压急剧下降。

（2）快速充盈期：等容舒张期末，当室内压低于房内压，房室瓣即刻打开，心室迅速充盈。房室瓣开放后，心室的继续舒张，使室内压更低于房内压，甚至形成负压。因此，心房和大静脉内血液顺着房室压力梯度被快速地抽吸进入心室，心室容积增大，故此期称为快速充盈期。在这一时期内，进入心室的血量约占总充盈量的 2/3。

（3）减慢充盈期：快速充盈期后，随着心室内血液不断增加，房室压力梯度逐渐减小，静脉内血液经心房流入心室的速度逐渐减慢。

（4）心房收缩期：心房收缩期既是一个心动周期的起点，又可视为心室舒张末期的最后时相。继减慢充盈期之后，心房开始收缩，房内压升高，进一步将心房内血液挤入心室，心房收缩期进入心室的血量约占心室总充盈量的 30%左右。在临床上心房纤颤的病人，尽管心房已不能正常收缩，心室的充盈量有所减少，但对心脏的泵血功能影响尚不严重，若发生心室纤颤，则心脏的泵血功能丧失，后果极为严重。

综上述说明：心室的收缩和舒张，引起室内压大幅度的升降，是形成心房和心室之间以及心室和动脉之间产生压力梯度的根本原因。而压力梯度又是促使瓣膜启闭和推动血液流动的直接动力。瓣膜在保证血液单向流动和影响室内压变化方面起着重要的作用。特别是发生在等容收缩期和等容舒张期这两个时相，由于半月瓣和房室瓣均处于关闭状态，心室收缩和舒张，造成室内压急剧大幅度的升降，由此很快形成心室和动脉之间以及心房和心室之间的压力梯度。所以，心室的收缩和舒张是心脏射血和充盈的动力。

（三）心音

在每一个心动周期中，心肌收缩、瓣膜开闭、血流撞击室壁和大动脉管壁等因素引起的机械振动，通过周围组织传导到胸壁的声音，称为**心音**。应用听诊器放在胸壁某些特定的听诊部位，即可听取到心音。应用心音换能器将这些机械振动转变为电信号经心音图记录仪记录下来的曲线，便是心音图。

正常心脏在一个心动周期中可出现四个心音，即第一心音、第二心音、第三心音和第四心音。用听诊器一般可听到两个心音，即第一心音和第二心音。偶尔可听到第三心音。

1. **第一心音**　出现在心室收缩期，是心室开始收缩的标志。在左第五肋间锁骨中线稍内侧（心尖部，二尖瓣听诊区）听得最清楚。听诊特点是：音调较低，持续时间较长。心室开始收缩时，房室瓣突然关闭的振动是产生第一心音的主要原因。第一心音还与心室收缩时冲击房室瓣引起心室振动及心室射出的血液撞击动脉壁引起的振动有关。

2. **第二心音**　出现在心室舒张期，是心室开始舒张的标志。分别在胸骨右缘第二肋间（主动脉瓣听诊区）和胸骨左缘第二肋间（肺动脉瓣听诊区）听得最清楚。听诊特点是：音调较高，持续时间较短。心室开始舒张时，半月瓣迅速关闭的振动是第二心音产生的主要原因。第二心音还与半月瓣关闭后血液反流冲击大动脉根部及心室壁振动有关。

心音是心动周期的客观体征，在判断心脏功能方面有重要的意义。听取心音可判断心率、心律、瓣膜是否正常，当瓣膜不能正常开闭时，可产生心脏杂音或异常心音。

（四）心脏泵血功能的评定

心脏的重要功能在于泵血，心脏能不断适时地泵出一定数量的血液至全身各器官和组织，以满足其新陈代谢的需求。心脏单位时间的泵血量是反映心脏功能是否正常的最基本的评定指标。常用的评定指标有以下几种。

1. 每搏输出量和射血分数　一次心搏由一侧心室射出的血量，称为**每搏输出量**，简称**搏出量**。左、右心室的搏出量基本相等。通常所说的搏出量是以左心室的搏出量为代表。正常成人在安静状态下的左心室舒张末期容积约 145ml，收缩末期容积约 75ml，故搏出量约 70ml（60～80ml）。

搏出量占心室舒张末期容积的百分比称为**射血分数**。安静状态下，健康成人的射血分数约为 55%～65%。正常心脏搏出量始终与心室舒张末期容积相适应。在一定范围内，心室舒张末期容积增加时，搏出量也相应增加，射血分数基本不变。在心室异常扩大，心功能减退时，搏出量可能与正常人没有明显区别，但与已经增大了的心室舒张末期容积不相适应，射血分数明显下降。

2. 每分输出量和心指数　每分钟由一侧心室射出的血量，称为**每分输出量**，简称**心输出量**。它等于搏出量乘以心率。如按心率 75 次/分计算，正常成人安静时心输出量约 5～6L/min；强体力活动时可达 25～30L/min，为安静时的 5～6 倍。心输出量能随机体代谢的需要而增长的能力称为**心脏泵血功能储备**，或称**心力储备**。心脏的储备能力取决于心率储备和搏出量储备。充分动用心率储备，使心率加快达 160～180 次/分，可使心输出量增加 2～

2.5倍。心率超过160～180次/分，心输出量即可减少，搏出量储备包括收缩期储备和舒张期储备。①收缩期储备：左心室收缩末期容量通常达75ml，心肌收缩能力增强时可使搏出量增加约55～60ml。心室剩余血量不足20ml。②舒张期储备：静息时舒张末期容积约为145ml，一般最大能达到160ml左右，故舒张期储备只有15ml左右，比收缩期储备要小。

心输出量是以个体为单位计算的。身体矮小的人与高大的人，其新陈代谢总量并不相等，心输出量也有差别。人静息时的心输出量和体表面积呈正比，因此，把在空腹和安静状态下，每平方米体表面积的每分心输出量称为**心指数**。一般成人的体表面积约为1.6～1.7m^2，静息时心输出量按5～6L/min计算，则心指数约为3.0～3.5L/（min·m^2）。心指数是分析比较不同个体心脏功能时常用的指标。心指数与机体新陈代谢水平相适应。肌肉运动、妊娠等生理条件下均有不同程度的增高；心指数随年龄的增长而减小；女性心指数比男性低。

3. 搏功和分功　心脏收缩将血液射入动脉时，是通过心脏作功释放的能量转化为血液的动能和压强能，以驱动血液循环流动。心室一次收缩所做的功，称为**搏功**；心室每分钟所做的功称为**分功**。计算左室搏功和分功的简式如下：

搏功（g·m）＝搏出量（cm^3）×（1/1000）×（平均动脉压mmHg－平均左房压mmHg）×汞的密度（13.6g/cm^3）

分功（kg·m/min）＝搏功（g·m）×心率（min^{-1}）×1/1000

用心脏作功量来评价心脏泵血功能是一个良好的指标。在动脉压增高的情况下，心脏要向动脉射出与原先同等量的血液，就必须加强收缩，增加作功量。

（五）影响心输出量的因素

心输出量等于搏出量乘以心率，凡能影响搏出量和心率的因素都能影响心输出量。

1. 搏出量　在心率不变的情况下，搏出量增加，心输出量也增加，反之亦然。心输出量调节的基本方式是对搏出量的调节。

影响搏出量的因素主要有：心脏的前负荷、心肌收缩力和心脏后负荷。

（1）心脏前负荷　是指心室收缩前所承受的负荷。通常用心室舒张末期压力或心室舒张末期容积来反映心脏的前负荷。搏出量与前负荷有关。在一定限度内，静脉回流量愈多，心室舒张末期压力（容积）愈大，心室肌在收缩前肌纤维的长度（即初长度）愈长，则心肌收缩强度和速度就愈大，搏出量就愈多。因此，把通过改变心肌的初长度而使心肌的收缩强度和速度增大，搏出量提高的这种调节，称为**异常调节**。

在体内，心室肌的前负荷是由心室舒张末期充盈量决定的。此量等于静脉回心血量和心室射血后剩余血量的总和。其中静脉回心血量是影响心室舒张末期充盈量（或前负荷）的重要因素。而静脉回心血量又与心室舒张期的时程和静脉回流速度呈正比。此外，心房收缩也能增加心舒末期的充盈量，因而可提高心肌收缩强度和速度。

（2）心肌收缩能力　是指心肌不依赖于前、后负荷而改变其力学活动的一种内在特性。换言之，不是通过初长度的改变，而是通过心肌细胞内部功能状态的改变（即心肌变力状态）使其收缩强度和速度发生变化，使搏出量和搏功发生改变，称为**等长调节**。心肌收缩能力受兴奋-收缩耦联过程中各个环节的影响，其中横桥联结数（活化横桥数）和肌凝蛋白ATP酶活性是控制收缩能力的重要因素。

体内的神经和体液因素，可不断地对心肌收缩能力施加影响，这对心脏的泵血功能具有很重要的意义。

（3）后负荷　是指心室肌在收缩过程中所承受的负荷，即心脏在射血过程中所遇到的阻力。这一阻力来自于动脉血压。因此用动脉血压反映心脏的后负荷。离体蛙心实验表明，如果心脏前负荷、心肌收缩能力、心率保持不变，则后负荷与搏出量呈反比关系。动脉血压的升高，使心室等容收缩期延长，射血期缩短，射血期心肌纤维缩短的程度和速度均随之减小，射血速度减慢，搏出量因此减少。

在整体情况下，后负荷对离体心脏搏出量的影响往往表现不出来。这是因为动脉血压升高可使心室后负荷增大而导致搏出量减少，但搏出量的减少却使心室内剩余血量增加，加之静脉回流量不变，因而使心脏的前负荷增加，通过调节使搏出量恢复正常。总之，在动脉血压增高的情况下，要通过心脏前负荷、心肌收缩能力和心脏后负荷三方面综合作用的影响，使心脏得以维持适当的搏出量。临床上高血压患者，因长期后负荷加重，心肌经常处于收缩加强的状态而逐渐肥厚，导致心肌缺血缺氧，心肌收缩能力减弱，左心泵血功能衰竭。

2. 心率在一定范围内，心率增快则心输出量增加。运动时，心率是提高心输出量的重要因素。然而心率过快，超过 160～180 次/分，心输出量反而下降。原因有二：①心率过快，心脏过度消耗供能物质，使心肌收缩能力减弱；②心率过快，心室舒张期明显缩短，使心室充盈不足，搏出量减少。相反，心率过慢，低于 40 次/分，虽然心室舒张期延长使充盈量增加，但心室充盈量有一定限度，当达到最大限度后，即使再延长心室舒张时间，也不能相应提高心输出量。因此，心率适宜地加快，心输出量提高，而过快或过慢均使心输出量减少。

二、心肌细胞的生物电现象

同其他可兴奋细胞一样，心肌细胞膜存在着跨膜电位。跨膜电位的形成取决于两个重要的基本条件：即膜两侧存在着离子的跨膜电-化学梯度和膜对离子的选择性通透。

（一）心室肌细胞的跨膜电位及其产生机制

心室肌细胞的跨膜电位包括静息电位和动作电位。

1. 静息电位　心室肌细胞在静息时，细胞膜处于内负、外正的极化状态，静息电位约为－90mV，其形成机制与神经纤维和骨骼肌细胞相似，即在静息状态下，细胞膜对 K^+ 通透性远远超过对其他的离子（Na^+、Ca^{2+}、Cl^-），所以，心室肌细胞膜的静息电位主要是 K^+ 向细胞外扩散产生的电-化学平衡电位。

2. 动作电位　与神经纤维比较，心室肌细胞动作电位的明显特征是复极过程时间长，使动作电位总时程达 300～500ms。动作电位的全过程分为两个过程或五个时期，即去极过程的 0 期和复极过程的 1、2、3、4 等四个时期（图 4－3）。

（1）0 期：心室肌细胞兴奋时，膜内电位由静息状态时的－90mV 迅速上升到＋30mV 左右，即细胞膜由原来的极化状态转变为反极化状态，构成了动作电位的上升支，称为去极过程（0 期）。0 期的特点是去极速度快，历时 1～2ms。0 期去极形成的主要原因是 Na^+ 通道开放所致的大量 Na^+ 内流，使细胞内电位迅速上升，形成动作电位的上升支。

（2）1 期：在复极初期，心室肌细胞膜内电位由＋30mV 迅速下降到 0mV 左右，因此这段时间又称快速复极期。0 期和 1 期的膜电位变化速度都很快，记录上形成尖锋状。1 期产生的原因是此期 Na^+ 通道已失活关闭，K^+ 通道激活，K^+ 迅速外流形成了快速复极。

（3）2 期：1 期复极到 0mV 左右，此时的膜电位下降速度非常缓慢，基本上停滞于 0mV 左右的等电位状态，记录图形表现为平台状，故称为**平台期**。平台期历时长达 100～

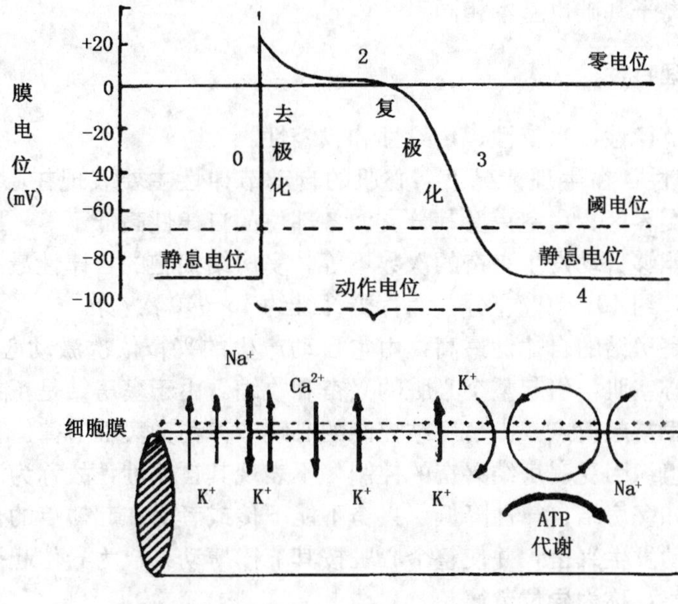

图 4—3　心室肌细胞动作电位和主要离子的跨膜活动

150ms，这是心室肌细胞动作电位持续长的主要原因。

Ca^{2+}内向离子流是心肌细胞动作电位平台期重要的离子基础。Ca^{2+}和Na^+缓慢内流，抵消了K^+外流引起的电位下降，使电位变化缓慢，形成平台。

（4）3 期：此期心室肌细胞膜的复极速度加快，膜电位快速下降又称为快速复极末期。产生原因是：此时，膜对K^+通透性仍然很高，K^+迅速外流，使膜电位较快地恢复到静息电位水平。

（5）4 期：即膜电位的恢复期，又称静息期。此期膜电位已经不再发生变化，但细胞膜内外的离子跨膜运动仍在进行，这时的离子交换是通过Na^+-K^+泵和Na^+-Ca^{2+}泵将Na^+泵出细胞，K^+泵进细胞内，并且把Ca^{2+}移出细胞。使离子浓度分布恢复至去极前的状态和水平，为下次细胞去极做准备。

（二）自律细胞的跨膜电位及其产生机制

工作细胞（非自律细胞）在没有受到外来刺激时，其 4 期膜电位始终稳定在静息电位水平，而自律细胞的动作电位在 3 期复极达到最大值（称为最大复极电位或最大舒张电位）之后，4 期膜电位并不稳定，而是立即开始缓慢地自动去极。当去极达到阈电位后，又产生新的动作电位，这种现象周而复始，动作电位就不断地自动产生。因此，4 期自动去极是自律细胞动作电位的最大特点，也是自律细胞产生自律性兴奋的基础。

1. 窦房结 P 细胞动作电位的特点及形成的离子基础：①0 期去极速度较慢、去极幅度较小、超射程度小，是因为 0 期由膜上的慢通道开放，Ca^{2+}缓慢内流引起；②复极过程无 1 期和 2 期，只有 3 期。3 期是由于Ca^{2+}通道逐渐失活，K^+通道开放，K^+外流形成；③3 期复极达最大舒张电位约为－60～－65mV 时，紧接着进入 4 期自动去极。4 期自动去极速度快，去极达到阈电位（－40mV），便又爆发新的动作电位。4 期自动去极主要是由于K^+外流逐渐减少，Na^+内流逐渐增加引起的。

2. 浦肯野细胞的动作电位及形成的离子基础：在正常情况下，浦肯野细胞受窦房结 P 细胞的控制，仅起传导兴奋的作用。其动作电位除有 4 期自动去极的特点外，和心室肌细胞基本相似，产生的离子基础也基本相同。

三、心肌的生理特性

心肌具有自动节律性、兴奋性、传导性和收缩性。

（一）自动节律性　在生理情况下，心肌的自动节律性主要表现在心内特殊传导系统，包括窦房结、房室交界区、房室束及其分支。各部位的自律性高低不等，即自律细胞在单位时间（每分钟）内能够自动发生兴奋的次数不等。窦房结细胞的自律性最高，约 100 次/分；其次是房室交界区，约 40～60 次/分；浦肯野纤维约 15～40 次/分。

正常情况下，窦房结的自律性最高，由它自动产生的兴奋依次激动心房肌、房室交界、房室束及其分支和心室肌，引起整个心脏的兴奋和收缩。由于窦房结是正常心脏兴奋的发源地，故称为心脏的**正常起搏点**。由窦房结控制的心跳节律称为**窦性节律**。正常情况下，窦房结以外的心脏自律组织因受窦房结兴奋的控制，不表现其自律性，故称为潜在起搏点，但在某些特殊情况下，如窦房结自律性降低、兴奋不能下传或者潜在起搏点的自律性增高等，这些潜在起搏点可自动发生兴奋，并使整个心脏按其节律搏动，成为异位起搏点。由异位起搏点所控制的心脏节律，称为**异位节律**。

（二）兴奋性　心肌与其他可兴奋的组织一样，具有兴奋性，其兴奋性的高低可用阈值作为衡量指标。

1. 兴奋性的周期性变化　心肌细胞与神经细胞相似，当其受到刺激产生兴奋时，兴奋性也随之发生一系列周期性变化，这些变化与膜电位的改变及通道机能状态有密切关系。兴奋性的变化可分为以下几个时期。

（1）绝对不应期与有效不应期：心肌发生一次兴奋后，在一段时间内，如果再次给它重复刺激，无论刺激多强，肌膜都不会产生任何程度的去极化，即不会再次兴奋。因此，这一时期称为**绝对不应期**。此期膜电位很小，Na^+ 通道处于失活状态，心肌细胞兴奋性为零。此后，膜内电位－55mV 到－60mV 这段复极期间，如果给予阈上刺激，肌膜可发生轻度去极化，即局部去极化（局部兴奋），但仍然不能产生动作电位。这时仅有少量 Na^+ 通道刚开始复活，大部分钠通道没有恢复到备用状态。因此，从动作电位 0 期去极开始至复极 3 期－60mV 这段时间内，由于给予有效刺激而不能产生动作电位，故称为**有效不应期**。绝对不应期在有效不应期之内。

（2）相对不应期：有效不应期完毕，从 3 期膜内电位－60mV 开始到－80mV 这段时期内，用阈上刺激才能引起动作电位，称为**相对不应期**。说明心肌的兴奋性已逐渐恢复，但仍低于正常。

（3）超常期：从复极 3 期膜内电位－80mV 开始至复极－90mV 这段时期内，用阈下刺激就能引起心肌产生动作电位，说明心肌的兴奋性超过了正常，故称为**超常期**。在此期间，心肌细胞的膜电位已基本恢复，但绝对值尚低于静息电位，距阈电位的差距较小，故引起兴奋所需的刺激阈值减小。

2. 心肌兴奋性变化对其收缩活动的影响

（1）有效不应期长：心肌的有效不应期长，几乎占据了整个心肌收缩期和舒张早期。这一时期由于对任何刺激均不会产生兴奋和收缩，因此心肌与骨骼肌不同，没有复合收缩，不会产生强直收缩，这对心脏交替性的收缩射血和舒张充盈活动非常有利。

（2）期前收缩与代偿间歇：正常心脏是按窦房结自动产生的兴奋进行节律性的活动。如果在心肌有效不应期之后，即时间上相当于心肌舒张的中晚期，心室肌受到一次额外的人工刺激或窦房结之外的病理性异常刺激则心室肌可以产生一次兴奋和收缩，此兴奋发生在下次窦房结的兴奋到达之前，故称为**期前兴奋**。由期前兴奋引起的收缩，就称为**期前收缩**，又叫早搏。期前兴奋也有自己的有效不应期，当紧接在期前兴奋之后的一次窦房结兴奋传到心室肌时，常常正好落在期前兴奋的有效不应期内，因而不能引起心室的兴奋和收缩，而出现一次“脱失”，必须等到下一次窦房结的兴奋传到心室时，才能引起心室的兴奋和收缩。这样，在一次期前收缩之后，往往出现一段较长的心舒期，称为**代偿间歇**（图 4-4）。

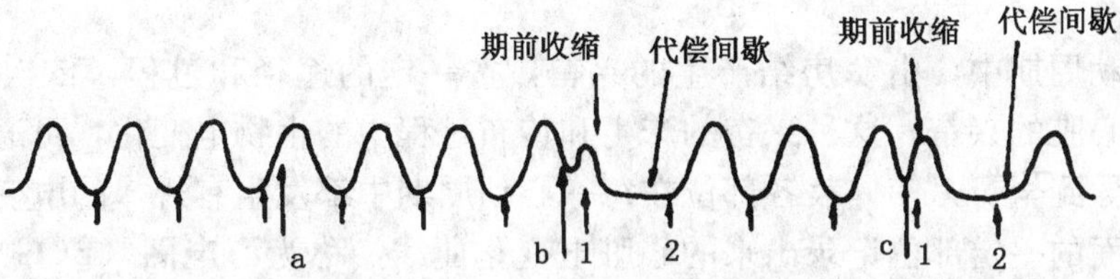

图 4-4　期前收缩和代偿间歇

a、b、c 代表人工刺激，短箭头代表来自蛙心静脉窦的自动节律性兴奋

（三）传导性　心脏内兴奋的传播是通过心内特殊传导系统完成的，是以局部电流的形式实现的。

1. 心脏内兴奋传播的顺序　正常情况下，窦房结发出的兴奋一方面通过心房肌细胞组成的**优势传导通路**（这类心房肌细胞的传导速度较一般心房肌细胞要快）传播到整个右心房和左心房，引起心房兴奋和收缩，另一方面兴奋通过优势传导通路传播到房室交界区，并由此经房室束、左右束支、浦肯野纤维传播到心室肌。兴奋在心脏内传导途径可表示如下：

窦房结 —优势传导通路→ 房室交界区 → 房室束 → 左右束支 → 浦肯野纤维 → 心室肌

（窦房结 → 心房肌 → 房室交界区）

整个心室肌的兴奋是由心内膜侧向心外膜侧扩布完成的。

2. 心脏内兴奋的传播的特点　各类心肌细胞的传导性是有差别的。通常把动作电位沿细胞膜传播的速度作为衡量传导性的指标。

心脏内兴奋传播途径中有两个高速度和一个低速度的特点。一个高速度发生在心房内的优势传导通路上，有利于两心房同步兴奋和同步收缩；另一个高速度发生在浦肯野纤维上，其传导速度可达 4m/s，有利于两心室同步兴奋和收缩，完成心脏的泵血功能。一个低速度是发生在房室交界区，特别是结区的传导速度最慢。兴奋在房室交界区出现了延搁称为**房-室延搁**。房-室延搁具有重要的生理意义：它保证了心房先兴奋，心室后兴奋，因此心房收缩完毕后，心室才开始收缩，从而避免了发生房室收缩的重叠现象。心房在收缩时，心室仍处于舒张，这就有利于心室有充分的时间充盈血液，有利于搏出量。

（四）收缩性　心肌细胞受到激刺产生兴奋时，首先是细胞膜产生动作电位，然后启动兴奋-收缩耦联，引起肌丝滑行，肌细胞收缩。心肌细胞收缩具有以下特点：

1. 对细胞外液中 Ca^{2+} 浓度有明显的依赖性　心肌收缩 Ca^{2+} 的来源主要来自细胞外液的 Ca^{2+}，其次是终末池释放的 Ca^{2+}。在一定范围内，细胞外液 Ca^{2+} 浓度升高，可增强心肌收缩能力。反之，Ca^{2+} 浓度降低，心肌收缩能力减弱。

2. 同步收缩（全或无式收缩）　同步收缩除了与心房和心室内特殊传导组织的传导速

度快有关外，还与闰盘有关。心肌细胞相连接的部位称为闰盘，该处电阻很低，有大量的细胞间通道，许多小分子和离子可以自由通过，细胞间化学信息和电信息很容易传递，因此，闰盘决定了心肌在结构和功能上相互联系成一个功能性的合胞体，当心房或心室受到激动后，几乎总是同步兴奋和同步收缩。同步收缩具有“全或无”的特性，即要么不产生收缩，一旦产生收缩，则全部心肌细胞都参与收缩。同步收缩的力量大、泵血效果好。

3. 不发生强直收缩　详见心肌兴奋性变化与收缩活动的关系。

四、体表心电图

在每个心动周期中，由窦房结产生的兴奋，按一定的途径和过程，依次传向心房和心室，引起整个心脏的兴奋。这种兴奋的产生和传布过程中的生物电变化，可通过周围的导电组织和体液传导到全身，使体表各部位在每一心动周期中都发生有规律的电变化。用引导电极置于身体表面的一定部位记录出来的心脏电变化曲线，称为**心电图**（ECG）。心电图反映了整个心脏兴奋的产生、传导和恢复过程中的生物电变化，是整个心脏在心动周期中各细胞电活动的综合向量变化的结果。心电图在临床上对心脏起搏点的分析、传导功能的判断以及房室肥大、心肌损伤等诊断有很大的价值和意义。

（一）心电图的导联

在记录心电图时，将金属电极分别放在体表某两点，再用导联线连接心电图机的正负两极，这种电极安放的位置和连接方式，称为**导联**。目前临床上常用的导联包括标准导联（Ⅰ、Ⅱ、Ⅲ），加压单极肢体导联。（aVR、aVL、aVF）及加压单极胸导联（V_1、V_2、V_3、V_4、V_5、V_6）。

（二）正常心电图各波及意义

心电图记录纸上纵线代表电压，每 1mm 为 0.1mV；横线代表时间，以标准纸速为 25mm/s 时，横线 1mm 为 0.04s。根据记录纸可测量出心电图各波的电位值和时间。（图 4-5）。

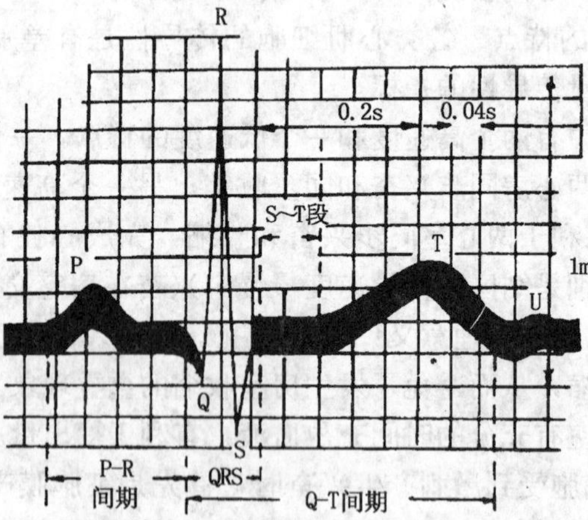

图 4-5　正常心电图（Ⅱ导联）

1. P 波　是左右心房的去极波，反映兴奋在心房传导过程中的电位变化。P 波的起点标志心房兴奋的开始，终点标志左、右心房已全部兴奋。P 波从起点到终点历时 0.08～0.11s。

2. QRS 波　它反映左、右心室去极过程的电位变化。包括三个紧密相连的电位波动，其中第一个波是向下的，称为Q波；随后，有一个高而尖峭的向上的波，称为R波；R波之后向下的波，称为S波。QRS波的起点标志心室兴奋的开始，终点表示左、右心室已全部兴奋。QRS波从起点到终点的时间为QRS时间，它代表兴奋在左、右心室肌扩布所需的时间，历时0.06～0.10s。

3. T波　反映两心室复极过程的电位变化。T波起点标志两心室复极开始，终点表示两心室复极完成。历时0.05～0.25s。波幅一般为0.1～0.8mV。在以R波为主的导联中，T波不应低于R波的1/10。T波的方向通常与QRS波的主波R波方向相同。

T波后偶有一个小的U波，方向与T波一致，波幅小于0.05mV，历时0.2～0.3s。U波的意义和成因均不十分清楚。

4. PR间期（或PQ间期）　指从P波起点至QRS波起点之间的时间。历时0.12～0.20s。它反映从心房开始兴奋到心室开始兴奋所需要的时间，又称为房室传导时间。当PR间期延长，说明有房室传导阻滞。

5. ST段　指从QRS波终点至T波起点之间的线段。正常时，它与基线平齐或接近基线。它反映心室各部分已全部处于去极状态，心室表面全都带有负电位，各部分之间已不存在电位差，因此表现为0电位。若ST段上下偏离一定范围，则表示心肌具有损伤、缺血等病变。

6. QT间期　指从QRS波起点至T波终点的时间，历时0.30～0.40s。它反映心室肌去极过程和复极过程的总时间。QT间期与心率有密切关系，心率愈慢，QT间期愈长；反之，心率愈快，QT间期缩短。

第二节　血管生理

由心室射出的血液，经动脉、毛细血管和静脉返回心房。血管在运输血液、分配血液和物质交换等方面有重要的作用。

一、血流量、血流阻力和血压

（一）血流量与血流速度

血流量是指单位时间内流过某一截面的血量。液体在流动时，流量、压力差和阻力之间的关系和电学中的欧姆定律相同，即血流量Q和血管两端的压力差p_1-p_2（Δp）呈正比，和血流阻力R呈反比，写成下式：

$$Q=\frac{p_1-p_2\ (\Delta p)}{R}$$

在整个体循环系统中，Q相当于心输出量，R相当于总外周阻力，Δp相当于平均主动脉压p_A与右心房压之差。由于右心房接近于零，故Δp接近于平均主动脉压p_A。因此，心输出量$Q=p_A/R$。对某一器官来说，Q相当于器官的血流量，Δp相当于灌注该器官的平均动脉压和静脉压之差，R相当于该器官的血流阻力。可见，无论对于心输出量和器官血流量来说，其大小主要取决于两个因素，即器官两端的血流压力差和血管对血流的阻力。

血流速度是指血液在血管内流动的直线速度，即单位时间内，一个质点在血流中前进的距离。各类血管中的血流速度与同类血管的总横截面积呈反比（图4—6），由于毛细血管的总横截面积最大，主动脉的总横截面积最小，因此，血流速度在毛细血管中最慢，约0.5～

1.0mm/s；在主动脉中最快，约220mm/s。

（二）血流阻力　血液在血管内流动时所遇到的阻力称为**血流阻力**。血流阻力来源于血液成分之间的内摩擦和血液与管壁的摩擦。血流阻力（R）由血流的粘滞度（η）、血管长度（L）和血管的半径（r）决定，它们之间的关系式为：

$$R=\frac{8\eta L}{\pi r^4}$$

血流阻力与血液的粘滞度和血管的长度呈正比，与血管半径的四次方呈反比。由于血管的长度很少变化，因此，血流阻力主要取决于血管半径和血液粘滞度。血管口径大，血流阻力小，则血流量大；反之血管口径小，血流阻力大，则血流量小。血管收缩则增加血流阻力。毛细血管前的小动脉和微动脉是形成血管阻力的主要部位。因此在该处形成的血流阻力称为外周阻力。血液粘滞度是决定血流阻力的另一个重要因素。当红细胞比容增大，血液流速缓慢、血流形成湍流时，均可使红细胞相互间摩擦阻力增大，血液粘滞度增高。此外温度降低，血液粘滞度也会升高。

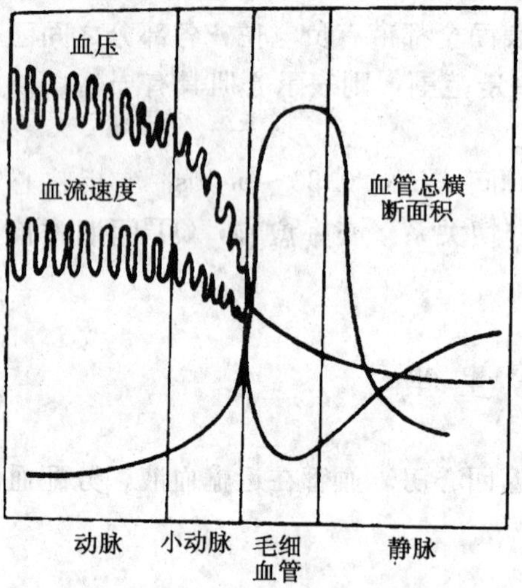

图4-6　各段血管的血压、血流速度和血管总横截面积的关系示意图

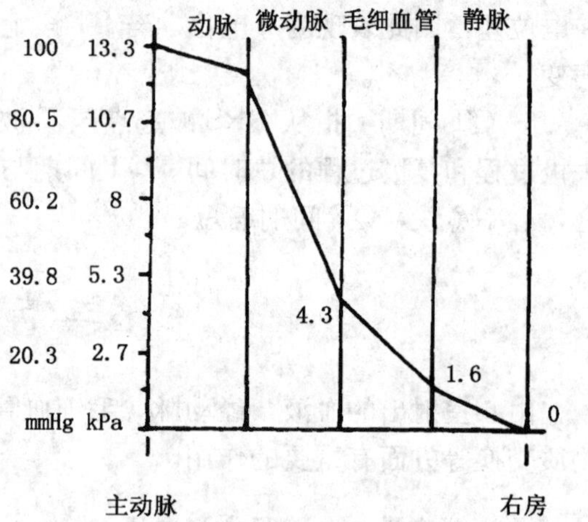

图4-7　体循环各段血管之间的压力梯度

（三）血压　**血压**（BP）是血管内流动的血液对血管壁的侧压力。在循环系统中，各类血管的血压均不相同。

体循环和肺循环各类血管血压的共同特点是：靠近心室的动脉血压较高，靠近心房的静脉血压较低，从心室到心房各类血管之间存在着压力梯度（图4-7）。因为各类血管血流阻力不同。血流阻力的产生是由于血液流动时发生的摩擦，其消耗的能量一般表现为热能，这部分热能不可能再转换为血液的势能或动能，故血液在血管内流动时压力逐渐降低。特别是小动脉和微动脉的阻力最大，能量消耗最多，故血压降落极为明显。

二、动脉血压

（一）动脉血压的概念

动脉血压是指血流对动脉管壁的侧压力。在一个心动周期中，动脉血压随着心室的舒缩而发生规律性的波动。在心缩期内，动脉血压上升达到的最高值称为**收缩压**；在心舒期内，动脉血压下降达到的最低值称为**舒张压**。收缩压与舒张压之差称为**脉搏压**，简称脉压。在一个心动周期中每一瞬间动脉血压的平均值称为**平均动脉压**，约等于舒张压+1/3 脉压或 1/3 收缩压+2/3 舒张压。

（二）动脉血压的正常值及其生理变异

一般所说的血压是指体循环的主动脉血压。由于大动脉中血压的降落甚微，故上臂肱动脉处所测得的血压数值，基本上可以代表主动脉血压。因此，通常测量血压，是以肱动脉血压为标准。单位为 mmHg，临床上习惯写法“收缩压/舒张压 mmHg”。健康成人动脉血压比较稳定，变化范围较小，安静时收缩压为 100～120mmHg，舒张压为 60～80mmHg，脉压为 30～40mmHg，平均动脉压为 100mmHg。如果安静时舒张压持续超过 90mmHg，可认为是高血压。舒张压低于 50mmHg，收缩压低于 90mmHg，则认为是低血压。血压的单位也可用 kPa 表示，1mmHg=0.133kPa。

人体动脉血压受年龄、性别和不同生理状态等因素的影响。健康人的动脉血压随着年龄的增长，收缩压和舒张压均有逐渐增高的趋势，收缩压增高较为显著。男性血压略高于女性。在情绪激动和运动状态下，由于交感神经活动增强，血压特别是收缩压可明显增高。

（三）动脉血压的形成

在血管系统内有足够的血液充盈量是形成血压的前提。在此基础上，心室收缩射血和血液流向外周血管所遇到的阻力（外周阻力）是形成动脉血压的基本因素。此外，主动脉和大动脉管壁的可扩张性和弹性在血压的形成中起着重要的缓冲作用。在心室收缩期，左心室射血所做的功，一部分用在流速，一部分产生侧压。如果不存在由小动脉和微动脉构成的外周阻力，那么，心室收缩释放的能量将全部转化为动能，推动血液，使血液迅速向外周流失，因而不能保持对主动脉和大动脉管壁的侧压力，动脉血压不能形成。只有在外周阻力配合下，左心室射出的血量，仅有 1/3 流向外周，其余 2/3 暂时贮存在主动脉和大动脉血管内，这时左心室收缩的能量才能大部分以侧压的形式表现出来，形成较高的收缩压。左心室射血时，主动脉和大动脉弹性扩张，可以缓冲收缩压，使收缩压不至于过高。在左心室舒张射血停止时，主动脉和大动脉管壁弹性回缩作用，将贮存的势能转化为动能，推动血液继续流动，并使舒张压维持在一定高度（图 4-8）。

（四）影响动脉血压的因素

1. 搏出量　在心率和外周阻力不变的情况下，当左心室收缩力加强，搏出量增加时，在心缩期进入到主动脉和大动脉的血量增多，管壁所受的侧压力增大，收缩压明显升高。由于主动脉和大动脉管壁被扩张的程度增大，心舒期其弹性回缩力量也增加，推动血液向外周流动的速度加快，因此，到心舒期末，主动脉和大动脉内存留的血量增加并不多，故舒张压虽有所升高，但升高的程度不大，因而脉压增大。反之，左心室收缩力减弱，搏出量减少时，则主要表现为收缩压降低，脉压减小。可见，收缩压的高低可反映心脏搏出量的大小，即反映左心室的收缩功能。临床上左心功能不全时主要表现为收缩压降低，脉

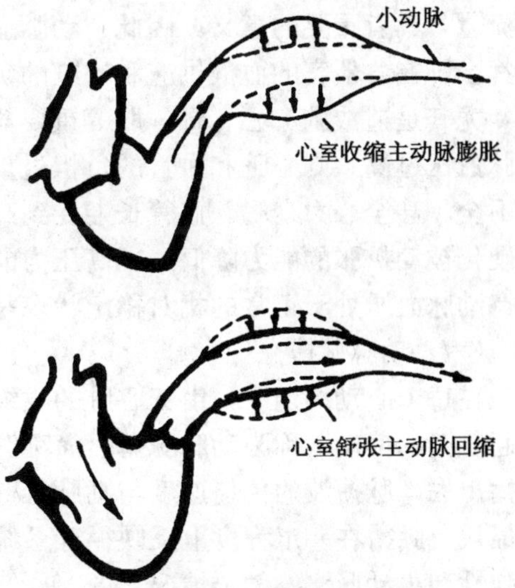

图 4-8　主动脉管壁弹性对血压及血流的作用

压减小。

2. 外周阻力　如心输出量不变而外周阻力增加时，即阻力血管（小动脉和微动脉）口径变小，则使心舒期内血液向外周流动的速度减慢，心舒期末存留在主动脉和大动脉内的血量增多，舒张压明显升高。在心缩期内，由于动脉血压升高使血流速度加快，因此，在心缩期内仍有较多的血液流向外周，故收缩压升高不如舒张压升高明显，脉压减小。反之，当外周阻力减小时，舒张压降低比收缩压降低明显，脉压增大，所以，舒张压的高低主要反映外周阻力的大小。此外，血液粘滞度也可影响外周阻力。如果血液粘滞度增高，外周阻力也增大，舒张压也升高。

3. 主动脉和大动脉管壁的弹性贮器作用　如前所述，该作用可以缓冲动脉血压。单纯主动脉和大动脉管壁硬化时，可扩张性和弹性降低，表现为收缩压升高，舒张压降低，脉压明显加大。随着年龄的增长，小动脉和微动脉被动扩张的能力减小，外周阻力增大，故可表现为收缩压明显升高，而舒张压稍升高或变化不大，脉压还是加大。

4. 心率　搏出量和外周阻力不变的情况下，心率增快，心舒期缩短，舒张期间流向外周的血量减少，致使心舒期末主动脉和大动脉内存留的血量增多，舒张压明显升高。由于动脉血压升高，可使血流速度加快，因此，在心缩期内仍有较多的血液从主动脉流向外周。所以，尽管收缩压也升高，但不如舒张压升高明显，因而脉压减小。反之，心率减慢时，舒张压比收缩压降低明显，故脉压增大。可见，心率主要影响舒张压。

5. 循环血量和血管容积　在正常情况下，循环血量和血管容积是相适应的。如果血管容积不变而循环血量减小（如大失血），或循环血量不变而血管容积增大（因细菌毒素的作用或药物过敏等原因引起小动脉、微动脉、毛细血管扩张），都将使动脉血压下降。

以上的讨论是假定其他因素不变，单一因素改变时对动脉血压的影响。实际上，在完整人体内，单一因素的改变而其他因素不变的情况几乎是不存在的。在某些生理或病理情况下动脉血压的变化，往往是各种因素相互作用的综合结果。

（五）动脉血压相对稳定的生理意义

动脉的主要生理功能是输送血液到全身各器官组织，动脉血压则是推动血液流向各器官组织的动力。一定水平的动脉血压，对推动血液循环，维持血流速度、保持各器官有足够的血流量，具有重要的意义。因此，动脉血压是循环功能的重要指标之一。动脉血压过高或过低都会影响各器官的血液供应和心脏的负担，如动脉血压过低，将引起器官组织血液供应减少，尤其是造成脑、心、肾、肝等重要器官的供血不足，而引起器官的功能障碍和衰竭。若动脉血压过高，则心脏和血管的负担过重。长期高血压患者往往引起心室代偿性肥大、心功能不全、甚至心力衰竭。血管长期受到高压，血管壁自身发生病理性改变（硬化），如脑血管硬化被动扩张的能力降低，在高压力的作用下，容易破裂而引起脑溢血等严重后果。所以保持动脉血压处于正常的相对稳定状态是十分重要的。

（六）动脉脉搏

在每个心动周期中，由于心脏的收缩和舒张，动脉内的压力和容积也发生周期性变化，引起管壁的搏动，称为**动脉脉搏**，简称**脉搏**。这种搏动是以波浪形式沿动脉管壁向末梢血管传播出去，脉搏波的传播速度与动脉管壁的扩张性呈反变关系。小动脉扩张性小，其传播速度最快。脉搏在一定程度上反映循环系统的机能状态，可判断心率、节律、心缩力、动脉管壁弹性和主动脉瓣的健全情况。

三、静脉血压和静脉血流

静脉血管是血液流回心脏的通道。由于静脉易扩张，容量大，是机体很大的贮血库。静脉通过其舒缩活动，便能有效地调节回心血量和心输出量。

（一）静脉血压

根据测量的部位，将静脉血压分为**中心静脉压**和**外周静脉压**。

1. 中心静脉压　是指右心房和胸腔内大静脉的血压。正常成人中心静脉压约为4～12cmH_2O。中心静脉压的高低取决于两个因素：①心脏泵血功能：如果心脏泵血功能良好，能及时将回流入心脏的血液射入动脉，则中心静脉压较低；反之，心脏泵血功能减退（如心力衰竭），中心静脉压将会升高。②静脉回流速度：如果静脉回流速度加快（如血量增加、全身静脉收缩、微动脉舒张等），中心静脉压都会升高；反之，如果静脉回流速度减慢（如血量不足或静脉回流障碍），则中心静脉压降低。

2. 外周静脉压　是指各器官的静脉血压。当心脏泵血功能减退，中心静脉压升高，同样影响外周静脉回流，使外周静脉压升高。

（二）影响静脉回流的因素

静脉中的血流顺其压力梯度由微静脉向心房方向流动。在体循环中，单位时间内静脉回流量取决于外周静脉压和中心静脉压之间的压力差，以及静脉对血流的阻力。因此，凡在影响外周静脉压、中心静脉压以及静脉阻力时，均能影响静脉回心血量。

1. 体循环平均充盈压　血量增加或容量血管收缩，对全身血管系统的充盈程度增高，体循环平均充盈压则升高，静脉回心血量增多。反之，血量减少或容量血管舒张，体循环平均充盈压则降低，回心血量减少。

2. 心脏收缩力　心脏收缩力是静脉回流的原动力。如果心脏收缩力强，射血时心室排空较完全，舒张期心室内余血量少，室内压较低，对心房和大静脉内血液抽吸力量较大，静脉回流增多；反之则减少。因此临床上右心衰的病人可出现颈静脉怒张、肝充血肿大及下肢水肿等体征，而左心衰时会出现肺淤血和肺水肿。

3. 体位改变　平卧时全身静脉与心脏基本上处在同一水平，静脉血易回流；当人由卧位转为直立时，因受重力影响，心脏以下的静脉血管扩张充盈，比卧位时多容纳400～600ml血液，导致回心血量减少。长期卧床或体弱久病者，静脉管壁紧张性较低，可扩张性大，腹壁和下肢肌肉的收缩力也较弱，对静脉挤压作用减小，故由卧位突然站立时可因大量血液积滞在下肢，静脉回心血量减少，动脉血压下降，引起身体上部的脑和视网膜供血不足，出现头晕、眼前发黑、甚至昏厥等症状。

4. 呼吸运动　吸气时胸腔容积增大，胸膜腔负压增加有利于胸腔内大静脉和右心房更加扩张，压力进一步降低，外周静脉压与中心静脉压之间的压力梯度增大，有利于静脉回流。呼气时则静脉回流减少。

5. 骨骼肌和静脉瓣　骨骼肌收缩时，肌肉间和肌肉内的深静脉受到挤压可加速血液回流心脏。骨骼肌松弛时，深部静脉压下降，又促使血液从浅静脉流入深静脉，当骨骼肌再次收缩时，又促使较多的血液流向心脏。肌肉的交替舒缩活动对于站立时降低下肢静脉压和减少血液在下肢静脉滞留起着重要的作用。但肌肉的这种作用实现需要有健全的静脉瓣的存在，使静脉内的血液只能向心脏方向流动而不能倒流。因此，骨骼肌节律性舒缩和静脉瓣的配合，对静脉回流起着一种“泵”的作用。

四、微循环

微循环是指微动脉和微静脉之间的血液循环。微循环的基本功能是进行血液和组织液之间的物质交换。

（一）微循环的组成和血流通路

微循环的组成随器官而异。典型的微循环一般由微动脉、后微动脉、毛细血管前括约肌，真毛细血管、通血毛细血管、动-静脉吻合支（短路血管）和微静脉等七部分组成，微循环的血液可通过三条途径由微动脉流向微静脉（图 4－9）

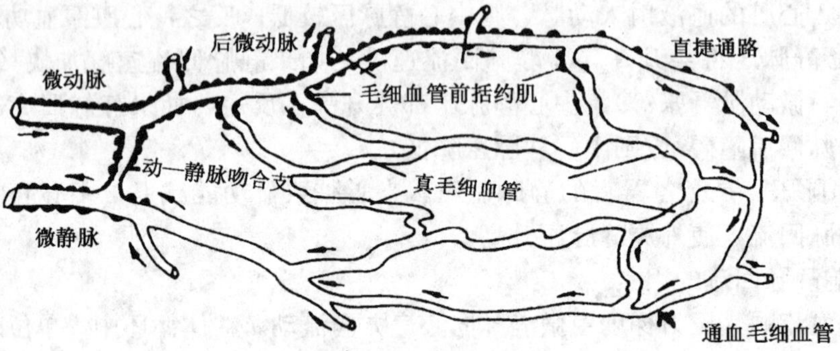

图 4－9　微循环模式图

1. 迂回通路　血液从微动脉经后微动脉、毛细血管前括约肌、真毛细血管网，最后汇流至微静脉。由于真毛细血管交织成网，血流缓慢，加之真毛细血管管壁薄，通透性又好。因此，这条通路是血液与组织进行物质交换的主要场所，又称营养通路。

2. 直捷通路　血流从微动脉经后微动脉、通血毛细血管至微静脉。这条通路较直，流速较快，加之通血毛细血管管壁较厚，又承受较大的血流压力，故经常处于开放状态。因此，这条通路的作用不是在于物质交换，而是使一部分血液通过微循环快速返回心脏。

3. 动-静脉短路　血流经微动脉通过动-静脉吻合支（短路血管）直接回到微静脉。动-静脉吻合支的管壁厚，有完整的平滑肌层。多分布在皮肤和皮下组织，特别是手指、足趾、耳廓等处。其口径的变化常与体温调节有关系。一般情况下，吻合支因平滑肌收缩而呈关闭状态。当环境温度升高时，吻合支开放，上述组织的血流量增加，有利于散发热量；环境温度降低，吻合支关闭，有利于保存体内的热量。吻合支的开放，会相对地减少组织对血液中氧的摄取。

（二）影响微循环血流量的因素

微动脉、后微动脉、毛细血管前括约肌和微静脉的管壁含有平滑肌，它们的舒缩活动直接影响到微循环的血流量。

安静状态下，骨骼肌组织中在同一时间内只有 20％～30％的真毛细血管处于开放状态，即可容纳全身血量的 5％～10％。可见，微循环有很大的潜在容量。如果某些原因（大失血、烧伤、感染、过敏、心脏疾病等引起的休克）导致全身微循环真毛细血管大量开放，循环血量将大量的滞留在微循环内，引起静脉回心血量和心输出量减少，动脉血压急剧下降。因此，微循环血流量直接与整体的循环血量密切相关。它在保证局部器官组织的血流量，实现物质交换，以及使局部血流量与循环血量相统一中具有重要意义。

五、组织液的生成

（一）组织液生成的机制　组织液是血浆通过毛细血管壁滤过而生成的。在毛细血管内外有四种因素构成了两对力量，一对是毛细血管血压和组织液的胶体渗透压，它们是推动液体出血管的滤过力量；一对是血浆胶体渗透压和组织液的静水压，它们是推动液体入血管的重吸收力量。这两对力量之差称为**有效滤过压**。若有效滤过压为正值，则造成液体的净滤过；若有效滤过压为负值，则组织液回流入血（图 4－10）。有效滤过压的公式如下：

有效滤过压＝（毛细血管血压＋组织液胶体渗透压）－（血浆胶体渗透压＋组织液静水压）

人体的血浆胶体渗透压约为 25mmHg；毛细血管血压在动脉端约为 30mmHg；在静脉端约为 12mmHg；组织液胶体渗透压约为 15mmHg；组织液静水压约为 10mmHg，故：

毛细血管动脉端有效滤过压＝（30＋15）mmHg－（25＋10）mmHg＝10mmHg。

毛细血管静脉端有效滤过压＝（12＋15）mmHg－（25＋10）mmHg＝－8mmHg。

由此看来，在毛细血管动脉端为净滤过，静脉端为净回收。毛细血管动脉端滤过的液体，约 90％可在毛细血管静脉端重吸收入血。其余约 10％的组织液则进入毛细淋巴管，生成淋巴液，淋巴液经淋巴系统又回到循环系统中去。生成与回流达到动态平衡。

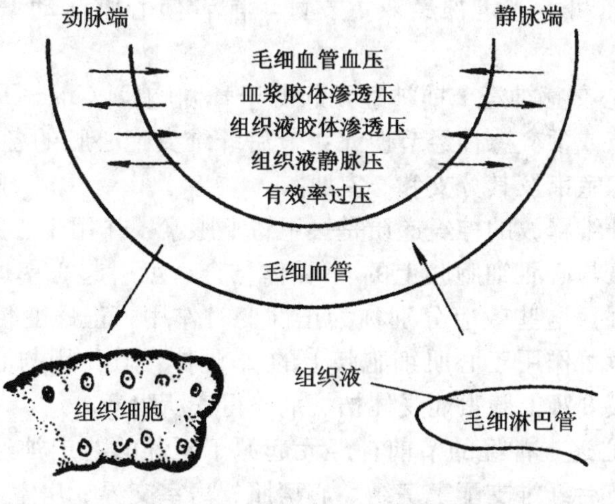

图 4－10　组织液生成与回流示意图

（二）影响组织液生成的因素　正常情况下，组织液的生成与回流维持着动态平衡，有效滤过压中的各种因素若发生改变，都可影响组织液的生成，而产生组织液减少（脱水）或组织液过多（水肿）的不良后果。

1. 毛细血管血压　毛细血管前阻力血管扩张时，毛细血管血压升高，有效滤过压增大，组织液生成增加。在运动着的肌肉或发生炎症的部位，都可出现这种现象。毛细血管后阻力血管收缩或静脉压升高时，也可使组织液生成增加。如右心衰，因中心静脉压升高，静脉回流受阻，毛细血管后阻力加大，毛细血管血压升高，组织液生成增加，引起组织水肿。

2. 血浆胶体渗透压　当血浆蛋白减少，如长期饥饿、肝病而使血浆蛋白减少或肾病引起蛋白尿（血浆蛋白丢失过多），都引起血浆胶体渗透压降低，有效滤过压增大，组织液生成过多，形成组织水肿。

3. 淋巴液回流　由于一部分组织液是经淋巴管回流入血，故当淋巴液回流受阻（如肿瘤压迫）时，则受阻部位远端组织发生水肿。

4. 毛细血管壁的通透性　过敏反应时，由于局部组胺的大量释放，使毛细血管壁通透性异常增加，部分血浆蛋白漏出血管，血浆胶体渗透压降低，组织液胶体渗透压升高，结果有效滤过压增大，组织液生成增加，回流减少，引起水肿。

第三节　心血管活动的调节

机体在不同的生理情况下，各器官、组织的新陈代谢水平不同，对血流量的需要也不同。机体通过神经系统和体液因素调节心脏和各部分血管的活动，协调各器官之间的血流量的分配，从而满足各器官、组织在不同情况下对血流量的需要。

一、神经调节

神经调节对心血管的作用主要是通过改变心肌收缩能力、心率以及血管的口径（阻力血管、容量血管），使心输出量和血流分配适应当时新陈代谢活动的需要，同时保持动脉血压的相对稳定。神经调节主要是通过自主神经系统的活动完成的。

（一）心脏的神经支配

心脏受心交感神经和心迷走神经双重支配，前者使心脏活动增强，后者使心脏活动抑制。

1. 心交感神经　心交感神经节前神经元起源于脊髓胸段（$T_1 \sim T_5$）的中间外侧柱。其节前纤维在星状神经节或颈交感神经节换元，节后纤维支配心脏的各个部分，包括窦房结、心房肌、房室交界、房室束及其分支和心室肌。

心交感神经节后纤维释放的神经递质是去甲肾上腺素，作用于心肌细胞膜上的肾上腺素能受体。去甲肾上腺素与心肌细胞膜上的 β_1 受体结合，可引起心率加快、房室传导速度加快以及心肌收缩力增强，这些效应分别称为正性变时作用、正性变传导作用和正性变力作用。儿茶酚胺类激素也可作用于心肌细胞膜上的 β_1 受体，其作用与心交感神经相似，它们对心脏的正性作用可被β肾上腺素能受体拮抗剂心得安所阻断。

2. 心迷走神经　心迷走神经的节前神经元起源于延髓的迷走神经背核和疑核，在心壁内的神经节换元，其节后纤维支配窦房结、心房肌、房室交界、房室束以及分支。心室肌仅有少量的心迷神经纤维支配。

心迷走神经节后纤维末梢释放的神经递质是乙酰胆碱。乙酰胆碱与心肌细胞膜上的M胆碱能受体结合，而引起心率减慢、房室传导速度减慢、心房肌收缩能力减弱。这些效应又分别称为负性变时作用、负性变传导作用和负性变力作用。

（二）血管的神经支配

除毛细血管外，人体几乎所有的血管都接受自主神经的支配。支配血管的神经纤维从机能上分为缩血管神经纤维和舒血管神经纤维两大类。

1. 缩血管神经纤维　这类神经纤维都属于交感神经纤维，它可使血管平滑肌收缩，故又称交感缩血管神经纤维。在支配血管方面，交感缩血管神经纤维占优势，绝大多数血管只接受交感缩血管神经纤维的单一支配，这点与心脏的双重神经支配不同。

交感缩血管神经纤维起自脊髓胸、腰段（$T_1 \sim L_{2\sim3}$）的中间外侧柱。节前纤维在椎旁和椎前神经节换元后发出的节后纤维，支配血管平滑肌。节后纤维末梢释放的神经递质是去甲肾上腺素。血管平滑肌细胞有α和β两类肾上腺素能受体。去甲肾上腺素与α受体结合，导致血管平滑肌收缩；与β受体结合，则表现舒张。去甲肾上腺素与α受体结合的能力较β受体结合的能力强，故缩血管纤维兴奋时，引起缩血管效应。整体来讲，阻力血管收缩，可提高外周阻力，提高动脉血压；容量血管收缩，可促进静脉回流，提高心输出量。但对某一器官来讲，该器官的阻力血管收缩，器官血流量减少；同时毛细血管血压降低，有效滤过压降低，有利于组织液重吸收到血管内。静息状态下，交感缩血管神经纤维经常发放低频冲动，称为交感缩血管紧张，维持着大多数血管的紧张性。一旦这种传出冲动频率降低或消失，血管就呈舒张状态。

2. 舒血管神经纤维　与缩血管神经纤维相比，舒血管神经在分布范围和数量上都是较少的。

（1）交感舒血管神经纤维　属交感神经纤维，末梢释放的递质是乙酰胆碱，作用于血管平滑肌细胞膜上的M受体，产生舒血管效应。在猫、狗动物体内，这类纤维主要分布在骨骼肌的微动脉（人体也可能有），安静状态下，无紧张性的活动，仅在激动、恐慌和剧烈运动时才有冲动发放，使肌肉血流量大大增加。这类神经纤维可能参与机体的防御反应。

（2）副交感舒血管神经纤维　属副交感神经纤维，末梢释放的递质是乙酰胆碱，作用于血管平滑肌细胞膜上的M受体，产生舒血管效应。这类神经纤维主要分布在脑、舌、唾液腺、胃肠道的外分泌腺和外生殖器的血管。其作用主要是调节器官组织局部的血流量，对循环系统的总外围阻力影响很小。

（三）心血管中枢

心血管中枢是指位于中枢神经系统之内、与心血管反射有关的神经元集中的部位。心血管中枢广泛分布在中枢神经系统的各级水平，最基本中枢位于延髓。动物实验观察到，只要保留延髓及其以下中枢部分的完整性，就可以维持安静时心血管正常的紧张性活动，完成一定的心血管反射活动。

延髓心血管中枢的神经元包括心迷走神经元、控制心交感神经和交感缩血管神经活动的神经元。这些神经元平时都有紧张性活动，表现为心迷走神经纤维、心交感神经纤维和交感缩血管神经纤维持续的低频放电，分别称为心迷走紧张、心交感紧张和交感缩血管紧张。

在延髓以上的脑干部分、下丘脑、小脑和大脑皮层中，都存在与心血管活动有关的神经元。这些神经元除了具有反射中枢的功能外，还有整合作用。即把来自不同方面的信号刺激和生理反应统一起来形成一个完整协调的生理过程。

（四）心血管反射

内外环境的变化可被各种相应的感受器所感受，通过反射引起各种心血管效应。

1. 颈动脉窦及主动脉弓压力感受性反射　颈动脉窦位于颈总动脉分叉处的颈内动脉起始的膨大部。颈动脉窦和主动脉弓血管壁的外膜中有丰富的感觉神经末梢，呈树枝状分布或形成特异的环层结构，它们能感受动脉血压对管壁的牵张刺激，并发放冲动，故按其所在部位分别称为**颈动脉窦压力感受器**和**主动脉弓压力感受器**（图4－11）。实验证明，动脉血压达60mmHg时，感受器开始有反应。当动脉血压在60～180mmHg范围内稍有升高即可引起感受器发放的冲动明显增多。若动脉血压超过180mmHg时，感受器的传入冲动不再增加。

颈动脉窦压力感受器的传入神经纤维组成窦神经，加入舌咽神经后进入延髓。主动脉弓压力感受器的传入神经纤维混合在迷走神经内进入延髓。

当动脉血压升高时，颈动脉窦和主动脉弓压力感受器的传入冲动频率增加，冲动传入到延髓，通过与延髓和延髓以上的各级心血管中枢的复杂联系和整合作用，结果使心迷走紧张增强，心交感紧张和交感缩血管紧张减弱，表现为心率减慢，心肌收缩能力减弱，心输出量减少，外周血管阻力下降，使动脉血压下降。反之，当动脉血压降低时，颈动脉窦和主动脉弓压力感受器的传入冲动减少，引起心迷走紧张减弱、心交感紧张和交感缩血管紧张加强，于是心率加快，心肌收缩能力提高，心输出量增加，外周血管阻力加大，血压回升。

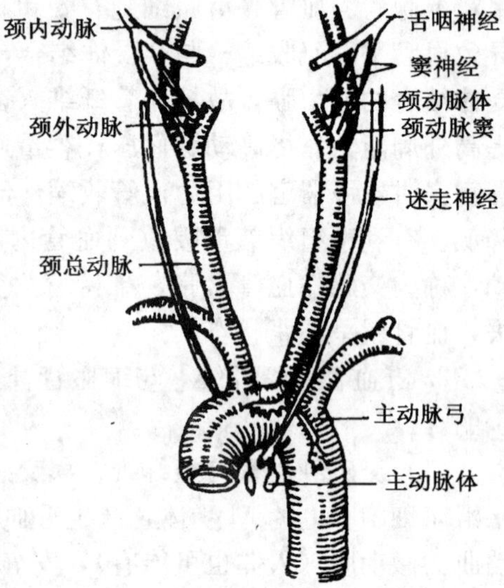

图 4-11　颈动脉窦区与主动脉弓区压力感受器和化学感受器

压力感受性反射对血压的调节机制是一种负反馈调节，其生理意义在于当心输出量、外周血管阻力、血量等发生突然变化时，压力感受性反射对动脉血压进行快速地调节，缓冲动脉血压的急剧变动，使动脉血压保持相对稳定。压力感受器位于脑和心脏的供血管道的起始部，当血压降低（如失血、由卧位急速转为直立位等）时，压力感受器受到的刺激减弱，即可通过该反射的加压效应使血压升高，这对于保证脑和心脏的血液供应非常重要。

2. 颈动脉体和主动脉体化学感受性反射　颈动脉体位于颈总动脉分叉处管壁的外面，颈动脉窦旁边。主动脉体大部分分散在主动脉弓和肺动脉之间的血管外面。它们对动脉血氧、二氧化碳含量和血液 pH 值变化非常敏感，因此被称为**化学感受器**。当血液中 PO_2 过低、PCO_2 过高、H^+ 浓度过高等情况均能刺激化学感受器，引起冲动发放增加。颈动脉体传入纤维混合在窦神经中进入延髓，主动脉体的传入纤维合并于迷走神经传入延髓。

化学感受器的传入冲动至延髓，使延髓的呼吸中枢和心血管中枢的活动发生改变。反射的主要效应是延髓的呼吸中枢兴奋，呼吸加深加快。同时延髓的交感缩血管中枢紧张增强，交感神经的传出冲动频率增加，使皮肤、骨骼肌和内脏等阻力血管收缩，外周阻力增加，动脉血压升高。

颈动脉体和主动脉体化学感受性反射的生理意义主要是调节呼吸运动。在正常情况下对心血管活动不起明显的调节作用。只有在机体发生低氧、窒息、失血、动脉血压过低和酸中毒等情况下才发挥作用。

3. 其他心血管反射　心房、心室和肺循环的血管壁存在许多感受器，它们能感受血量的变化，又称为**容量感受器**。当血量增加时，容量感受器受到牵张刺激而兴奋，冲动传到心血管中枢，引起心迷走紧张加强，心交感和交感缩血管紧张减弱，结果使心率减慢，心输出量减少，外周阻力下降，动脉血压降低。此外，一些疼痛、紧张、冷热等刺激也能引起心跳加快，血管收缩，血压升高等心血管反射。

二、体液调节

心血管活动的体液调节是指血液和组织液中一些化学物质（体液因素）对心肌和血管平滑肌的活动发生影响，并起调节作用。

（一）肾上腺素和去甲肾上腺素　循环血液中的肾上腺素和去甲肾上腺素主要来自肾上腺髓质，在化学结构上，它们都属于儿茶酚胺化合物。肾上腺髓质受交感神经节前纤维的支配。当交感神经兴奋时，可促进肾上腺髓质分泌肾上腺素和去甲肾上腺素，这两种激素进入血液循环后对心血管作用效果与交感神经所引起的效果相似。

肾上腺素和去甲肾上腺素对心血管的作用有许多共同点，但各有其特点和优势，原因：①二者对不同的肾上腺素能受体的结合能力不同：肾上腺素能受体主要有 α 和 β 两种，β 受体又分为 β_1 和 β_2。肾上腺素既能和 α 受体结合，也能和 β 受体结合。去甲肾上腺素主要与 α 受体结合，也能与 β_1 受体结合，但和 β_2 受体的结合能力弱。②心肌和血管平滑肌的细胞膜上肾上腺素能受体的分布密度不同：心脏主要是 β_1 受体；皮肤、肾脏、脾、肠胃等内脏血管 α 受体占优势。骨骼肌、肝脏和冠脉血管 β_2 受体数量占优势（详见神经系统对内脏活动的调节）。通常 α 受体效应，是缩血管效应；β_1 受体效应是“强心”效应；β_2 受体效应是舒血管效应。

由于肾上腺素可与 α 和 β 两类肾上腺素能受体结合，因此，肾上腺素作用于心肌细胞膜的 β_1 受体，产生与心交感神经相同的效应作用，即正性变时、正性变传导和正性变力作用，使心输出量增加，收缩压明显升高；肾上腺素作用于皮肤、肾脏、脾、肠胃等内脏血管的 α 受体，引起血管收缩，导致上述器官组织血流量减少；同时肾上腺素又可以作用于骨骼肌血管、肝和冠脉血管的 β_2 受体，使这些血管舒张。可见，肾上腺素对外周血管的调节作用是使全身各器官的血液分配发生变化，特别是骨骼肌的血流量大大增加。因此，对机体总外周阻力影响不大，在临床上肾上腺素主要作为强心药应用。

由于去甲肾上腺素也能和 α 和 β 受体结合，但对 β_2 受体的作用弱。因此，去甲肾上腺素作用于体内大多数血管 α 受体，可使全身血管广泛收缩。使总外周阻力明显增高，收缩压和舒张压明显升高。用去甲肾上腺素灌流离体心脏，去甲肾上腺素对心脏的直接作用同心交感神经和肾上腺素的 β_1 效应。但是在完整机体内，注射去甲肾上腺素后通常会出现心率减慢。这是因为去甲肾上腺素使血管广泛收缩，造成动脉血压升高，通过压力感受性反射使心率减慢从而掩盖了去甲肾上腺素对心肌的 β_1 效应。临床上常把它作为升压药使用。

（二）血管紧张素　**血管紧张素**是一组多肽类物质。其生成过程可表示如下：

血管紧张素原（血浆 α_2 球蛋白，由肝脏合成）

↓ 肾素（肾近球细胞分泌的一种酶）

血管紧张素Ⅰ（AⅠ，10 肽）

↓ 转换酶（主要存在于肺血管内皮）

血管紧张素Ⅱ（AⅡ，8 肽）

↓ 氨基肽酶（血浆）

血管紧张素Ⅲ（AⅢ，7 肽）

血管紧张素中最重要的是 AⅡ。其主要作用为：①使微动脉收缩增加外周阻力，使微静脉收缩，提高回心血量。已知 AⅡ是最强的缩血管活性物质之一。其升压效应约为去甲肾上腺素的 40 倍。②促进肾上腺皮质分泌醛固酮，进而促进肾脏对 NaCl 和 H_2O 的重吸收，使血量增加，血压升高。由于肾素、血管紧张素和醛固酮三者之间的密切关系，常把这三者称为肾素-血管紧张素-醛固酮系统（详见泌尿生理章）。

（三）血管升压素　又称抗利尿激素。是由下丘脑视上核和室旁核神经元合成的一种激素，经神经轴突的轴浆运输到神经垂体，然后释放入血液中。主要作用：①生理浓度的抗利尿激素能促进肾脏对水的重吸收，增加血量，减少尿量；②高于生理浓度的血管升压素可直接作用于血管平滑肌，使骨骼肌和内脏的小动脉（包括冠状动脉）强烈收缩，外周阻力增高，血压升高。在禁水、失水、失血等情况下，血管升压素释放大量增加，其保留体液和升高血压的作用更为明显（详见第八章）。

（四）一些舒血管的体液因素　如激肽（缓激肽和胰激肽）、组胺、前列腺素、血管内皮舒张因子、组织代谢产物（腺苷、CO_2、H^+、ATP、K^+等）对局部的微动脉、后微动脉、毛细血管前括约肌均有舒张效应，因而它们具有调节局部组织血流量的作用。

第四节　器官循环

一、冠脉循环

冠脉循环起始于主动脉根部的左右冠状动脉。左冠状动脉主要供应左心室前部，右冠状动脉主要供应左心室的后部和右心室。

冠状动脉的主干走行于心脏的表面，其小分支常以垂直于心脏表面的方向穿入心肌，并在心内膜下层分支成网。这种分支方式使冠脉血管在心肌收缩时易受到挤压导致血流量减少，甚至中断血流。

冠状动脉同一分支的近、远端或不同分支间有侧支互相吻合。吻合支的口径细小，血流量很少。当冠状动脉突然阻塞时，侧支循环不易很快建立，常导致心肌梗死。但如果阻塞缓慢形成，则吻合支可于数周内逐渐扩大，使血流量增加，从而建立新的有效的侧支循环，这是冠脉硬化性心脏病的一种重要代偿过程。

冠脉循环有以下特点：

1. 循环途径短、血流快，血流从主动脉根部起始，经过全部冠脉血管到右心房仅需几秒钟。

2. 循环的血流量大　在安静状态下，人体冠状动脉血流量为200～250ml/min，占心输出量的4%～5%，左心室单位克重心肌组织血流量大于右心室。当心肌活动增加时，冠脉血流量相应增加，冠脉最大限度扩张，可使冠脉血流量增加到为安静状态时的5倍。

3. 冠脉循环血流在每一心动周期中呈现规律性变化　由于冠脉血管的大部分分支深埋在心肌内，因此，心肌的节律性舒缩时对冠脉血流影响很大，尤其是左冠状动脉血流。在左心室等容收缩期，心肌收缩时对冠脉血管的强烈挤压，左冠状动脉血流急剧减少，甚至出现倒流。左心室射血期时，主动脉压升高，冠状动脉血压也随之升高，冠脉血流量增加。进入减慢射血期，冠脉血流量又有下降。在左心室等容舒张期，对冠脉血管的挤压解除。冠脉血流的阻力减小，冠脉血流量迅速增加，在舒张早期达到最高峰，然后逐渐回降。通常左心室舒张期的冠脉血流约占左心室心动周期冠脉血流量的70%～80%。由此可见，动脉舒张压的高低和心舒期的长短是影响冠脉血流量的重要因素。动脉舒张压升高，冠脉血流量增加，反之，则减少；心率加快时，心动周期的舒张期明显缩短。冠脉血流量减少，反之，则增加。右心室壁薄，收缩时产生的张力小，对冠脉血管的挤压程度小，对冠脉血流量的影响不如左心室明显。

二、脑循环

脑的血液供应来自颈内动脉和椎动脉，在脑的底部连成脑底动脉环，并由此分支供应脑的各部。静脉血主要通过颈内静脉返回腔静脉，也可通过颅骨上的吻合支，由颈外静脉返回体循环。

脑循环的血流特点如下：

1. 血流量大，耗氧量多　脑的重量仅占体重的 2%，但脑血流量约 750ml/min，却占心输出量的 15%。脑组织代谢率高，故耗氧量多，其耗氧量占全身耗氧量的 20%。脑组织对缺氧的耐受力极差，脑功能活动的维持主要依赖于循环血量。若脑血流中断 10s 左右，通常导致意识丧失，血流中断超过 3～4min，脑细胞将引起不可恢复的损伤。

2. 血流量变化小　颅腔的容积是固定的。脑实质、脑血管和脑脊液充满其中，三者容积的总和较恒定。因脑组织不可压缩，所以脑血管的舒缩活动范围较小，脑血流量的变动范围也就小。中枢强烈兴奋时脑血流量仅能增加 50%。深度抑制时可减少 30%～40%。与其他器官相比，脑血流量的变动范围是小的，如心脏活动增强时，冠脉血流量可增加 4～5 倍。

练习题与参考答案

一、名词解释

1. 心动周期
2. 心输出量
3. 期前收缩
4. 代偿间歇
5. 血压
6. 脉压
7. 中心静脉压
8. 微循环
9. 窦性心律

二、填空题

1. 心率加快时，心动周期__________，其中__________更为显著。
2. 等容收缩期时，房室瓣处于__________状态，半月瓣处于__________状态。
3. 等容舒张期时，房室瓣处于__________状态，半月瓣处于__________状态。
4. 心输出量等于__________与__________的乘积。健康成人安静时心输出量约为__________。
5. 心室肌的前负荷是指__________，后负荷是指__________。
6. 影响心输出量的因素主要有__________、__________、__________和__________。
7. 心率超过 180 次/分时，心室充盈时间将明显__________，每搏输出量__________。
8. 第一心音的出现标示__________的开始，其产生的主要原因是__________引起的振动。
9. 第二心音的出现标示__________的开始，其产生主要是__________引起的振动。
10. 兴奋在心内传导速度最慢的部位是在__________，兴奋通过此处占时较长的现象称为__

________。

11. 心室肌细胞一次兴奋过程中兴奋性的周期变化可分为________、________和________。
12. 心肌细胞兴奋性变化的特点是________，相当于机械收缩的________期，它使心肌不会产生________。
13. 心电图的P波反映________的去极化过程，QRS综合波代表________的去极化过程。
14. 形成动脉血压的前提是________，形成动脉血压的基本因素是________和________。
15. 一般情况下，收缩压的高低主要反映心脏________的大小；舒张压的高低主要反映________的大小。
16. 老年人大动脉管壁弹性降低，其脉压________。
17. 右心衰竭时，中心静脉压________，静脉回心血量________。
18. 微循环是指________和________间的血液循环，其三条通路分别是________、________和________。
19. 影响组织液生成的因素主要有________，________，________和________。
20. 心血管中枢最基本的部位在________。
21. 交感缩血管纤维兴奋时末梢释放的递质为________，交感舒血管纤维兴奋时末梢释放的递质为________。
22. 血压突然降低时，颈动脉窦和主动脉弓压力感受器传入冲动________，引起的效应是________。
23. 正常人由蹲位突然直立时会出现暂时性静脉回心血量________，动脉血压________。机体可通过________使动脉血压________。
24. 体内大部分血管仅受________神经支配，当它兴奋时血管________，当它抑制时血管________。
25. 影响冠脉血流量的重要因素是________和________。

三、单项选择题

1. 在心动周期中，心室的充盈主要取决于 （　）
   A. 心房收缩的挤压作用
   B. 心室舒张时的抽吸作用
   C. 胸内负压促进静脉回流
   D. 骨骼肌活动的挤压作用
   E. 血液的重力作用
2. 在心室等容收缩期 （　）
   A. 房内压＞室内压＞动脉内压
   B. 房内压＜室内压＜动脉内压
   C. 房内压＞室内压＜动脉内压
   D. 房内压＜室内压＞动脉内压
   E. 房内压＝室内压＜动脉内压
3. 在一个心动周期中，室内压最高的时期为 （　）
   A. 等容收缩期
   B. 快速射血期
   C. 减慢射血期
   D. 房缩期
   E. 等容舒张期
4. 房室瓣开放见于 （　）
   A. 等容收缩期初
   B. 等容收缩期末
   C. 等容舒张期初

D. 等容舒张期末

E. 心房收缩期初

5. 心输出量是指 ( )

A. 一次心动周期一侧心室射出的血量

B. 一次心动周期两侧心室射出的血量

C. 每分钟由一侧心房流入心室的血量

D. 每分钟由一侧心室射出的血量

E. 每分钟由左、右心室射出血量之和

6. 心室肌细胞复极化1期形成的机制是 ( )

A. Cl^- 内流

B. Na^+ 内流

C. K^+ 外流

D. Ca^{2+} 内流

E. Ca^{2+}、Na^+ 内流和 K^+ 外流

7. 窦房结细胞作为正常起搏点是因为 ( )

A. 复极4期不稳定

B. 能自动去极

C. 0期去极速度快

D. 自律性最高

E. 兴奋性最高

8. 心内兴奋传导途径中，传导速度最慢的是 ( )

A. 窦房结

B. 房室交界

C. 房室束

D. 左右束支

E. 浦肯野纤维

9. 心肌细胞的有效不应期相当于 ( )

A. 收缩期

B. 舒张期

C. 心缩期＋舒张期

D. 收缩期＋舒张中期

E. 收缩期＋舒张早期

10. 心室期前收缩之后出现代偿间歇的原因是 ( )

A. 窦房结的节律性兴奋延迟发放

B. 窦房结的节律性兴奋少发放一次

C. 窦房结的节律性兴奋传出速度减慢

D. 期前兴奋的有效不应期特别长

E. 窦房结的一次节律性兴奋落在期前兴奋的有效不应期中

11. 心肌不会产生强直收缩的原因是 ( )

A. 心肌是功能上的合胞体

B. 心肌肌质网不发达，Ca^{2+} 贮存少

C. 心肌有自律性，会自动节律的收缩

D. 心肌的有效不应期特别长

E. 心肌呈“全或无”收缩

12. 房室延搁的生理意义是 ( )

A. 使心室肌不会产生强直收缩

B. 增强心肌收缩力

C. 使心室肌有效不应期延长

D. 使心室肌动作电位幅度增加

E. 使心房、心室不会同时收缩

13. 在心电图上反映心室去极过程的波是 ( )

A. P波

B. R波

C. S波

D. T波

E. QRS综合波

14. 下列血管中血压最低的是在 ( )

A. 主动脉

B. 小动脉

C. 毛细血管

D. 小静脉

E. 腔静脉

15. 关于动脉血压的叙述，正确的是 ( )

A. 心室收缩时，血液对动脉管壁的侧压称为收缩压

B. 心室舒张时，血液对动脉管壁的侧压称为舒张压

C. 收缩压与舒张压之差，称为脉压

D. 平均动脉压是收缩压和舒张压的平均值

E. 其他因素不变，心率加快，脉压加大

16. 主动脉在维持舒张压中起重要作用，主要是由于主动脉 ( )

A. 口径大
B. 管壁厚
C. 管壁的可扩张性和弹性
D. 血流速度快
E. 对血流的摩擦阻力小

17. 影响正常舒张压的主要因素是 （　　）
A. 大动脉管壁的弹性
B. 心输出量
C. 阻力血管的口径
D. 血液粘滞度
E. 血管长度

18. 老年人动脉管壁组织硬变可引起（　　）
A. 大动脉弹性贮器作用加大
B. 收缩压和舒张压变化都不大
C. 收缩压降低，舒张压升高
D. 脉压增大
E. 脉压减小

19. 下列关于中心静脉压的叙述，错误的是 （　　）
A. 是指胸腔大静脉和右心房的压力
B. 正常值为 4～12cmH_2O
C. 是反映心血管功能状态的一个指标
D. 外周静脉广泛收缩时，中心静脉压升高
E. 心脏射血功能减弱时，中心静脉压降低

20. 促进组织液回流入毛细血管的动力主要是 （　　）
A. 毛细血管血压和血浆胶体渗透压
B. 毛细血管血压和组织液胶体渗透压
C. 毛细血管血压和组织液静水压
D. 血浆胶体渗透压和组织液胶体渗透压
E. 血浆胶体渗透压和组织液静水压

21. 能使组织液生成减少的情况是 （　　）
A. 毛细血管内压力增加
B. 血浆晶体渗透压增加
C. 血浆胶体渗透压升高
D. 右心衰竭，静脉回流受阻
E. 淋巴回流受阻

22. 颈动脉窦压力感受器的传入冲动增多时，可引起 （　　）
A. 心迷走神经紧张增强
B. 心交感神经紧张增强
C. 交感缩血管神经紧张增强
D. 心率加快
E. 动脉血压升高

23. 关于冠脉血流量，叙述错误的是（　　）
A. 在心室收缩期少
B. 在心室舒张期多
C. 占心输出量的 4%～5%
D. 动脉舒张压升高时，冠脉血流量增多
E. 心率加快时，冠脉血流增多

24. 一次献血量不超过全身血量的 10%时，下列叙述哪项是错误的 （　　）
A. 丢失的水在失血后 12～24h 内恢复
B. 丢失的血浆蛋白在 24h 左右恢复
C. 红细胞在一个月内恢复
D. 贮血库中血液释放
E. 心脏活动加强

25. 60kg 体重的健康人，其血量约为 （　　）
A. 5L
B. 6L
C. 7L
D. 8L
E. 9L

四、问答题

1. 什么是期前收缩？为什么在期前收缩之后出现代偿间歇？
2. 试述正常心脏兴奋传导的途径、特点及生理意义。
3. 试述影响动脉血压的因素。
4. 试述组织液生成的机制。

5. 试述颈动脉窦和主动脉弓压力感受性反射的过程及生理意义。
6. 肾上腺素和去甲肾上腺素对心血管活动的作用有何不同?

参考答案

一、名词解释

1. 心脏一次收缩和舒张构成的一个机械活动周期称为心动周期。
2. 心输出量是指每分钟由一侧心室射出的血量。
3. 心肌在有效不应期后受到窦房结之外的额外刺激所引起的一次额外收缩。
4. 期前收缩后出现的一个较长的心舒期。
5. 血压是指血管内流动的血液对单位面积血管壁的侧压力。
6. 收缩压与舒张压之差称为脉压。
7. 是指胸腔内大静脉或右心房的压力。
8. 是指微动脉和微静脉之间的血液循环。
9. 由窦房结控制的心跳节律称为窦性心律。

二、填空题

1. 缩短　舒张期缩短
2. 关闭　关闭
3. 关闭　关闭
4. 每搏输出量　心率　5～6L/min
5. 心室舒张末期容积（或压力）　大动脉血压
6. 心室舒张末期容积（前负荷）　心肌收缩能力　大动脉血压（后负荷）　心率
7. 缩短　减少
8. 心室收缩期　房室瓣关闭
9. 心室舒张期　半月瓣关闭
10. 房室交界　房室延搁
11. 有效不应期　相对不应期　超常期
12. 有效不应期长　收缩期和舒张早期　强直收缩
13. 左右两心房　左右两心室
14. 血管内有足够充盈量　心室射血的动力　外周阻力
15. 每搏输出量　外周阻力
16. 增大
17. 升高　减少
18. 微动脉　微静脉　迂回通路　直捷通路　动-静脉短路
19. 毛细血管血压　血浆胶体渗透压　毛细血管壁通透性　淋巴回流
20. 延髓
21. 去甲肾上腺素　乙酰胆碱
22. 减少　升压
23. 减少　下降　压力感受性反射　回升
24. 交感缩血管　收缩　舒张
25. 动脉舒张压的高低　心舒期的长短

三、单项选择题

1. B	2. B	3. B	4. D	5. D	6. C	7. D	8. B
9. E	10. E	11. D	12. E	13. E	14. E	15. C	16. C
17. C	18. D	19. E	20. E	21. C	22. A	23. E	24. A
25. A							

四、问答题

1. 给心室肌一次额外的刺激，如果刺激是落在心室肌有效不应期之后，则可引起一次额外的兴奋和收缩。由于这种额外收缩是在正常窦性收缩之前产生的，故称之为期前收缩。

期前收缩也具有它自己的有效不应期。因此，在紧接着期前收缩之后的一次窦房结传来的兴奋传至心室时，正好落在期前收缩的有效不应期之内，结果不能使心室发生兴奋和收缩，出现一次“脱失”，必须要等到下次窦房结起搏点传来的兴奋，才能引起心室收缩。这样，在一次期前收缩之后，往往出现一段较长的心室舒张期，称为代偿间歇。

2. 正常心脏兴奋由窦房结产生后，一方面经优势传导通路使左右心房兴奋和收缩，另一方面经优势传导通路传播到房室交界区，再经房室束及左、右束支、浦肯野纤维使左右心室兴奋和收缩。

心脏内兴奋传播途径中有两个高速度和一个低速度的特点。一个高速度发生在优势传导通路，窦房结的兴奋可经此通路快速到达左、右心房，使左、右心房同步兴奋和收缩。另一个高速度发生在浦肯野纤维，使兴奋快速传播到左、右心室，使两心室产生同步收缩，实现心脏强有力的泵血功能。一个低速度发生在房室交界区，特别是结区，兴奋在这里出现了房室延搁。房室延搁的生理意义：使心房、心室依次兴奋收缩和舒张，避免发生房、室同时收缩，并使心室有足够的充盈时间，以提高搏出量。

3. 影响动脉血压的因素主要有以下五种：

(1) 每搏输出量：在其他因素不变的情况下，每搏输出量增加，收缩压上升较舒张压明显，脉压加大。反之，每搏输出量减少，主要使收缩压降低，脉压减小。

(2) 心率：心率增加时，舒张压升高大于收缩压升高，脉压减小。反之，心率减慢时，舒张压降低大于收缩压降低，脉压增大。

(3) 外周阻力：外周阻加大时，舒张压升高大于收缩压升高，脉压减小。反之，外周阻力减小时，舒张压的降低大于收缩压的降低，脉压加大。

(4) 大动脉弹性：大动脉管壁的弹性贮器作用主要起缓冲血压的作用。当大动脉硬变时，其缓冲作用减弱，收缩压会升高，但舒张压降低，脉压明显增大。

(5) 循环血量和血管系统容量的比例：当血管系统容积不变，血量减少时（失血），则体循环平均压下降，动脉血压下降。血量不变而血管系统容积加大时，动脉血压也将下降。

4. 组织液是血液经毛细血管壁滤过生成的，其生成量主要取决于有效滤过压。生成组织液的有效滤过压＝（毛细血管压＋组织液胶体渗透压）－（血浆胶体渗透压＋组织液静水压）。由于近微动脉端毛细血管内血压高于近微静脉端毛细血管的血压，因此毛细血管动脉端有组织液滤出，而静脉端则有组织液被重吸收。另外，有少量组织液进入毛细淋巴管，形成淋巴液。

5. 当动脉血压升高时，颈动脉窦和主动脉弓压力感受器牵张刺激而兴奋，分别经舌咽神经和迷走神经将冲动传入延髓，通过各级心血管中枢的整合作用，使心迷走紧张增强，心交感紧张和交感缩血管紧张减弱，表现为心率减慢、心肌收缩能力减弱、心输出量减少、外周阻力下降，血压下降。反之，当动脉血压降低时，压力感受器的传入冲动减少，心迷走紧张减弱，心交感紧张和交感缩血管紧张加强，于是心率加快、心肌收缩能力提高、心输出量增加、外周阻力加大，血压回升。该反射是一种负反馈调节机制。反射的意义在于：当心输出量、外周血管阻力、血量等发生突然变化时，压力感受性反射对动脉血压进行快速地调节，使动脉血压保持相对稳定。

6. 肾上腺素和去甲肾上腺素都能激活 α 和 β 受体，但结合能力有所不同。肾上腺素与 α 受体及 β 受体结合的能力都很强。而去甲肾上腺素主要与 α 受体结合，与 β_2 受体的结合能力较弱。由于心脏和血管中的 α 受体和 β 受体分布是不均一的。心脏主要是 β_1 受体；皮肤、肾脏、脾、肠胃等器官血管 α 受体占优势。骨骼肌、肝、冠脉血管 β_2 受体数量占优势。因此，肾上腺素可与心脏 β_1 受体结合使心率加快、兴奋传导加快、心肌收缩能力加强、心输出量增加。肾上腺素使以 α 受体为主的血管收缩，但使以 β_2 受体为主的血管舒张，故对总外周阻力影响不大。去甲肾上腺素对 β_2 受体的作用弱，因此它主要作用于大多数血管的 α 受体，使全身血管广泛收缩，总外周阻力明显增高，动脉血压升高。

第五章　呼吸生理

第一节　概　述

一、呼吸的概念

机体为维持生命活动，需要不断地从外环境中摄取氧气，并把自身产生的二氧化碳排出体外。机体与外环境之间进行气体交换的过程称为**呼吸**。呼吸是保证机体新陈代谢正常进行和内环境稳态所必需的基本生理活动之一。

二、呼吸过程及意义

人体的呼吸过程由四个相互联系的环节组成（图5-1）：①**肺通气**：即肺泡与外环境之间的气体交换；②**肺换气**：即肺泡与肺毛细血管血液之间的气体交换；③**气体运输**：即以血液作为媒介，通过血液循环把氧由肺运送到组织，同时将二氧化碳由组织运送到肺的过程；④**组织换气**：即组织细胞与组织毛细血管血液之间的气体交换。

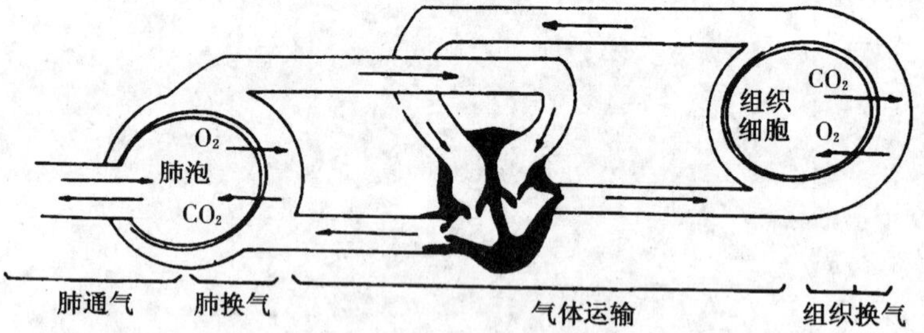

图5-1　呼吸全过程示意图

呼吸的意义在于维持内环境中 O_2 与 CO_2 含量的相对稳定，以确保体内新陈代谢的正常进行。呼吸过程的任何一个环节发生障碍都将引起组织缺 O_2 和 CO_2 堆积。

第二节　肺通气

一、肺通气的原理

气体进出肺泡取决于两方面因素的相互作用：①推动气体流动的动力；②阻止气体流动的阻力。前者必须克服后者方能实现肺通气。

（一）肺通气的动力

气体的流动和液体一样依靠压力差来推动，从压力高处流向压力低处。因此，肺泡与外环境之间的压力差是推动气体实现肺通气的直接动力。这种压力差是由于呼吸肌的舒缩活动改变了胸廓容积而造成的。因此，呼吸肌的舒缩活动是实现肺通气的原动力。

1. 呼吸运动　在呼吸过程中，由于呼吸肌舒缩而引起的胸廓有节律地扩大和缩小活动，称为呼吸运动。呼吸运动按其深度不同分为平静呼吸和用力呼吸两种。

（1）平静呼吸：人体在安静时平和而均匀的呼吸称为**平静呼吸**。呼吸频率约为 12～18 次/分。平静呼吸由膈肌和肋间外肌舒缩引起。膈肌收缩，膈顶下降（图 5－2），胸廓上下径增大；同时肋间外肌收缩，牵引肋骨上提并略外展，胸骨也随着向前上方移动，使胸廓前后径和左右径增大。胸廓扩大，肺随之扩大而容积增大，肺内压下降，当肺内压低于大气压时，产生吸气。膈肌和肋间外肌舒张，膈顶和肋骨、胸骨回位，使胸廓和肺容积相继缩小，肺内压升高，当肺内压高于大气压时，产生呼气。平静呼吸的特点是：吸气是主动过程，而呼气是被动过程。

当膈肌收缩时，腹腔脏器下移，腹内压升高，腹壁向外凸出；膈肌舒张时，腹腔脏器上移回位，腹壁回收。故膈肌舒缩活动总是伴随着腹壁起伏。而肋间外肌的舒缩活动总是伴随着胸壁的起落。通常将主要由膈肌参与的呼吸运动，称为**腹式呼吸**；主要由肋间外肌参与的呼吸运动，称为**胸式呼吸**。正常呼吸运动是腹式和胸式的混合型。

（2）用力呼吸：是指人在劳动或运动时用力而加深的呼吸。用力吸气时，除肋间外肌和膈肌收缩加强外，还有胸锁乳突肌、斜角肌等辅助吸气肌参加收缩，使胸廓和肺容积更加扩大，吸气量增加；用力呼气时，除吸气肌舒张外，肋间内肌、腹肌等呼气肌参加收缩，使胸廓和肺容积更加缩小，呼气量增加。因而，用力呼吸的特点是：吸气和呼气都是主动过程。

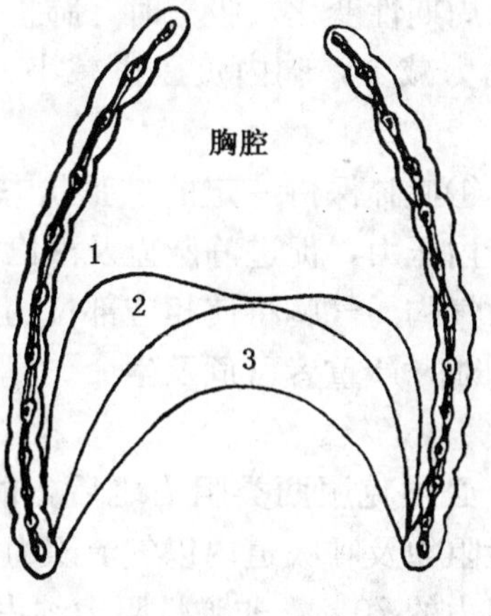

图 5－2　呼吸时横膈的位置

1. 呼气；2. 平静吸气；3. 用力吸气

2. 肺内压的变化　**肺内压**是指肺泡内的压力。在平静呼吸过程中，吸气肌收缩，使胸廓扩张，肺被向外牵拉而随之扩张，使肺容积增大，肺内压下降，低于大气压，大气与肺内压之间的压力差驱使气体经呼吸道入肺。随着肺泡的逐渐充气，肺内压逐渐上升到与大气压持平，肺泡停止充气。吸气肌舒张，胸廓和肺容积缩小，肺内压升高，肺内压与大气之间的压力差驱使肺泡气排出体外，使肺内压逐渐下降至与大气压持平，呼气终止。用力呼吸时，吸气肌和呼气肌收缩越强，肺内压与大气之间的压差就越大，进出肺的气量就越多。

3. 胸内压

胸内压是指胸膜腔内的压力。将连有检压计的针头插入胸膜腔内（图 5－3），可测得在平静呼吸过程中低于大气压的胸内压，习惯上称为胸内负压。

胸内负压是出生后形成和发展起来的。胎儿一旦降生，吸气肌有力收缩使胸廓突然展

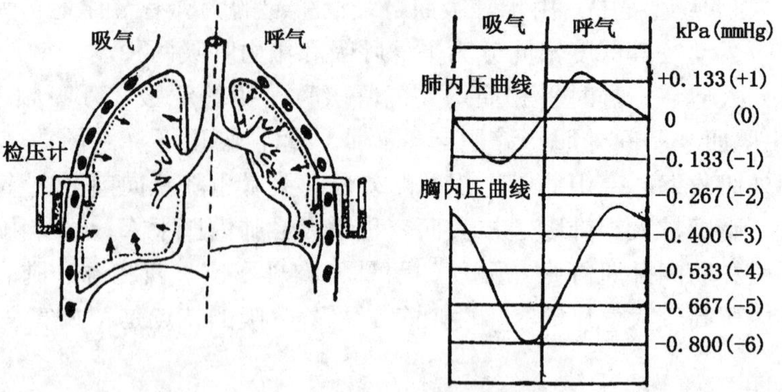

图 5－3 胸内压及其测量

开，肺被动扩张，空气经呼吸道进入肺内，肺组织便产生了离开胸廓倾向的回缩力。以后，由于胸廓比肺的生长速度快，使肺被动扩张的程度增大，肺的回缩力也增大。壁层胸膜因受胸廓的骨骼和肌肉的支持和保护，外界大气压不能通过胸壁作用于胸膜腔。肺泡内气体通过呼吸道与体外空气相连通，大气压可通过极薄的肺泡壁压迫脏层胸膜。因此，胸膜腔受到两种方向相反的力的作用，即大气压和肺回缩力。用公式表示如下：

胸内压＝大气压－肺回缩力

若将大气压作为 0 位标准，则胸内压＝－肺回缩力。可见，胸内压实际上是由肺回缩力所决定的，并随呼吸运动发生着周期性变化。吸气时，肺扩大，肺回缩力增大，胸内负压也增大；呼气时，肺缩力，肺回缩力减少，胸内负压也减小。呼吸运动越强，胸内压变化也越大。

胸内负压的生理意义在于：①使肺保持一定的扩张状态，不致因回缩力的作用而萎陷；②可降低心房、腔静脉和胸导管内压力，促进静脉血及淋巴液回流。如果胸膜腔内进入气体（胸壁贯通伤或肺损伤时），称为气胸。气胸将使相应部位的胸内负压消失，导致肺萎陷，不仅影响呼吸功能，也影响循环功能，严重者可危及生命。

（二）肺通气的阻力

由呼吸肌活动产生的动力，必须克服两类阻力之后方能使胸廓及肺的容积发生相应改变。这就是胸廓和肺组织的弹性阻力及呼吸道内以气流阻力为主的非弹性阻力。平静吸气时弹性阻力是主要因素，约占总阻力的 70％，非弹性阻力约占 30％。

1. 弹性阻力与顺应性

（1）弹性阻力　呼吸器官的**弹性阻力**是胸廓和肺抵抗其自身发生形变（或容积变化）的回缩力。

肺弹性阻力即肺的回缩力，包括肺泡表面张力和肺弹性纤维的回缩力。在肺泡壁内侧衬有一薄层液体，它与肺泡气之间形成液-气界面。由于液体分子之间存在着吸引力，因而产生了使液体表面积缩小的一种力，称为**表面张力**。表面张力能使肺泡萎陷，形成回缩压力。据估计在肺弹性阻力中，由肺泡表面液体形成的表面张力约占 2/3，肺弹性纤维的弹性回缩力约占 1/3。

肺泡回缩力除与表面张力呈正比关系外，还与肺泡的半径呈反比关系，因此肺内的小肺泡及呼气时肺泡半径变小，回缩压力增大，肺泡萎缩的可能性就增大；相反，大的肺泡及吸气时肺泡半径变大，回缩压力减少，肺泡容易扩张。但实际情况就很不一样，这是因为在肺泡的液-气界面上还有一层表面活性物质，它能降低表面张力，从而消除大小肺泡回缩压力不同所产生的不利影响。

肺泡表面活性物质是肺泡Ⅱ型细胞分泌的，主要成分是二棕榈酰卵磷脂。分子的一端是非极性疏水的脂肪酸，不溶于水，另一端是极性的，易溶于水。该分子垂直排列在液-气界面上，极性端连于肺泡内表面液体层，非极性端伸入肺泡气。表面活性物质的密度随肺泡的张缩而改变：肺泡表面积增加时，活性物质的分子分散，降低表面张力的作用减小；肺泡表面积减小时，活性物质的分子密集，降低表面张力的作用增大。

肺泡表面活性物质的生理意义是：①小肺泡的表面活性物质密度较大，降低表面张力作用强，小肺泡回缩力小；大肺泡的表面活性物质密度较小，降低表面张力作用弱，大肺泡回缩力大。因此，大小不等的肺泡内回缩压力没有明显差异，保持了大小肺泡容积的相对稳定。②呼气末肺泡缩小，表面活性物质密度增大，降低表面张力作用增强，使肺回缩力降低，防止肺泡萎陷；使吸气肌收缩引起胸廓扩大的力较易带动肺扩张，降低了吸气阻力。吸气末作用相反，防止肺泡过度膨胀，有利于完成呼气过程。③减弱表面张力对肺毛细血管中液体的吸引作用，防止液体滤入肺泡，使肺泡得以保持相对“干燥”，并防止肺水肿的发生。成年人患肺炎、肺梗死等疾病时，可因表面活性物质减少而发生肺不张和肺水肿。早产儿可因缺乏表面活性物质，发生肺不张及液体滤入肺泡内形成一层“透明膜”，严重阻碍气体交换，发生新生儿呼吸窘迫综合征。

胸廓的弹性阻力，即胸廓的弹性回位力，其方向随胸廓的位置而改变。当胸廓处于自然位置时，其弹性阻力为零。当胸廓小于自然位置时，其弹性阻力向外。当胸廓扩张超出自然位置时，其弹性阻力向内。

(2) 顺应性　**顺应性**是指在外力作用下弹性组织的可扩张性。容易扩张者顺应性大，不容易扩张者顺应性小。可见，顺应性与弹性阻力呈反变关系，即

$$\text{顺应性}=\frac{1}{\text{弹性阻力}}$$

顺应性包括肺顺应性和胸廓顺应性，两者之和为总顺应性。顺应性通常用单位压力所引起的容积变化（L/kPa）来衡量。

在某些病理情况下，如肺充血、肺水肿、肺纤维化等，弹性阻力增大，肺顺应性减小，可致吸气困难；肺气肿时，因弹性组织破坏，肺顺应性增大，容易充气而不容易回缩，多伴有呼气困难。胸廓顺应性减小，可见于胸廓畸形、胸膜肥厚、肥胖等患者。总顺应性是一项综合反应肺和胸廓弹性的指标。在肺实质病变时，主要反映肺顺应性。总顺应性的测定在呼吸衰竭和机械通气病人的临床监护上起着非常重要的作用。

2. 非弹性阻力　非弹性阻力主要包括呼吸道阻力和组织粘滞阻力，呼吸道阻力是指气流通过呼吸道时气体分子间及气体分子与呼吸道管壁的摩擦力，约占非弹性阻力的80%～90%；组织粘滞阻力是指呼吸运动使有关器官组织移动变形遇到的粘滞阻力，约占10%～20%，可以忽略不计。因此，非弹性阻力即指呼吸道阻力。

呼吸道阻力的大小，主要与气流的速度呈正比，而与呼吸道半径的四次方呈反比。如果细支气管的半径缩小1/3，呼吸道阻力就增大81倍。呼吸道管壁平滑肌紧张性的高低对管腔口径影响较大，是决定呼吸道阻力的重要因素。呼吸道平滑肌的紧张性受神经体液因素的调节，迷走神经兴奋时，末梢释放的乙酰胆碱与呼吸道平滑肌M型受体结合，使平滑肌收缩，呼吸道口径缩小，气流阻力增大。交感神经兴奋时，末梢释放的去甲肾上腺素与呼吸道

平滑肌 β_2 型受体结合，使平滑肌舒张，呼吸道口径扩大，气流阻力减小。肾上腺素可使呼吸道平滑肌舒张。组胺、5-羟色胺、缓激肽以及由抗原抗体反应所产生的某种“慢反应物质”，对呼吸道平滑肌有强烈的收缩作用。故支气管哮喘病人，由于支气管平滑肌痉挛，管径变小，使呼吸道阻力明显增加，造成呼吸困难。

二、肺容量与肺通气量

（一）肺容量

肺容量是指肺容纳的气体量。在肺通气过程中，肺容量随着进出肺的气体量而变化。其变化幅度主要与呼吸深度有关，可用肺量计测量和描记（图 5-4）。

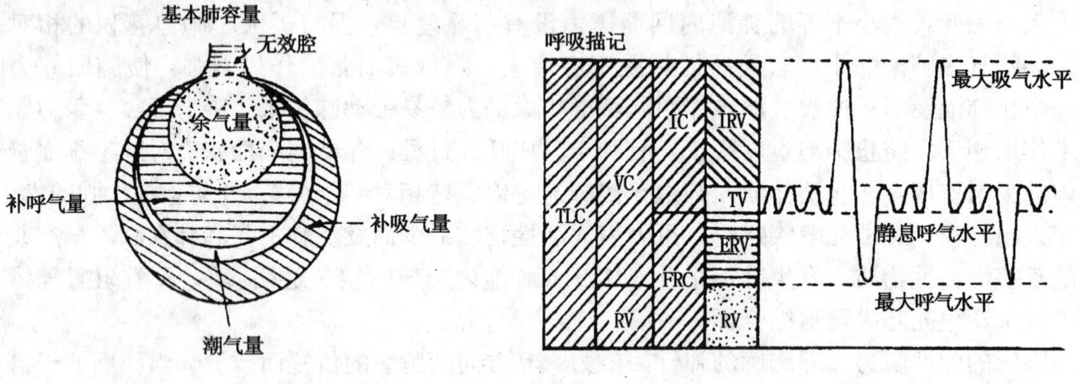

图 5-4　肺容量示意图

TLC：肺总容量，VC：肺活量，RV：余气量，

IC：深吸气量，FRC：功能余气量，IRV：补吸气量，TV：潮气量，ERV：补呼气量

1. 潮气量　呼吸时，每次吸入或呼出的气体量，称为**潮气量**。正常成人平静呼吸时约为 400～500ml，运动时增加。

2. 补吸气量和深吸气量　平静吸气末，再用力吸入的最大气体量，称为**补吸气量**。正常成人约为 1500～2000ml。补吸气量和潮气量之和，称为**深吸气量**。

3. 补呼气量　平静呼气末，再用力呼出的最大气体量，称为**补呼气量**。正常成人约为 900～1200ml。

4. 余气量和功能余气量　最大呼气后，肺内仍保留的气体量，称为**余气量**。正常成人男性约为 1500ml，女性约为 1000ml。余气量和补呼气量之和，称为功能余气量。

5. 肺总容量　肺所能容纳的最大气体量，称为肺总容量。即余气量、补呼气量、潮气量和补吸气量四者之和。正常成人男性约为 5000ml，女性约为 3500ml。

6. 肺活量和用力肺活量　最大吸气后再做最大呼气，所能呼出的气体量，称为**肺活量**。即补吸气量、潮气量和补呼气量三者之和。正常成人男性约为 3500ml，女性约为 2500ml。

肺活量的大小，反映了一次呼吸时肺所能达到的最大通气量。它的测量方法简单，可重复性好，是最常用的肺通气功能的指标之一。但尚有缺点，例如当病人肺弹性降低或呼吸道狭窄时，肺通气功能已受到明显影响，而肺活量在任意延长呼气时间的条件下，仍可在正常范围内。因此，提出了用力肺活量的测量。

用力肺活量也称时间肺活量，是指最大吸气后，再以最快速度尽力呼气，在前三秒钟内所能呼出的气体量分别占其肺活量的百分数，分别称为第 1、2、3 秒的用力肺活量。正常人分别为 83%、96%和 99%左右。用力肺活量是一种动态指标，不仅反映肺容量的大小，而且反映了呼吸所遇阻力的变化，所以是评价肺通气功能的较好指标。正常人在3秒钟内基本上可呼出全部肺活量气体。但阻塞性肺疾病患者往往需要5～6秒或更长的时间才能呼出全部肺活量，特别是第一秒用力肺活量，低于60%为不正常。

（二）肺通气量

1. 每分通气量和最大通气量　**每分通气量**是指每分钟吸入或呼出的气体总量。其计算公式为：每分通气量＝潮气量×呼吸频率，正常人安静时，每分通气量约为6～8L。

最大通气量是指以最快的速度和尽可能深的幅度进行呼吸时，所测得的每分通气量（测定时，一般只测15秒，将测得值乘4即可）。正常成人男性约为100～120L/min；女性约为70～80L/min。最大通气量代表单位时间内呼吸器官发挥了最大潜力后，所能达到的通气量。显然，它是评价一个人所能从事运动量大小的一项重要指标。如果最大通气量显著减少，则不能胜任较剧烈的活动。

2. 肺泡通气量　由于鼻、咽、喉、气管、支气管等处不能与血液之间进行气体交换，吸气时，吸入的新鲜空气的后一部分留在呼吸道内；呼气时，首先把呼吸道内的空气驱出，随后才呼出肺泡中的部分气体，故将呼吸道称为**解剖无效腔**。其容积正常成人约为150ml。此外，进入肺泡的气体还可因血液在肺内分布不均匀等原因，不能都与血液进行气体交换。这部分不能与血液进行气体交换的肺泡腔，称为**肺泡无效腔**。解剖无效腔与肺泡无效腔合称为**生理无效腔**。正常人的肺泡无效腔接近于零。因此，正常人的生理无效腔与解剖无效腔基本相等（150ml）。但在病理情况下，如支气管扩张患者的解剖无效腔增大；肺动脉部分梗死患者的肺泡无效腔增大，都可降低肺换气效率。因此，从气体交换的角度考虑，将每分钟吸入肺泡能与血液进行气体交换的新鲜空气量称为**肺泡通气量**。其计算公式为：

肺泡通气量＝（潮气量－无效腔气量）×呼吸频率

例如，某人无效腔气量为150ml，潮气量为500ml，呼吸频率为12次/分，则每分通气量为6000ml；而肺泡通气量为4200ml。如果让其改变呼吸形式，当潮气量减半时呼吸频率加倍或呼吸频率减半时潮气量加倍，每分通气量皆不变，而肺泡通气量却发生了很大变化，分别为2400ml或5100ml。因此，在一定范围内，深而慢的呼吸比浅而快的呼吸效率高。

第三节　肺换气与组织换气

空气经肺通气进入肺泡后，立即进行肺换气，即肺泡气中O_2扩散入血液，血液中CO_2扩散入肺泡。当血液流经身体各部组织时，又进行一次组织换气，即血液中O_2扩散入组织细胞，组织细胞代谢产生的CO_2扩散入血液。这两种换气的地点虽然不同，但换气的原理基本相同。

一、气体交换的原理

O_2和CO_2的交换都是以扩散的方式通过生物膜实现的。气体交换的动力是该气体的分压差，分压差越大，气体扩散速度越快。

混合气体中，某种气体所占有的压力称为该气体的分压。可用混合气体的总压力乘以该气体在混合气体中所占有的容积百分比来求得。

表 5—1　肺泡、血液及组织中各种气体的分压 kPa（mmHg）

	肺泡气	动脉血	静脉血	组织
PO_2	13.9（104）	13.3（100）	5.3（40）	4.0（30）
PCO_2	5.3（40）	5.3（40）	6.1（46）	6.7（50）
PN_2	75.8（569）	76.4（573）	76.4（573）	76.4（573）
PH_2O	6.3（47）	6.3（47）	6.3（47）	6.3（47）
合计	101.3（760）	101.3（760）	94.1（706）	93.4（700）

气体扩散速率除受气体分压差影响之外，还与气体的分子量、溶解度、温度、扩散面积、扩散距离等因素有关，把诸影响因素综合在一起分析，CO_2 扩散速率约为 O_2 的 2 倍。在气体交换不足时，造成动脉血 PO_2 降低要比 PCO_2 升高明显得多。往往机体缺 O_2 显著，而 CO_2 潴留却不明显，其原因之一就是由于 CO_2 的扩散速率比 O_2 快。

二、气体交换过程

（一）肺换气

肺换气所经历的组织结构（肺泡-毛细血管膜）称为呼吸膜。在电镜下可见呼吸膜有六层结构（图 5—5）：①含表面活性物质的液体层；②肺泡上皮细胞层；③肺泡上皮基膜层；④肺泡与毛细血管之间由胶原纤维和弹性纤维交织成网的间隙；⑤毛细血管基膜层；⑥毛细血管内皮细胞层。这六层结构总平均厚度不到 1μm，有的地方仅有 0.2μm，因而有很大的通透性，气体分子很容易扩散通过。

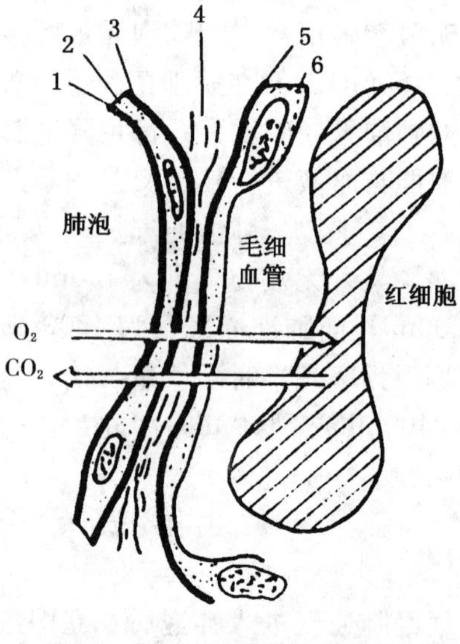

图 5-5　呼吸膜结构示意图

1. 含表面活性物质的液体层；2. 肺泡上皮细胞；3. 肺泡上皮基膜；4. 间隙；5. 毛细血管基膜；6. 毛细血管内皮细胞

由于肺通气使肺泡气的成分相对稳定，肺泡气的 PO_2 总是高于静脉血的 PO_2；PCO_2 总是低于静脉血中 PCO_2。于是，O_2 顺其分压差由肺泡扩散入血液；同时 CO_2 顺其分压差由静脉血扩散到肺泡。肺换气的结果，使静脉血变为动脉血（图 5—6）。

（二）组织换气

流入组织的动脉血，也是基于分压差进行气体交换的。组织换气所经过的组织结构对 O_2 和 CO_2 的通透性也很大，有利于气体交换。组织细胞代谢中不断地消耗 O_2，产生 CO_2，使组织内的 PO_2 低于动脉血的 PO_2，而 PCO_2 高于动脉血的 PCO_2。当动脉血流经组织时，O_2 由血液向组织细胞扩散，CO_2 则由组织细胞向血液内扩散，结果使动脉血变为静脉血（图 5-7）。

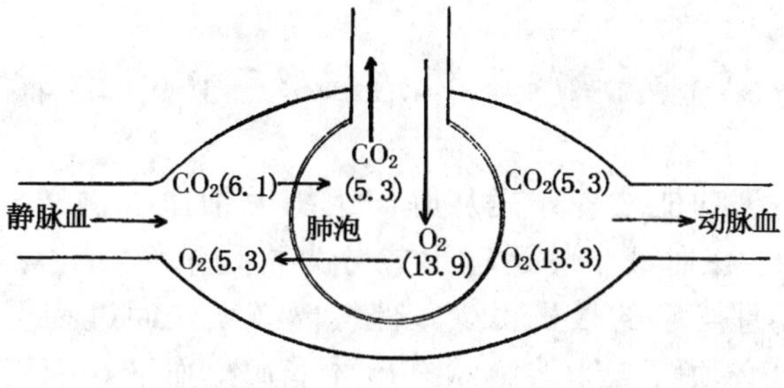

图 5－6　肺换气过程示意图

括号内数字为气体分压，单位为 kPa

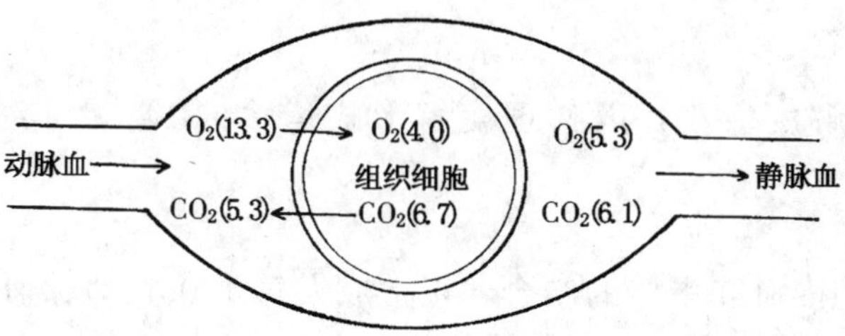

图 5－7　组织换气过程示意图

括号内数字为气体分压，单位为 kPa

三、影响肺换气的主要因素

（一）分压差

分压差是气体交换的动力，它不仅决定着气体扩散的方向，而且还是影响气体扩散速率的主要因素，分压差越大，气体交换量越多。

（二）呼吸膜的面积和厚度

人体两肺约有三亿多个肺泡，每个肺泡外面约有数百条短而壁薄的毛细血管包绕着，为肺提供了约 $70m^2$（成人）的气体交换面积。安静状态下，肺毛细血管并不全部开放，呼吸膜的有效面积约为 $40m^2$。劳动或运动时，肺毛细血管开放数目增多，呼吸膜的有效面积可增到 $70m^2$。但肺气肿患者，由于肺泡融合，使呼吸膜面积明显减小，肺换气量减少。

正常人呼吸膜很薄，通透性大，气体很容易扩散。但在肺水肿、肺纤维化等情况下，呼吸膜增厚，通透性降低，气体扩散距离增大。因此，气体扩散速率减慢，肺换气量减少。

（三）通气/血流比值

通气/血流比值（V/Q）是指肺泡通气量与每分钟肺毛细血管血流量的比值。V 代表肺泡通气量，Q 代表每分钟肺毛细血管血流量。正常成人安静时，V 约为 4.2L，Q 约为 5L，V/Q 约为 0.84。此时气体交换效率最高。若 $V/Q>0.84$，意味着通气过剩或血流不足，此时部分肺泡不能与血液充分进行气体交换，致使肺泡无效腔增大，如右心衰竭或肺梗死时。若 $V/Q<0.84$，则意味着通气不足或血流过剩，部分静脉血流经通气不良的肺泡，气体得不到充分交换，静脉血尚未成为动脉血就反流回心脏，发生功能性动-静脉短路，如支气管痉挛时。所以，通气/血流比值无论增大或减小，都将导致肺换气效率降低。

第四节　气体在血液中的运输

血液循环的重要生理功能之一，是从肺向组织毛细血管输送 O_2 和从组织向肺毛细血管输送 CO_2。O_2 和 CO_2 在血液中的运输形式分为物理溶解和化学结合两种形式，其中以化学结合形式为主。物理溶解的量虽很少，但气体必须先通过物理溶解，而后才能化学结合；结合状态的气体也必须解离为溶解状态后才能逸出血液。因而，物理溶解也是不可少的形式。

一、O_2 的运输

（一）物理溶解

血浆中 O_2 的溶解度极小，以物理溶解形式运输的 O_2 量，约占血液运输 O_2 总量的 1.5%。

（二）化学结合

是指 O_2 和红细胞内血红蛋白的结合。正常成人每 100ml 动脉血中血红蛋白结合的 O_2 约为 19.5ml，约占血液运输 O_2 总量的 98.5%。

血红蛋白是血液运输 O_2 的主要工具，它能同 O_2 进行可逆性结合，血红蛋白与 O_2 结合后，形成**氧合血红蛋白**（HbO_2）。其中 Fe^{2+} 仍然是亚铁状态，没有电荷的转移，故不称氧化而称氧合。血红蛋白与 O_2 的结合或解离都不需要酶催化，主要取决于血液中 O_2 分压的高低，可表示为：

$$Hb+O_2 \underset{PO_2\text{低（组织）}}{\overset{PO_2\text{高（肺部）}}{\rightleftharpoons}} HbO_2$$

当血液流经肺时，因肺泡内 PO_2 高于血液中 PO_2，O_2 从肺泡扩散入血液，使血液 PO_2 升高，促进血红蛋白与 O_2 结合成 HbO_2。当血液流经组织时，因组织 PO_2 低，HbO_2 迅速解离，释放 O_2，成为**去氧血红蛋白**（Hb）。

在组织内，血中 PCO_2 升高、H^+ 浓度增加、温度升高等情况，都能促进 HbO_2 的解离。

氧合血红蛋白呈鲜红色，去氧血红蛋白呈暗红色。动脉血含氧合血红蛋白较多，故呈鲜红色。静脉血含去氧血红蛋白较多，故呈暗红色。当毛细血管床血液中含去氧血红蛋白达 50g/L 时，皮肤、甲床及粘膜呈紫蓝色，称为发绀。发绀是机体缺 O_2 的指征之一。值得注意的是，有些严重贫血的病人，虽然存在缺 O_2，但由于血红蛋白总量太少，以致毛细血管床血液中去氧血红蛋白达不到 50g/L，故不出现发绀。相反，患高原性红细胞增多症的人，虽然不存在缺 O_2，但由于血红蛋白总量很多，以致毛细血管床血液中去氧血红蛋白可达 50g/L 以上，而出现发绀。此外，在 CO 中毒时，CO 与 Hb 结合生成 HbCO，呈樱桃红色。由于 CO 与 Hb 结合的能力是 O_2 的 210 倍，故 O_2 很难与 Hb 结合，造成缺 O_2。但此时去氧血红蛋白并未增多，因此不出现发绀，而呈现樱桃红色。

一分子 Hb 可结合 4 分子 O_2，1gHb 可以结合 1.34mlO_2。健康成人，1L 血液中血红蛋白能结合 O_2 的最大量称为**血氧容量**。1L 血液中血红蛋白实际结合 O_2 的量称为**血氧含量**。血氧含量占血氧容量的百分数称为**血氧饱和度**。

二、CO_2 的运输

（一）物理溶解

CO_2 的溶解度虽然比 O_2 大，但血浆中 CO_2 的溶解量也仅占血液运输 CO_2 总量的5%。

（二）化学结合

血液中 CO_2 的化学结合有两种形式：一种是形成碳酸氢盐（主要是血浆中 $NaHCO_3$），约占 CO_2 运输总量的88%；另一种是形成氨基甲酸血红蛋白，约占 CO_2 运输总量的7%。

1. 碳酸氢盐形式　从组织扩散入血液的 CO_2，可与 H_2O 结合成 H_2CO_3。碳酸酐酶能催化这一反应，使反应速度大大加快。但血浆中碳酸酐酶含量极少，红细胞内含量丰富，使这一反应的速度比在血浆中约快13000倍。因此，上述反应主要在红细胞内进行（图5-8）。

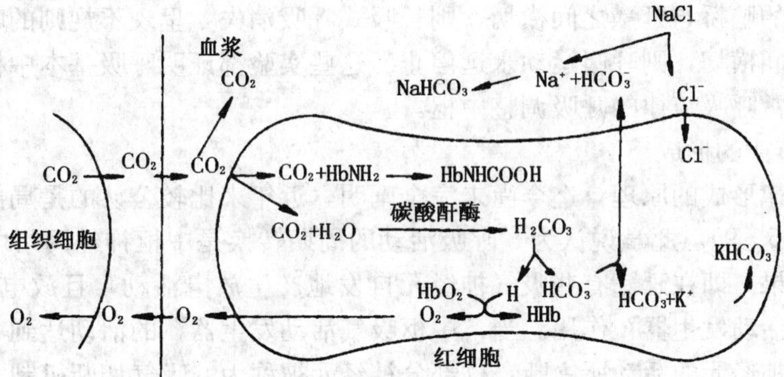

图5-8　CO_2 在血液中的变化示意图

血液流经组织时，顺其分压差扩散入血浆的 CO_2 大部分迅速扩散入红细胞。在碳酸酐酶催化下，CO_2 迅速与 H_2O 结合成 H_2CO_3，H_2CO_3 又很快解离成 HCO_3^- 和 H^+。由于红细胞内 HCO_3^- 浓度逐渐升高，细胞膜对其通透性很大，除小部分与红细胞内的 K^+ 结合成 $KHCO_3$ 外，大部分扩散出红细胞，与血浆中的 Na^+ 结合成 $NaHCO_3$。而红细胞膜对正离子通透性很小，正离子不能随 HCO_3^- 透出，便吸引细胞外的负离子（主要是 Cl^-）内流，达到细胞内外正负离子平衡，这一过程称为氯转移。另一方面，H^+ 迅速与 HbO_2 结合，促进 O_2 的释放，有利于组织的供 O_2。

上述反应全部是可逆的。当血液流经肺时，由于肺泡 PCO_2 较低，反应沿相反方向进行，CO_2 被释放，继而扩散入肺泡。

2. 氨基甲酸血红蛋白形式　CO_2 进入红细胞后，除大部分形成 HCO_3^- 外，还有一小部分 CO_2 直接与血红蛋白的自由氨基结合，形成**氨基甲酸血红蛋白**（HbNHCOOH），或称为碳酸血红蛋白（$HbCO_2$）。这一反应很迅速，无需酶的参加，而且是可逆的。这一反应是同血红蛋白对 O_2 的运输过程相伴发生。当血液流经组织时，HbO_2 释放出 O_2 后迅速与 CO_2 结合形成 HbNHCOOH；当血液流经肺时，Hb 与 O_2 结合成 HbO_2，CO_2 被释放。

第五节　呼吸运动的调节

在人体生命过程中，呼吸运动一般是自动的有节律地进行着，并能随人体活动情况改变其频率和深度，从而使肺通气量与机体的代谢水平相适应，保持血液 O_2 和 CO_2 含量的相对恒定。但是，呼吸运动在一定限度内也受意识的控制。

机体对呼吸运动的调节包括中枢神经性调节、机械性反射调节和化学性反射调节。

一、中枢神经性调节

中枢神经系统内，自大脑皮层、间脑。脑桥、延髓至脊髓均存在与呼吸运动有关的神经元。呼吸中枢是由一群能够接受和传递信息的神经元和突触组成。

（一）脑干呼吸中枢

如果在动物脑桥与中脑之间横切脑干，呼吸运动基本正常，如同时切断双侧迷走神经，则呼吸运动变深变慢。如果切断迷走神经后，又在脑桥中部横切脑干，则动物出现长吸式呼吸。如果在动物的脑桥与延髓之间横切，则长吸式呼吸消失，呈现不规则的呼吸节律。如果在延髓与脊髓之间横切，则呼吸运动永远停止。这些实验都证明呼吸基本中枢在延髓，脑桥存在着能完善正常呼吸节律的呼吸调整中枢。

（二）呼吸节律的形成

关于呼吸节律形成的原理，迄今尚未完全阐明。近年来比较公认的是局部神经元回路反馈控制学说（图 5－9）。此学说认为，呼吸活动的周期转换是中枢神经网络中不同神经元间的相互作用的结果。即在延髓有些吸气神经元自发地产生放电活动，且放电频率逐渐增加，行使“中枢吸气活动发生器”作用。当“中枢吸气活动发生器”的活动达到一定程度时，就被延髓另一部分神经元的活动所中断，这部分神经元被称为“吸气切断机制”。“中枢吸气活动发生器”的兴奋冲动传向三个方面：①使延髓其他吸气神经元兴奋并发出神经冲动，可能经网状脊髓束兴奋脊髓前角吸气肌运动神经元，引起吸气。②传至脑桥呼吸调整中枢，加强其活动。③传至“吸气切断机制”，使之兴奋。“吸气切断机制”接受“中枢吸气活动发生器”和脑桥呼吸调整中枢的冲动。随着吸气相的进行，来自这两方面的冲动逐渐增强。当“吸气切断机制”兴奋达到阈值时，便发出冲动到“中枢吸气活动发生器”或延髓吸气神经元，抑制其活动，使吸气转入呼气。随后，“吸气切断机制”的活动逐渐减弱，当其对“中枢吸气活动发生器”的抑制作用解除时，又一次吸气活动开始。

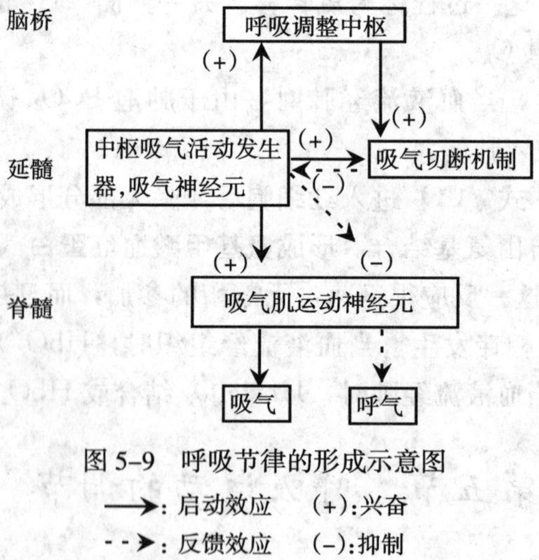

图 5-9　呼吸节律的形成示意图

（三）大脑皮层对呼吸运动的调节

大脑皮层对呼吸运动有自觉和不自觉的控制效应。

人在睡眠、麻醉或昏迷时，仍能进行节律性呼吸，这说明大脑皮层对节律性呼吸的形成是无关紧要的。但大脑皮层的边缘叶与岛叶及眶回相连接的部分对节律性呼吸有抑制作用；扣带回的大部分对节律性呼吸有增强作用。

随意性呼吸的调控信息来自大脑皮层的运动区和运动前区。它们的下行纤维可沿皮质脊髓束、皮质红核脊髓束直接作用于脊髓呼吸运动神经元；也可以其侧支通过网状结构与脑桥和延髓的呼吸中枢相联系，在一定程度上“随意”地控制呼吸。如说话、唱歌、吹奏管乐器、有意屏气或做深大呼吸等，都受大脑皮层的控制。

二、机械性反射调节

（一）肺牵张反射

由于肺扩张或缩小所引起的反射性呼吸变化，称为**肺牵张反射**。可分为肺扩张反射和肺缩小反射。

肺扩张反射的感受器主要分布在支气管和细支气管的平滑肌层中，一般称为肺牵张感受器。吸气时，肺扩张，当肺内气量达到一定容积时，肺牵张感受器兴奋，发放冲动增多。其冲动沿迷走神经传入纤维到达延髓，兴奋“吸气切断机制”，增强了“吸气切断机制”对“中枢吸气活动发生器”的抑制作用，终止吸气，发生呼气。肺扩张反射是一种负反馈调节机制。其生理意义是使吸气不致过长、过深，促使吸气及时转为呼气。它与脑桥呼吸调整中枢共同调节着呼吸的频率和深度。

正常人在平静呼吸时这种反射不明显，只有在深呼吸时才起作用。但在病理情况下，如肺充血、肺水肿等，吸气时呼吸道受到较强的机械牵拉，肺牵张感受器发放冲动增多，可反射性地出现浅而快的呼吸。

肺缩小反射是指呼气时，肺缩小，对肺牵张感受器的刺激减弱，沿迷走神经传入冲动减少，解除了对“中枢吸气活动发生器”的抑制，进入另一个新的呼吸周期。此反射在较强的缩肺时才出现，它在平静呼吸的调节中意义不大，但对阻止呼气过深和肺不张等可能起一定作用。

（二）呼吸肌本体感受性反射

由呼吸肌本体感受器——肌梭传入冲动引起的反射性呼吸变化，称为**呼吸肌本体感受性反射**。呼吸肌（主要见于肋间肌）同其他骨骼肌一样，除有大量的肌纤维（梭外肌）外，还含有肌梭（图 5—10）。当肋间肌被拉长时，肌梭受到刺激而兴奋，其神经冲动经后根传入脊髓，兴奋其所在肌肉的 α 运动神经元，引起该肌肉梭外肌收缩或收缩增强。这对维持正常呼吸深度和调节呼吸运动强度具有一定作用。在人体或动物实验均可观察到，当呼吸道阻力增加时，呼吸运动立即增强。这说明呼吸肌本体感受性反射对克服呼吸道阻力具有重要作用。

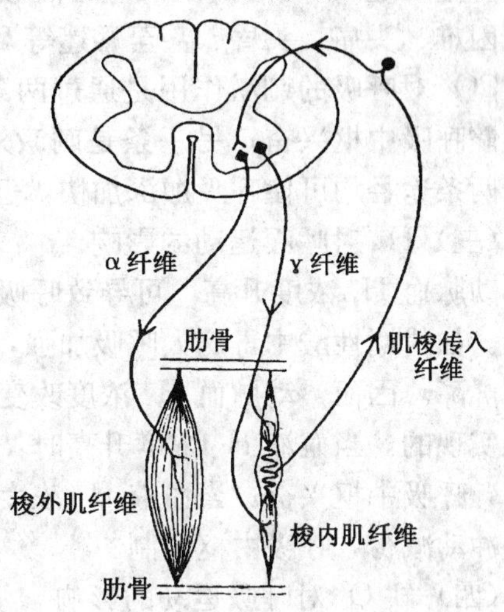

图 5－10　肋间肌本体感受性反射弧示意图

三、化学性反射调节

血液中 PCO_2、PO_2 和 H^+ 浓度的改变，可通过化学感受器反射性地改变呼吸运动、改变肺通气量，以维持血液的 PCO_2、PO_2 和 pH 的相对恒定。

（一）化学感受器

根据化学感受器所存在的部位不同，将其分为外周化学感受器和中枢化学感受器两种。

1．外周化学感受器　是指颈动脉体（球）和主动脉体（球）化学感受器，其血液供应极为丰富，能比较及时和直接地感受动脉血中 CO_2、O_2 及 H^+ 的变化，其产生的冲动分别由舌咽神经和迷走神经传入延髓。当血液 PO_2 降低、PCO_2 升高或 pH 降低时，其传入冲动增多。

2．中枢化学感受器　是指在延髓腹外侧表层具有对血液中 CO_2 和局部 H^+ 变化敏感的对称的化学敏感区，但并非呼吸中枢神经元本身。实验表明，中枢化学感受器对游离 H^+ 比对 CO_2 更为敏感。然而，血液中 H^+ 相对不易通过血脑屏障，CO_2 则易于通过。血液 PCO_2 升高时，CO_2 从脑血管扩散进入脑脊液，与水结合成 H_2CO_3，H_2CO_3 解离出 H^+，从而 H^+ 刺激中枢化学感受器。因此，脑脊液中的 H^+ 才是中枢化学感受器的最有效刺激。但也有资料证明 CO_2 可直接刺激中枢化学感受器。中枢化学感受器兴奋，可迅速影响延髓呼吸中枢，引起呼吸变化。中枢化学感受器不感受缺氧刺激。

（二）CO_2 对呼吸运动的影响

CO_2 对呼吸中枢有很强的刺激作用，它是维持正常呼吸运动的重要生理性刺激。人在过度通气后可发生呼吸暂停，就是因为过度通气排出了较多的 CO_2，使血液 PCO_2 下降，以致对呼吸中枢的刺激减弱所造成。吸入气中 CO_2 含量适当增加，可使呼吸加深加快。如吸入气中 CO_2 含量增加到 1%时，肺通气量即可增加；吸入气中 CO_2 增加到 4%时，肺通气量可增加一倍，肺泡气和动脉血 PCO_2 仍可接近正常水平。但这种关系有一上限，当吸入气中 CO_2 含量超过 7%时，肺通气量不能做相应增加，致使体内 CO_2 堆积，呼吸中枢抑制，发生呼吸困难、头痛、头昏、甚至昏迷等 CO_2 麻醉症状。

CO_2 对呼吸的刺激作用是通过两条途径实现的：一条是刺激中枢化学感受器，继而引起延髓呼吸中枢兴奋；另一条是刺激外周化学感受器，神经冲动传入延髓，使呼吸中枢兴奋。两条途径均可使呼吸加深加快，但以前一条途径为主，约占总效应的 80%。

（三）H^+ 对呼吸运动的影响

动脉血 H^+ 浓度升高，可导致呼吸加深加快，肺通气量增加；H^+ 浓度降低，呼吸受到抑制。如代谢性酸中毒病人呼吸加强，代谢性碱中毒病人呼吸减弱。血液中的 H^+ 不易透过血脑屏障。因而，动脉血 H^+ 浓度改变对呼吸运动的影响，主要是对外周化学感受器的刺激不同实现的。当血液 H^+ 浓度升高时，对外周化学感受器的刺激增强，传入延髓的神经冲动增多，呼吸中枢兴奋。当血液 H^+ 浓度下降时，对外周化学感受器的刺激减弱，传入延髓的神经冲动减少，呼吸中枢抑制。

（四）缺 O_2 对呼吸运动的影响

吸入气中 O_2 含量降低时，呼吸加深加快，肺通气量增加。实验证明，缺 O_2 对呼吸的刺激作用，是通过外周化学感受器发动反射所造成的。缺 O_2 对呼吸中枢的直接作用是抑制其活动。外周化学感受器能耐受缺 O_2，并能被缺 O_2 所兴奋。轻度缺 O_2 时，来自外周化学感受器的传入冲动能掩盖缺 O_2 对中枢的抑制作用，显示呼吸中枢兴奋效应，呼吸加深加快，肺通气量增加。在严重缺 O_2（动脉血 PO_2 降到 5kPa 以下）时，来自外周化学感受器的兴奋作用已不足以抵消缺 O_2 对中枢的抑制作用，则呼吸中枢活动减弱，表现出呼吸抑制。

上面是就 CO_2、H^+浓度及 O_2 浓度变化，分别对呼吸的影响而言。实际上，三者之间存在着相互关系，在整体内往往不会只有一个因素单独改变。例如，CO_2 增多时，血液中 H^+浓度也增加，从而大大增强了对呼吸的刺激作用；当血液 H^+浓度升高引起呼吸加强时，会造成 CO_2 过多的排出，以致血液中 PCO_2 降低，使呼吸加强受到一定限制。

严重慢性呼吸功能障碍患者，既缺 O_2 又有 CO_2 潴留，由于血中长期保持高浓度的 CO_2，呼吸中枢对 CO_2 刺激的敏感性降低。此时，缺 O_2 刺激所引起的外周化学感受器反射，已成为维持呼吸中枢兴奋性的重要因素。对这种病人不宜吸入高浓度 O_2，也不可快速给 O_2。应采取低浓度持续给 O_2 或间断给 O_2，以避免突然解除缺 O_2 的刺激作用，导致呼吸抑制。

练习题与参考答案

一、名词解释

1. 呼吸
2. 胸内压
3. 肺泡表面张力
4. 顺应性
5. 肺活量
6. 用力肺活量
7. 肺泡通气量
8. 最大通气量
9. 通气/血流比值
10. 血氧饱和度

二、填空题

1. 人体的呼吸过程由__________、__________和__________三个环节组成。
2. 呼吸的生理意义主要是维持内环境中__________和__________含量的相对稳定。
3. 在呼气末，肺内压__________大气压，胸内压__________大气压。
4. 肺的弹性阻力即__________，是由肺组织弹性纤维的__________和__________共同组成。
5. 当肺泡表面活性物质减少时，肺回缩力__________，肺顺应性__________。
6. 肺通气的原动力是__________，肺通气的直接动力是__________。
7. 平静呼气是一种__________过程，而用力呼气则是__________过程。
8. 主要由__________舒缩活动产生的呼吸运动，称为腹式呼吸。主要由__________舒缩使肋骨和胸骨运动而产生的呼吸运动，称为__________。正常人的呼吸运动属__________型。
9. 肺通气的阻力有__________和__________两种。
10. 非弹性阻力主要包括__________和__________，其中__________是非弹性阻力的主要成分。
11. 影响呼吸道阻力的主要因素是__________，呼吸道阻力与气道半径的四次方呈__________。
12. 迷走神经兴奋，引起呼吸道平滑肌__________，使气道口径__________，呼吸道阻力__________；交感神经兴奋，引起呼吸道平滑肌__________，使气道口径__________，呼吸道阻力__________。
13. 胸内负压是由__________形成的。其生理意义：①__________。②__________。

14. 肺活量是________、________和________之和。

15. 评价肺通气功能的较好指标是________。

16. 每分通气量等于________和________的乘积。

17. 生理无效腔包括________和________。

18. 肺泡通气量的计算公式为________。

19. 在气体交换的过程中，气体扩散的动力是________。

20. 影响肺换气的主要因素有________、________和________。

21. 通气/血流比值是指________和________之间的比值。正常人安静时，此比值为________，比值减小，说明________；比值增大，说明________。

22. 气体在血液中的运输形式有________和________两种。CO_2 的主要运输形式是________，O_2 的主要运输形式是________。

23. 呼吸节律基本上来源于________，脑桥有能完善正常呼吸节律的________中枢。

24. 肺牵张反射包括________和________。

25. 血液 PCO_2 升高主要通过________，其次通过________反射性地引起呼吸增强；血液中 PO_2 降低完全是通过________反射性增强呼吸；而血液中 H^+ 浓度升高可反射性________呼吸运动，主要是通过________实现的。

26. 缺 O_2 对呼吸中枢的直接作用是________，而对颈动脉体和主动脉体化学感受器的作用是________。

三、单项选择题

1. 肺通气的原动力是 （　）
   A. 气体分压差
   B. 肺内压的变化
   C. 胸内压的变化
   D. 肺本身的舒缩活动
   E. 呼吸肌的舒缩活动

2. 有关胸内压的叙述，正确的是 （　）
   A. 胸膜腔内有少量气体
   B. 呼气时胸内压等于大气压
   C. 用力吸气时胸内压是正压
   D. 气胸时胸内压为负压
   E. 胸内压的大小由肺回缩力决定

3. 有关肺泡表面活性物质生理作用的叙述，正确的是 （　）
   A. 降低胸内压
   B. 降低肺的顺应性
   C. 增强肺的回缩力
   D. 阻止血管内水分滤入肺泡
   E. 增强肺泡表面张力

4. 肺通气的直接动力是 （　）
   A. 呼吸肌的舒缩活动
   B. 肺内压与大气压之差
   C. 肺内压与胸内压之差
   D. 肺的弹性回缩
   E. 气体的分压差

5. 肺换气的动力是 （　）
   A. 呼吸运动
   B. 气体的分压差
   C. 肺内压与大气压之差
   D. 肺内压与胸内压之差
   E. 胸内压与大气压之差

6. 有关平静呼吸的叙述，错误的是 （　）
   A. 吸气时膈肌收缩
   B. 吸气时肋间外肌收缩
   C. 呼气时肋间内肌收缩
   D. 呼气时胸廓自然回位
   E. 吸气是主动过程

7. 引起肺回缩的主要因素是 （　）
   A. 胸膜腔的耦联作用
   B. 胸内负压

C. 支气管平滑肌收缩
D. 肺泡表面张力
E. 肺弹性组织的回缩力

8. 第1秒用力肺活量正常值为 ( )
A. 63%
B. 73%
C. 83%
D. 96%
E. 93%

9. 评价肺通气功能较好的指标是 ( )
A. 最大通气量
B. 肺活量
C. 用力肺活量
D. 每分通气量
E. 肺泡通气量

10. 肺泡通气量是指 ( )
A. 每次吸入或呼出肺泡的气量
B. 每分钟吸入或呼出肺的气体总量
C. 每分钟吸入肺泡的新鲜气体量
D. 每分钟尽力吸入肺泡的气体量
E. 等于潮气量与呼吸频率的乘积

11. 肺的顺应性小表示 ( )
A. 肺容易扩张
B. 呼吸道口径减小
C. 呼吸道阻力减小
D. 肺弹性增强
E. 肺弹性阻力大

12. 下列哪种情况下呼吸道阻力减小 ( )
A. 交感神经兴奋
B. 副交感神经兴奋
C. 组织胺释放
D. 5-羟色胺释放
E. 产生慢反应物质

13. CO_2 分压由高至低的顺序是 ( )
A. 静脉血、肺泡、组织细胞
B. 静脉血、组织细胞、肺泡
C. 肺泡、组织细胞、静脉血
D. 组织细胞、静脉血、肺泡
E. 组织细胞、肺泡、静脉血

14. 决定肺泡气体交换方向的主要因素是 ( )
A. 气体分压差
B. 气体分子量
C. 气体溶解度
D. 呼吸膜厚度
E. 绝对温度

15. 通气/血流比值是指 ( )
A. 肺通气量与每分肺血流量之比
B. 肺泡通气量与每分肺血流量之比
C. 肺泡通气量与每分肺毛细血管血流量之比
D. 最大通气量与每分肺血流量之比
E. 肺活量与每分肺毛细血管血流量之比

16. 有关发绀的叙述，错误的是 ( )
A. 当毛细血管床血液中 Hb 达 50g/L 时，出现发绀
B. 严重贫血的人均出现发绀
C. 严重缺 O_2 的人不一定都出现发绀
D. 高原红细胞增多症可出现发绀
E. CO 中毒时不出现发绀

17. CO_2 在血液中运输的主要形式是 ( )
A. $KHCO_3$
B. $NaHCO_3$
C. H_2CO_3
D. HbNHCOOH
E. 物理溶解

18. 维持呼吸的基本中枢位于 ( )
A. 脊髓
B. 延髓
C. 脑桥
D. 下丘脑
E. 大脑皮层

19. 生理情况下，血液中调节呼吸的最重要因素是 ( )
A. CO_2
B. H^+
C. O_2
D. Hb

E. $NaHCO_3$

20. 中枢化学感受器位于 （ ）

A. 大脑皮层

B. 脑桥

C. 延髓腹外侧

D. 下丘脑

E. 大脑边缘叶

四、问答题

1. 血液中 PCO_2 升高对呼吸运动有何影响？试述其调节过程。
2. 试述机体缺 O_2 时呼吸运动的变化，为什么？

参 考 答 案

一、名词解释

1. 是指机体与外环境之间进行气体交换的过程。
2. 指胸膜腔内的压力。平静吸气或呼气过程中均低于大气压，因此又称胸内负压。
3. 是指在肺泡液体层与肺泡气形成的液一气界面上所产生的使肺泡趋于缩小的力。
4. 是指外力作用下弹性组织的可扩张程度。
5. 指最大吸气后再尽力呼气所能呼出的气体量。
6. 是指最大吸气后再以最快速度尽力呼气，在头三秒钟内所呼出的气体量分别占其用力肺活量的百分数，也称时间肺活量。
7. 是指每分钟吸入肺泡能与血液进行气体交换的新鲜空气量。
8. 是指尽力作深快呼吸时，每分钟进肺或出肺的气体量。
9. 指肺泡通气量与每分钟肺毛细血管血流量的比值。
10. 是指血氧含量占血氧容量的百分数。

二、填空题

1. 外呼吸　气体运输　内呼吸
2. O_2　CO_2
3. 等于　小于
4. 肺回缩力　回缩力　肺泡表面张力
5. 增大　减小
6. 呼吸肌的舒缩活动　肺内压与大气压之间的压力差
7. 被动　主动
8. 膈肌　肋间外肌　胸式呼吸　混合
9. 弹性阻力　非弹性阻力
10. 呼吸道阻力　组织粘滞阻力　呼吸道阻力
11. 气道口径　反比
12. 收缩　减小　增大　舒张　增大　减小
13. 肺回缩力　维持肺泡处于扩张状态　促进静脉血和淋巴液回流
14. 潮气量　补吸气量　补呼气量
15. 用力肺活量（时间肺活量）
16. 潮气量　呼吸频率
17. 解剖无效腔　肺泡无效腔
18. 肺泡通气量＝（潮气量－无效腔气量）×呼吸频率
19. 分压差
20. 分压差　呼吸膜面积和厚度　通气/血流比值
21. 肺泡通气量　每分钟肺毛细血管血流量　0.84　发生了功能性动－静脉短路　肺泡无效腔增大

22. 物理溶解　化学结合　碳酸氢盐　HbO_2

23. 延髓呼吸中枢　呼吸调整

24. 肺扩张反射　肺缩小反射

25. 中枢化学感受器　外周化学感受器　外周化学感受器　增强　外周化学感受器途径

26. 抑制其活动　兴奋

三、单项选择题

1. E	2. E	3. D	4. B	5. B	6. C	7. D	8. C
9. C	10. C	11. E	12. A	13. D	14. A	15. C	16. B
17. B	18. B	19. A	20. C				

四、问答题

1. 在一定范围内血液中 PCO_2 升高，将使呼吸加深加快，肺通气量增加。其调节途径有两条：①刺激中枢化学感受器继而引起延髓呼吸中枢兴奋。②刺激外周化学感受器：CO_2 可直接刺激颈动脉体和主动脉体化学感受器，使其产生冲动增多，传入延髓使呼吸中枢兴奋。两条途径均可使呼吸加深加快，但以前一条途径为主。

2. 当血液 PO_2 降低时，可兴奋颈动脉体和主动脉体——外周化学感受器，反射性的兴奋呼吸中枢，使呼吸加深加快。但缺 O_2 对呼吸中枢的直接作用是抑制其活动。机体轻度缺 O_2 时，经外周化学感受器途径对呼吸中枢的兴奋作用占优势，可掩盖缺 O_2 对呼吸中枢的抑制作用，使呼吸加深加快。机体严重缺 O_2 时，经外周化学感受器途径对呼吸中枢的兴奋作用已不能抵消缺 O_2 对呼吸中枢的抑制作用，必将导致呼吸减弱，甚至呼吸停止。

第六章　消化系统生理

第一节　概　述

消化器官是由消化道和消化腺组成的。消化器官的主要生理功能是对食物进行消化和吸收，从而为机体新陈代谢提供必不可少的物质和能量来源。

消化是指食物在消化道内被分解为可被吸收的小分子物质的过程。食物的消化有两种方式：(1) **机械性消化**　是通过消化道平滑肌的舒缩活动实现的，它可将食物磨碎、促使食物与消化液充分混合，并将食物由消化道上段向下段推进；(2) **化学性消化**　是由消化腺分泌的消化酶完成的。消化酶能将蛋白质、脂肪、糖类等大分子物质分解成可被吸收的小分子物质。机械性消化和化学性消化同时进行，相互配合，共同协调地完成对食物的消化作用。

吸收是指经过消化的食物通过消化道粘膜进入血液循环的过程。

消化和吸收是两个相辅相成、紧密联系的过程。

一、消化管平滑肌的生理特性

除口腔、咽、食管上段和肛门外括约肌是骨骼肌外，消化道都由平滑肌组成。消化道平滑肌除具有肌肉组织的共同特性如兴奋性、收缩性和传导性外，还具有它自身的特性如下：

1. 兴奋性较低，收缩舒张过程缓慢，且变异较大。
2. 具有一定的自律性，但节律不规则，频率较慢。
3. 经常处于微弱的收缩状态，即紧张性收缩。紧张性收缩对保持消化管腔内一定压力及维持胃肠等器官的位置和形态有关。
4. 具有较大的伸展性，可以容纳大量食物（进餐后）而不发生明显的压力变化。
5. 对牵张、化学和温度刺激敏感，对电刺激不敏感。

二、消化腺及其分泌

消化系统是通过消化腺分泌的消化液来完成对食物的化学性消化的。

消化液的分泌是一主动过程，它包括三个主要步骤，即从周围血液中摄取原料；合成分泌物并将其贮存起来；在受到适宜刺激时将分泌物由腺导管分泌入消化管腔内。

人每日由消化腺分泌的消化液总量达 6～8 升之多，主要由水、电解质和消化酶组成（表 6—1)。

三、消化道的神经支配

消化道的功能受自主神经（外来神经）系统和内在神经系统的双重调节（图 6－1)。两者之间相互协调，共同完成对消化管运动和消化腺分泌的调节。

表 6－1　各种消化液的分泌量、pH 和主要消化酶

消化液	分泌量（L/d）	pH	主要消化酶
唾液	1.0～1.5	6.6～7.1	唾液淀粉酶
胃液	1.5～2.5	0.9～1.5	胃蛋白酶原
胰液	1.0～2.0	7.8～8.4	胰淀粉酶、胰脂肪酶、胰蛋白酶原、糜蛋白酶原、核酸酶等
胆汁	0.8～1.0	6.8～7.4	无消化酶
小肠液	1.0～3.0	7.6～8.0	肠致活酶（激活胰蛋白酶原）
大肠液	0.6～0.8	8.3～8.4	少量淀粉酶及二肽酶

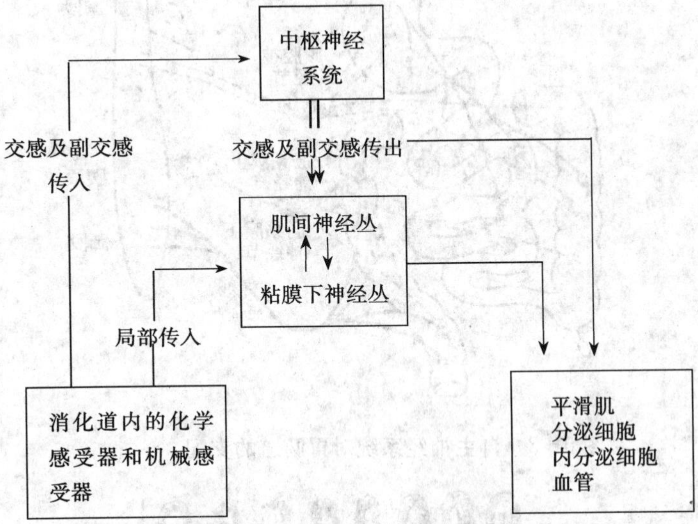

图 6－1　消化系统的局部和中枢性反射通路

（一）外来神经系统

外来神经是指发自脊髓和脑的自主神经，包括交感神经和副交感神经（图 6－2）。除口腔、咽、食管上段及肛门外括约肌受躯体运动神经支配外，消化器官的其他部分都受交感和副交感神经的双重支配。

交感神经的节前纤维发自胸腰段脊髓的侧角，经腹腔神经节换元后，节后纤维分布于消化道各部。交感神经节后纤维末梢释放的神经递质主要为去甲肾上腺素，它的主要作用是抑制胃肠运动和腺体分泌。

支配胃肠道的副交感神经节前纤维包括迷走神经和盆神经，它们在胃肠壁内换神经元后，节后纤维分布至消化道各部。副交感神经末梢释放的神经递质主要是**乙酰胆碱**，它可引起平滑肌的运动增强、消化腺的分泌增加。部分副交感节后纤维末梢的递质不是乙酰胆碱而是**肽类物质**，如 P 物质、血管活性肠肽等，它们所起的作用视具体情况而不同。

（二）内在神经系统

胃肠道的管壁内存在无数的神经元，它们之间通过短的神经纤维形成网络联系，构成了一个完整的、可以独立完成反射活动的整合系统（图 6－3）。

内在神经包括两大神经丛，即粘膜下神经丛和肌间神经丛。内在神经丛神经末梢释放的神经递质种类很多，它们在调节胃肠运动、腺体分泌及血管舒缩方面具有独立作用。但在完整机体内，内在神经丛的活动常受外来神经的控制。

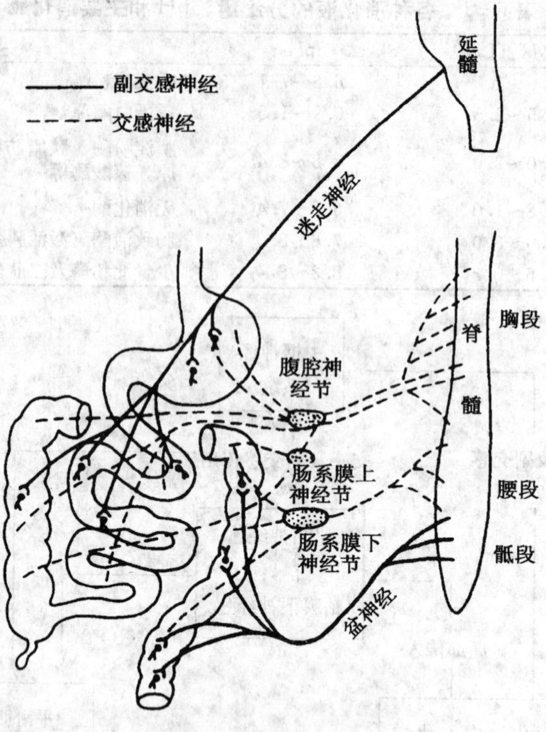

图 6-2　自主神经系统对胃肠道的支配

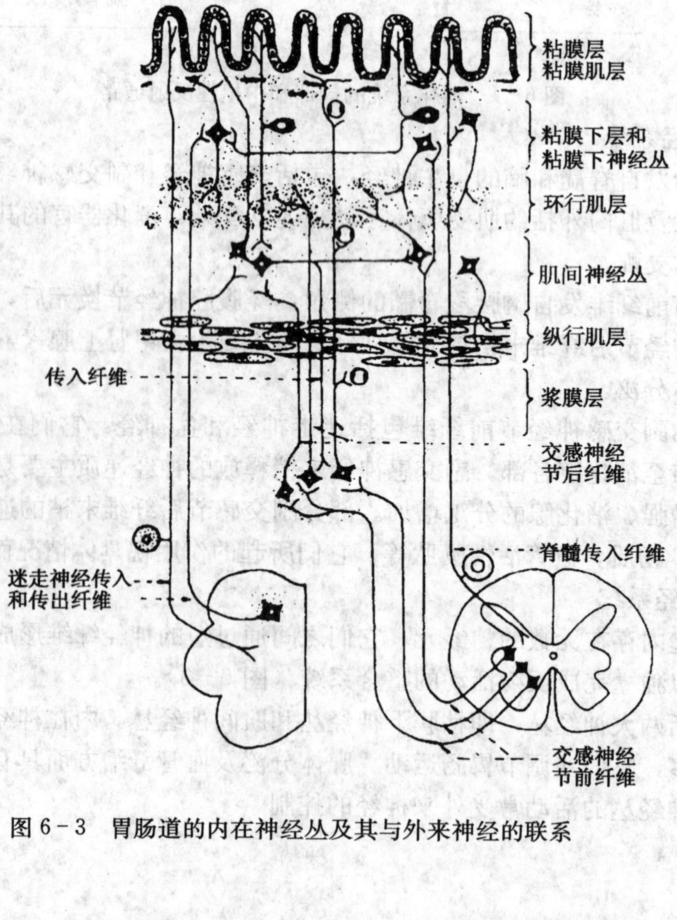

图 6-3　胃肠道的内在神经丛及其与外来神经的联系

四、胃肠激素

在消化道粘膜层内散在着大量的内分泌细胞，这些细胞所分泌的激素统称为**胃肠激素**。

胃肠道内分泌细胞数量大、种类多，因此分泌的激素种类也多，但在化学结构上基本属于肽类激素。食物的化学刺激、局部内环境的变化、外来和内在神经的兴奋，都可影响胃肠激素的释放。

胃肠激素的生理作用极为广泛，各个激素的功能也不尽相同，它们的作用可概括为：①调节消化腺的分泌和消化道平滑肌的舒缩活动；②调节其他胃肠激素的释放；③营养作用，即一些胃肠激素有促进消化道组织生长的作用。下面介绍三种主要胃肠激素的分泌和生理作用。

（一）胃泌素　由胃窦和十二指肠的G细胞分泌。蛋白质消化产物、迷走神经兴奋均可使其分泌增加，而胃、十二指肠pH下降，可抑制其分泌。胃泌素释放后，经过血液运输至胃体，促进胃酸和胃蛋白酶的分泌和胃的运动，并对胃粘膜有营养作用。

（二）胆囊收缩素　主要由十二指肠和空肠的I细胞分泌。蛋白质消化产物、脂肪消化产物等食糜中的化学刺激是引起胆囊收缩素分泌的自然刺激因素。胆囊收缩素经血液运输至胆囊可引起胆囊的收缩，促进胆汁的排放；运输至胰腺可促进胰液，主要是胰酶的分泌。

（三）促胰液素　促胰液素由十二指肠和空肠粘膜内的S细胞分泌。引起其分泌的主要刺激为进入小肠的盐酸，蛋白质消化产物也可刺激其分泌。促胰液素的主要作用是刺激胰液分泌，特别是胰液中 HCO_3^- 和水的分泌。它对肝胆汁及小肠液的分泌也有促进作用。

表6-2　三种主要胃肠激素的概况

激素	分泌细胞	分布部位	引起释放的主要因素	主要生理作用
胃泌素	G	胃窦、十二指肠	迷走神经兴奋 蛋白质分解产物	促进胃液分泌和胃运动； 促进胃粘膜生长（营养作用）； 促进胰、胆分泌
促胰液素	S	小肠上段	HCl 蛋白质分解产物	促进胰液（H_2O、HCO_3^-）分泌； 促进胆汁和小肠液分泌； 抑制胃液分泌和胃运动
胆囊收缩素	I	小肠上段	蛋白质及脂肪分解产物	促进胆囊收缩； 促进胰液（酶）分泌

第二节　消化道的运动

一、咀嚼和吞咽

（一）咀嚼

咀嚼是由各咀嚼肌按一定的顺序收缩而实现的一种随意运动，但通常是一种反射活动，受口腔感受器和咀嚼肌本体感受器传入冲动的制约。

口腔通过咀嚼运动可磨碎食物，并使食物与唾液混合形成食团以便于吞咽。

（二）吞咽

吞咽可随意发动，但整个过程是一个复杂的反射活动，它是将口腔内的食团通过咽和食管推送入胃的过程。

吞咽过程可分为三个阶段：第一期为食团从口腔被送到咽部；第二期是食团从咽部被送

入食管上段；第三期为食管蠕动将食团推送入胃。三个阶段是连续的过程，正常情况下，完成吞咽过程的时间不超过 15 秒。

蠕动是消化道的基本运动形式，是消化道平滑肌顺序收缩引起的一种向前推进的波形运动。图 6－4 为食管蠕动的示意图，显示在食团的上端为一收缩波，而食团的下端为一舒张波，食团就自然地被推送前进。

食管与胃之间在解剖上并不存在括约肌，但在食管和胃贲门连接处以上 4～6cm 处的食管内压力比胃内压要高 5～10mmHg，可阻止胃内容物逆流入食管，起到类似生理性括约肌的作用，通常将这一段食管称为**食管-胃括约肌**。

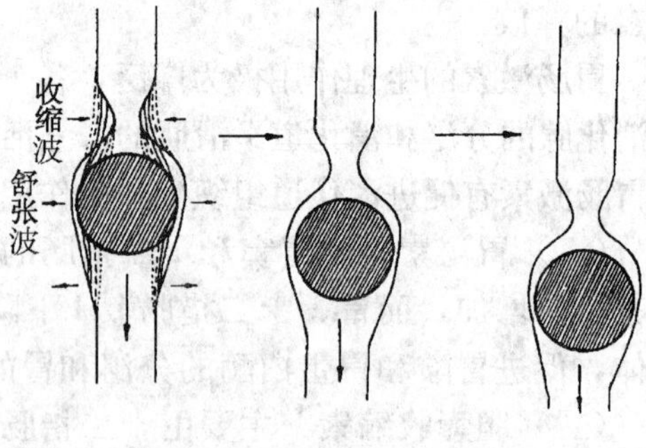

图 6－4　食管蠕动的示意图

二、胃的运动

食物在胃内的机械性消化是通过胃运动实现的。

（一）胃的运动形式和作用

1. 紧张性收缩　胃壁平滑肌经常处于一定的收缩状态，其作用在于使胃保持一定的形状和位置、保持一定的胃内压，以利于胃液渗入食团中及胃内容物的排出；紧张性收缩还是胃其他运动形式有效进行的基础。

2. 容受性舒张　进食时食物刺激口、咽、食管等处的感受器，可反射性地引起胃底和胃体平滑肌舒张，称为**容受性舒张**，其生理意义在于使胃更好地完成容受和贮存食物的机能。引起胃容受性舒张的传出神经是迷走神经，但其末梢释放的递质不是乙酰胆碱，而是一种肽类递质。

3. 蠕动　是一种起始于胃的中部向幽门方向推进的收缩环，食物入胃后约 5 分钟即开始出现，频率约为 3 次/分。蠕动的生理意义在于：①磨碎胃内的食团，使其与胃液充分混合而形成食糜；②将食糜逐步推入十二指肠。

（二）胃的排空

食糜由胃排入十二指肠的过程称为**胃排空**。排空的速度与食物的理化性状有关。液体食物的排空速度＞固体食物；糖类食物＞蛋白质＞脂肪。混合食物约需 4～6 小时即可由胃完全排空。

胃运动及其产生的胃内压是胃排空的动力。胃运动增强、胃内压升高并超过十二指肠内压时，胃排空才能进行。

胃排空受胃内和十二指肠两方面因素的影响。①食物在胃内促进胃排空：食物对胃的扩张刺激可通过迷走-迷走反射和内在神经丛的局部反射促进胃的蠕动，加速胃的排空。此外，食物的化学和扩张刺激还可通过胃泌素的释放，加强胃的运动；②食糜进入十二指肠后抑制胃排空：食糜的化学刺激及机械扩张刺激可兴奋十二指肠壁上相应的感受器，通过肠-胃反射抑制胃的运动；酸和脂肪还可引起小肠上部释放肠抑胃素抑制胃的运动。这里需要指出的是，肠抑胃素不是一种单一的胃肠激素，而是一组对胃运动和分泌有抑制作用的胃肠激素的总称，包括胆囊收缩素、促胰液素、抑胃肽等。

食糜在小肠内通过肠-胃反射和肠抑胃素的作用，抑制了胃的运动，使胃排空暂停。随着胃酸被中和，食糜被消化和吸收并推至小肠远端，十二指肠对胃排空的抑制逐渐消失，胃的运动遂又加强，再推送少量食糜进入十二指肠。如此反复进行的协调活动，使胃内食糜的排空速度能很好地适应小肠内的消化和吸收的速度。

胃排空的调节过程可归纳如下：

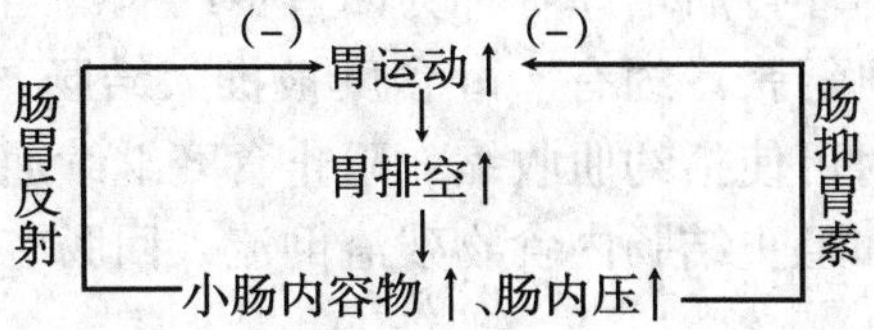

（三）呕吐

呕吐是将胃及肠内容物从口腔强力驱出的动作。呕吐是一种反射活动。机械的和化学的刺激作用于舌根、咽、胃、大小肠、总胆管等处的感受器都可由感觉神经传入延髓呕吐中枢，通过传出神经至胃、小肠、膈肌和腹壁肌肉。

呕吐时，胃和食管下端舒张，小肠运动增强，使十二指肠内压力增加超过胃内压，十二指肠内容物逆流入胃和食管。

延髓呕吐中枢附近存在一个化学性感受野，某些中枢性催吐药可刺激这个感受野，再兴奋呕吐中枢。颅内压增高可直接刺激呕吐中枢而引起呕吐。

呕吐是一种具有保护意义的防御反射，可把胃内有害物质排出，但长期剧烈呕吐会使消化液大量丢失，造成体内水、电解质和酸碱平衡紊乱。

三、小肠的运动

（一）小肠运动的形式

1. 紧张性收缩　其意义与胃紧张性收缩相似，此外，它使小肠腔中保持一定压力，有利于营养物质的吸收。

2. 分节运动　是一种以环行肌为主的节律性收缩和舒张活动。表现为在食糜所在的一段肠管，环行肌间隔一定距离，多部位同时收缩，将食糜分成许多节段，数秒后原来收缩处舒张，原来舒张处收缩，使食糜形成新的节段，如此反复（图 6－5）。小肠分节运动的意义主要是：①使食糜与消化液充分混合，有利于化学消化；②增加食糜与肠粘膜的接触，并可促进血液和淋巴回流，有助于吸收；③由十二指肠至回肠末端，分节运动的节律递减，因此，对食糜有弱的向下推进作用。

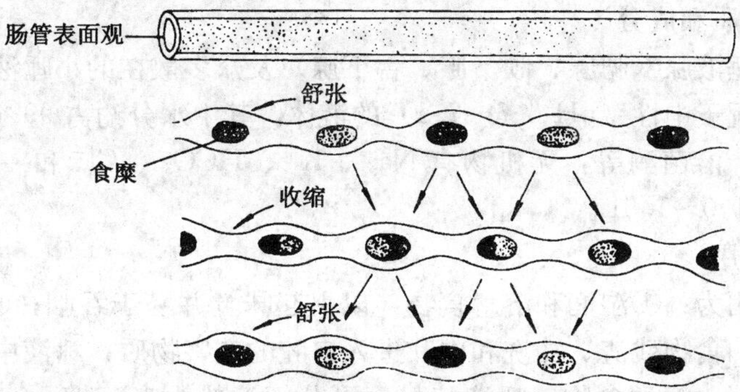

图 6－5　小肠分节运动的示意图

3. 蠕动　是一种纵行肌和环行肌共同参与的运动。表现为向小肠远端传播的环状收缩波，可起始于小肠任何部位，一般大约行进数厘米。其意义主要是向小肠远端推进食糜。

（二）回盲括约肌的功能

回肠末端与盲肠交界处的环行肌增厚，称为回盲括约肌。当进食后回肠蠕动波到达回盲括约肌前数厘米处时，括约肌舒张，约有 4ml 食糜被推入结肠，而当食糜扩张刺激盲肠时，通过肠壁内神经丛的局部反射可使括约肌收缩，阻止食糜继续通过。因此，回盲括约肌对防止小肠内容物过快排入结肠和阻止结肠内食物残渣倒流入回肠有重要作用。

四、大肠的运动

大肠也具有与小肠类似的分节运动和蠕动，其主要特点是少而缓慢，这与大肠吸收水分和暂时贮存粪便的功能是相适应的。大肠还有一种进行快、传播远的强有力的蠕动，称为**集团蠕动**。集团蠕动多发生于清晨或饭后，可能是胃内容物进入十二指肠引起十二指肠-结肠反射所致。集团蠕动可将大肠内容物一直推送到降结肠、乙状结肠，甚至直肠而引起便意。

五、排便

食物残渣中的水分绝大部分被大肠粘膜吸收，经细菌的发酵腐败作用后形成**粪便**。粪便中还包括脱落的肠上皮细胞、细菌、胆色素衍生物等。

排便是一种反射活动。正常人直肠内没有粪便，当粪便被推入直肠时，可刺激肠壁上的压力感受器，冲动沿传入神经传至中枢，再由传出神经传出，引起降结肠、乙状结肠和直肠平滑肌收缩，而肛门括约肌舒张，产生排便反射。

排便反射的初级中枢在脊髓腰骶部。排便反射受大脑皮层的控制，如条件不许可排便，大脑皮层可发出冲动抑制脊髓初级排便中枢的活动，抑制排便。如果经常有意识地抑制排便，一方面可使直肠壁压力感受器的敏感性降低；另一方面，粪便在大肠中停留过久，水分被吸收而变得干硬，这是产生“习惯性”便秘的重要原因。

第三节　消化液的分泌

一、唾液

（一）唾液的性质和成分

唾液是三对大唾液腺（腮腺、颌下腺、舌下腺）及众多散在的小唾液腺分泌的混合液。

唾液为无色、近于中性（pH 6.6～7.1）的液体。其中水分约占 99％，有机物主要为粘蛋白、唾液淀粉酶、溶菌酶等，无机物有 Na^+、K^+、HCO_3^-、Cl^- 和一些气体分子。正常成人每日分泌量为 1.0～1.5L。

（二）唾液的作用

唾液的主要作用为：①湿润和溶解食物，以引起味觉并易于吞咽；②清洁和保护口腔。唾液可清除口腔内的食物残渣、冲洗和中和进入口腔的有害物质，唾液中的溶菌酶有一定的杀菌作用；③初步消化糖类食物。唾液淀粉酶可分解淀粉为麦芽糖。淀粉酶的最适 pH 是 7.0；④排泄进入体内的有毒物质，如铅、汞、碘等。

（三）唾液分泌的调节

唾液分泌的调节基本上是神经反射性的。食物对口腔产生的机械、化学和温度刺激，可反射性地引起唾液分泌。唾液分泌的基本中枢在延髓。唾液分泌还可形成条件反射，如望梅止渴、谈论美味食品时引起的唾液分泌都是条件反射性唾液分泌。

二、胃液

纯净的胃液是一种无色、透明的酸性液体，pH 为 0.9～1.5。正常成人每日分泌量为 1.5～2.5L。

（一）胃液的主要成分及作用

1. 盐酸　也称胃酸，由泌酸腺的壁细胞分泌。盐酸的生理作用包括：激活胃蛋白酶原，并为胃蛋白酶提供适宜的作用环境；使食物中的蛋白质变性而易于水解；杀死进入胃内的细菌，使胃和小肠维持相对无菌的状态；刺激胰液、胆汁和小肠液的分泌；有助于小肠对钙和铁的吸收。

胃液中的 H^+ 浓度比血浆高 300～400 万倍。因此，壁细胞分泌 H^+ 是逆着巨大的浓度梯度进行的，要消耗大量能量。壁细胞顶部细胞膜内陷形成的分泌小管是分泌 H^+ 的关键部分。分泌小管膜上有 **H^+ 泵**（或称质子泵），它是一种 H^+-K^+ ATP 酶，可水解 ATP 分子，并利用 ATP 分解释放的能量将壁细胞内的 H^+ 逆浓度梯度转运到小管腔及胃腔内。抑制 H^+ 泵的药物（奥美拉唑）已广泛用于临床治疗消化性溃疡病。

2. 胃蛋白酶原　由泌酸腺的主细胞合成并分泌。进入胃液后，在盐酸的作用下，被激活为胃蛋白酶，后者在酸性条件下可将蛋白质水解为脲和胨。胃蛋白酶发挥作用的最适 pH 为 2，随着 pH 值的升高，胃蛋白酶的活性降低，当 pH 超过 6 时，胃蛋白酶即失去活性。因此临床上治疗消化不良而给患者服用胃蛋白酶时，应与稀盐酸合用。

3. 粘液　粘液可由胃粘膜表面上皮细胞、泌酸腺的粘液颈细胞、贲门腺和幽门腺共同分泌。粘液中的主要成分是糖蛋白。胃粘液的粘稠度约为水的 30～260 倍，它形成厚的凝胶层覆盖在胃粘膜表面，具有润滑作用，减少坚硬食物对胃粘膜的机械损伤。此外，粘液还与粘膜表面上皮细胞分泌的 HCO_3^- 一起构成**“粘液-碳酸氢盐屏障”**，对防止胃腔内胃酸和胃蛋白酶对胃粘膜的损伤起着重要的保护作用。

4. 内因子　**内因子**是由壁细胞分泌的一种糖蛋白。它在胃内可与食物中的维生素 B_{12} 结合形成复合物，以防止小肠内蛋白水解酶对维生素 B_{12} 的破坏，并促进其在回肠内吸收。

（二）胃液分泌的调节

空腹时胃液分泌量很少，称基础胃液分泌，进食后分泌量大增，称消化期胃液分泌。根据消化道感受食物刺激的部位，可将消化期胃液分泌分为头期、胃期和肠期。

1. 头期　食物对口腔、咽的直接化学和机械刺激，以及与食物相关的形、声、味等对视、听、嗅觉器官的刺激，都可兴奋迷走中枢，使支配胃的迷走神经传出冲动增多，后者直接刺激胃腺，或者通过刺激胃泌素和组胺的分泌，间接促进胃液分泌。

2. 胃期　食物对胃的扩张刺激，通过迷走-迷走神经长反射和壁内神经丛短反射，可引起胃液分泌。同时，食糜中的蛋白质分解产物可直接刺激胃泌素释放，后者经血液循环引起胃液分泌。此外，胃窦部的扩张可通过壁内神经丛引起胃泌素分泌，使胃液分泌增多。

3. 肠期　食糜进入小肠后对十二指肠和空肠上部的化学和扩张刺激，可通过体液因素（主要是胃泌素）引起胃液分泌。肠期胃液分泌量较少。

消化期胃液分泌还同时受到抑制性调节，这对防止胃酸分泌过多对胃、小肠的损伤作用具有重要生理意义。抑制胃液分泌的因素主要有①酸：胃内 pH 降至 1.2～1.5 时，可直接抑制胃泌素释放，也可间接通过刺激生长抑素释放而抑制胃泌素释放，使胃液分泌减少。十二指肠的酸化（pH＜2.5），也使其释放的胃泌素减少，同时使肠抑胃素分泌增多，使胃液分泌抑制；②脂肪：进入小肠的脂肪可刺激肠抑胃素的释放，后者经血液循环至胃，抑制胃液分泌；③高渗溶液：高渗的食糜进入小肠后，可兴奋肠-胃反射和肠抑胃素释放，使胃液分泌减少。

三、胰液

胰液是胰腺的外分泌物，为无色、透明的弱碱性液体，pH 为 7.8～8.4。成人每日分泌量为 1～2L。

胰液是消化液中消化力量最强的消化液，其中含有多种消化酶。胰液中的电解质主要有 HCO_3^-，还有 Na^+、K^+、Cl^- 等。胰液中的消化酶是由腺泡细胞分泌的，胰腺的小导管上皮细胞主要分泌水和电解质。

（一）胰液的主要成分和作用

1. 碳酸氢盐　胰液中的碳酸氢盐主要是由胰腺的小导管上皮细胞分泌。它的主要作用是中和进入十二指肠内的胃酸，防止其对粘膜的损伤，HCO_3^- 还可为肠内各种消化酶提供适宜的 pH 环境。

2. 蛋白质消化酶　包括胰蛋白酶原、糜蛋白酶原等。胰液进入小肠后，胰蛋白酶原被肠致活酶激活转变为胰蛋白酶。后者进一步激活糜蛋白酶原，并且也能使胰蛋白酶原活化。胰蛋白酶和糜蛋白酶分别能水解蛋白质为多肽，当它们同时消化蛋白质时，产物为小肽和氨基酸。

3. 胰淀粉酶　可将淀粉水解为麦芽糖。后者经麦芽糖酶消化为葡萄糖。

4. 胰脂肪酶、胆固醇酯酶和磷脂酶统称为胰脂酶，可分别水解甘油三酯、胆固醇酯和磷脂。

5. 核酸酶　包括 DNA 酶和 RNA 酶，分别水解 DNA 和 RNA。

（二）胰液分泌的调节

进餐引起胰液大量分泌是通过神经体液调节（特别是体液调节）而实现的。①迷走神经：进食可兴奋迷走神经，主要引起腺泡细胞分泌胰酶。②胆囊收缩素（CCK）：食糜中的蛋白水解产物、脂肪酸、脂肪等，可刺激十二指肠和空肠上部粘膜中内分泌细胞分泌 CCK，后者经血液循环至胰腺，主要刺激腺泡细胞分泌大量的胰酶。③促胰液素：胃酸和蛋白质消化产物可刺激小肠上部分泌促胰液素，后者主要作用于小导管的上皮细胞，使胰液中水和 HCO_3^- 分泌大量增加，HCO_3^- 浓度较高，而酶含量较少（图 6－6）。

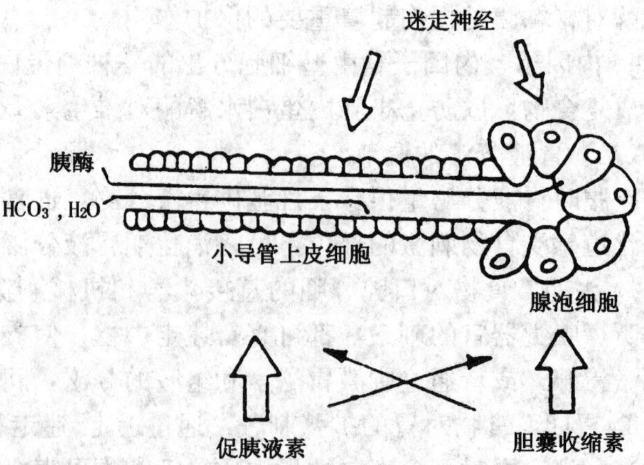

图 6－6　胰液分泌调节的示意图

四、胆汁

胆汁是由肝细胞生成的。肝细胞不断地生成胆汁，由肝管经胆总管排入十二指肠，或由肝管转入胆囊管而贮存在胆囊内，消化时再由胆囊排出，进入十二指肠。

（一）胆汁的性质和成分

成人每日分泌胆汁约 800～1000ml。由肝细胞直接分泌的胆汁呈金黄色，pH 约 7.4，在胆囊中贮存过的胆汁因被浓缩而颜色变深，并因碳酸氢盐被胆囊吸收而呈弱酸性（pH 6.8）。

胆汁的成分很复杂，除水分和钠、钾、钙、碳酸氢盐等无机成分外，有机成分有胆汁酸、胆色素、脂肪酸、胆固醇、卵磷脂和粘蛋白等。胆汁中没有消化酶。胆汁酸与甘氨酸或牛磺酸结合形成的钠盐或钾盐称为胆盐，它是胆汁参与消化和吸收脂肪的主要成分。

（二）胆汁的作用和胆盐的肠肝循环

胆汁对脂肪的消化和吸收有重要作用。

1. 乳化脂肪　胆汁中的胆盐、胆固醇和卵磷脂可作为乳化剂，降低脂肪的表面张力，使脂肪颗粒分解成许多微滴，从而增加了胰脂肪酶作用的表面积，使其分解脂肪的速度加快。

2. 促进脂肪的吸收　胆盐可与脂肪分解产物如脂肪酸、甘油一酯、胆固醇等形成水溶性复合物，称为**混合微胶粒**，可将不溶于水的脂肪分解产物携带通过肠粘膜表面的水层，达到肠粘膜，从而促进脂肪分解产物的吸收。

3. 促进脂溶性维生素的吸收　胆汁在促进脂肪分解产物吸收的同时，也促进脂溶性维生素 A、D、E、K 的吸收。

4. 促进肝细胞分泌胆汁　胆盐在回肠被吸收进入门静脉回到肝脏后，可直接刺激肝细胞分泌胆汁，这种作用称为利胆作用。

进入十二指肠内的胆盐约有 95%左右在回肠中被重行吸收入血，并经门静脉回到肝脏，被肝细胞重新分泌出来。这一过程称为**胆盐的肠肝循环**。

（三）胆汁分泌和排出的调节

胆汁分泌的神经调节主要通过迷走神经。迷走神经可直接作用于肝细胞和胆囊，引起肝胆汁分泌增加和胆囊收缩排出胆汁。

促进胆汁分泌和排出的激素有胃泌素、促胰液素和胆囊收缩素。胆囊收缩素有极强的促进胆囊收缩和奥迪括约肌舒张的作用，是进食蛋白质和脂肪类食物后引起胆囊收缩、胆汁排出的重要调节因素。此外，通过肠肝循环返回肝脏的胆盐对肝细胞分泌胆汁也有促进作用。

五、小肠液

小肠液是由十二指肠腺和肠腺分泌的弱碱性液体，pH 约为 7.6。在成人其分泌量每日约 1～3L。

小肠液中除水和电解质外，还有粘液和免疫球蛋白和肠致活酶。

小肠液的主要作用是：①稀释消化产物，以利于吸收的进行；②为营养物质的吸收提供媒介；③肠腺分泌的肠致活酶可激活胰蛋白酶原；④十二指肠腺能分泌较多 HCO_3^-，中和胃酸，保护十二指肠粘膜。

第四节　吸　收

食物的成分或其消化后的产物通过上皮细胞进入血液和淋巴的过程称为**吸收**。吸收为机体提供了营养物质，因而具有重要的生理意义。

一、吸收的部位

消化管的不同部位吸收能力不同，这主要取决于消化管的组织结构及食物在该部位的消化程度及停留时间。

口腔和食管基本无吸收功能，胃也仅能吸收少量水分、酒精和某些药物。由于小肠内容物进入大肠后已不含多少营养物质，因此，正常情况下大肠主要是吸收水和无机盐。

小肠是吸收的主要部位。一般情况下，糖类、蛋白质和脂肪的消化产物大部分是在十二指肠和空肠吸收的，回肠是吸收的贮备部位，但回肠有其独特的吸收功能，即主动吸收胆盐和维生素 B_{12}（图 6－7）。

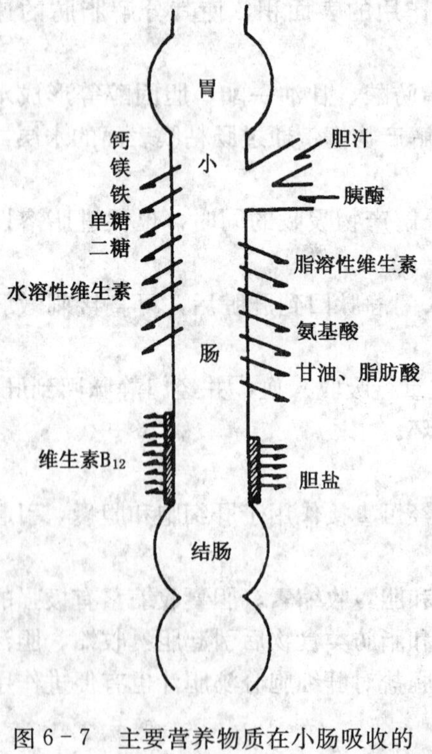

图 6－7　主要营养物质在小肠吸收的部位

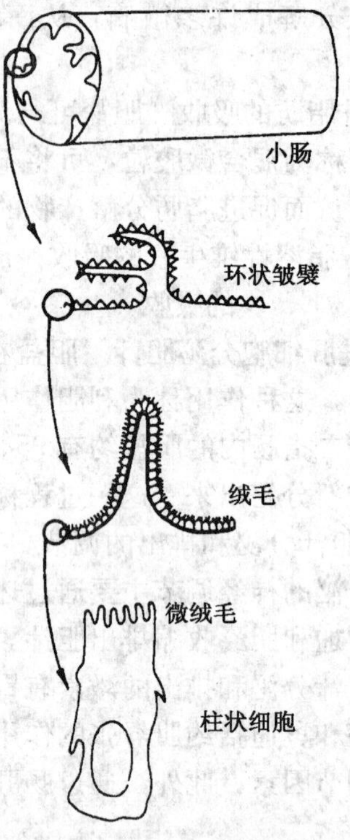

图 6－8　小肠粘膜皱襞、绒毛和微绒毛结构的示意图

小肠作为主要吸收部位所具备的有利条件主要为：①巨大的吸收面积：小肠长约 4m，它的粘膜具有环形皱襞，皱襞上又有许多绒毛突起，绒毛的外层是一层柱状上皮细胞，在电子显微镜下可以看到，柱状上皮细胞顶端的细胞膜又形成无数的突起，称为**微绒毛**（图 6－8）。环状皱褶、绒毛和微绒毛的结构，使小肠的吸收表面积比同样长短简单圆筒的面积增加了 600 倍，达到了 $200m^2$ 左右；②食物在小肠内已被分解成小分子物质，适于吸收；③食

物在小肠内停留的时间较长，可达3～8个小时，在小肠运动的协助下，营养物质有充足的时间与小肠粘膜接触，有利于吸收的进行。此外小肠绒毛内有丰富的毛细血管和毛细淋巴管，也是吸收的有利因素。

二、小肠内主要营养物质的吸收

（一）糖的吸收　糖类只有分解为单糖后才能被吸收。各种单糖吸收的速度不同：葡萄糖和半乳糖＞果糖＞甘露糖。葡萄糖的吸收是逆浓度差进行的主动转运过程。肠上皮细胞腔面膜上有可与葡萄糖和 Na^+ 结合的转运体。进入细胞内的 Na^+ 由细胞底侧膜上的钠泵转运至细胞外液；葡萄糖则以易化扩散的方式由载体运送至细胞外，再经门静脉运输至肝。

（二）蛋白质的吸收　蛋白质必须被消化成氨基酸后才能被吸收。氨基酸的吸收是主动的，也是与 Na^+ 的吸收相耦联的。氨基酸经过肠壁毛细血管进入血液循环。

（三）脂肪的吸收　脂肪分解成脂肪酸、甘油一酯及少量甘油后，与胆盐形成混合微胶粒，转运至小肠粘膜表面再分离出来进入上皮细胞内，胆盐则遗留在肠腔中。在粘膜上皮细胞内，中、短链脂肪酸及其组成的甘油一酯可直接扩散至组织液中，经血液而被吸收；而长链脂肪酸在细胞内重新与甘油一酯或甘油合成甘油三酯，后者与载脂蛋白形成**乳糜微粒**，然后被释放入组织间液，进入淋巴循环而被吸收。因此，脂肪可经血液及淋巴两种途径吸收，以淋巴为主。

（四）水的吸收　肠道内水分都是被动吸收的。渗透压梯度是水吸收的主要动力。成人每日由肠道吸收的液体总量约8L。

（五）无机盐的吸收　单价碱性盐类如钠、钾等的吸收很快，而多价碱性盐如钙、镁等则吸收较慢。

1. 钠的吸收　成人每日摄入的钠和消化液中所含的钠绝大部分（95％～99％）可被小肠粘膜吸收。钠的吸收是一个主动过程，依靠肠上皮细胞底侧膜上的钠泵而实现。钠泵将细胞内钠泵出后，细胞内钠浓度降低，肠腔内的钠便可顺电-化学梯度向细胞内扩散。

钠泵活动产生的电位差则有利于肠腔内负离子如 Cl^-、HCO_3^- 的被动吸收。

2. 钙的吸收　食物中的钙只有小部分被吸收。钙吸收是主动转运过程，在细胞的底侧膜上存在钙泵。

影响钙吸收的因素主要有：①肠腔内pH环境：pH为3时，钙呈离子状态易被吸收；②维生素D：维生素D能促进钙从肠腔进入肠上皮细胞，并从细胞进入血液；③机体对钙的需要量：儿童、孕妇和乳母的吸收量增加；④凡能使钙沉淀的因素都能阻止钙的吸收，如磷酸盐可与钙形成不溶解的磷酸钙而沉淀。

3. 铁的吸收　食物中的铁大部分是三价铁，必须还原成亚铁才能被吸收。维生素C、胃酸可促进铁的吸收，孕妇、儿童及失血者对铁的需求量大，铁的吸收也快。食物中草酸、磷酸等可与铁形成不溶性化合物而阻止其吸收。

练习题与参考答案

一、名词解释

1. 消化和吸收
2. 胃肠激素
3. 胃的容受性舒张
4. 胃排空
5. 胆盐的肠-肝循环
6. 内在神经系统

二、填空题

1. 支配消化道的迷走神经节后纤维释放的递质主要为________，可使消化道活动______。
2. 支配消化道的交感神经节后纤维释放的递质主要为________，可使消化道活动______。
3. 消化道的内在神经丛包括________神经丛和________神经丛。
4. 分泌胃泌素的细胞主要分布于________和________，它对胃酸分泌有________作用。
5. 胆囊收缩素的主要作用为________和________。
6. 促胰液素主要作用于胰腺的________细胞，促进胰液中________和________的大量分泌。
7. 胃液中的盐酸是由________细胞分泌的。
8. 胃蛋白酶原是由________细胞分泌的，在________的作用下可转变为有活性的胃蛋白酶。
9. 内因子是由________细胞分泌的，内因子的作用是________。
10. 胆盐的主要作用是促进________的消化与吸收。
11. 胆盐在________被重吸收后回肝脏再重新被分泌至小肠的过程称为________。
12. 胃肠道吸收营养物质的主要部位是________。
13. 吸收胆盐的部位是________，吸收维生素 B_{12} 的部位是________。
14. 小肠的运动形式主要有________、________和________。
15. 抑制胃酸分泌的主要因素是________、________和________。
16. 成人每日由小肠吸收液体的总量约________L。

三、单项选择题

1. 下列对消化和吸收概念的叙述，错误的是（　　）
   A. 消化是食物在消化道内被分解为小分子的过程
   B. 消化可分为机械性和化学性消化两种
   C. 小分子物质透过消化道粘膜进入血液循环的过程为吸收
   D. 消化和吸收是两个相关的过程
   E. 消化主要在胃中完成，吸收主要在小肠内完成
2. 对肠道内在神经系统的叙述，错误的是（　　）
   A. 包括粘膜下神经丛和肌间神经丛
   B. 含有大量神经元和神经纤维
   C. 与外来神经没有结构和功能联系
   D. 可以完成局部反射
   E. 是一个完整的、相对独立的系统
3. 下列哪一项不是唾液的生理作用（　　）

A. 部分消化淀粉
B. 部分消化蛋白质
C. 湿润与溶解食物
D. 清洁和保护口腔
E. 杀灭食物中细菌

4. 关于胃排空，不正确的是 ( )
A. 胃的蠕动是胃排空的动力
B. 混合性食物在进餐后 4～6 小时完全排空
C. 液体食物排空速度快于固体食物
D. 糖类食物排空最快，蛋白质最慢
E. 迷走神经兴奋促进胃排空

5. 由胃排空的速度最慢的物质是 ( )
A. 糖
B. 蛋白质
C. 脂肪
D. 糖与蛋白的混合物
E. 糖、蛋白和脂肪的混合物

6. 消化力最强的消化液是 ( )
A. 唾液
B. 胃液
C. 胆汁
D. 胰液
E. 小肠液

7. 胰液中不含 ( )
A. HCO_3^-
B. 胰蛋白酶原
C. 糜蛋白酶原
D. 淀粉酶和脂肪酶
E. 肠致活酶

8. 胃酸的生理作用不包括哪一项 ( )
A. 激活胃蛋白酶原，并为胃蛋白酶提供酸性作用环境
B. 杀死进入胃内的细菌
C. 促进胰液和胆汁的分泌
D. 促进维生素 B_{12} 的吸收
E. 促进钙和铁的吸收

9. 激活胃蛋白酶原的物质是 ( )
A. 唾液
B. 盐酸
C. 内因子
D. 胆盐
E. 肠致活酶

10. 对胃泌素分泌起促进作用的是 ( )
A. 葡萄糖
B. 淀粉
C. 蛋白质
D. 蛋白质分解产物
E. 胆盐

11. 引起促胰液素释放的主要因素是 ( )
A. 胃酸
B. 葡萄糖
C. 脂肪
D. HCO_3^-
E. 胆盐

12. 促进胰腺分泌 HCO_3^- 最强的是 ( )
A. 生长抑素
B. 乙酰胆碱
C. 胃泌素
D. 胆囊收缩素
E. 促胰液素

13. 对胰酶分泌促进作用最强的是 ( )
A. 生长抑素
B. 胃泌素
C. 胆囊收缩素
D. 促胰液素
E. 胰岛素

14. 使胰蛋白酶原活化的最重要物质是 ( )
A. 糜蛋白酶
B. 胰蛋白酶本身
C. 肠致活酶
D. 盐酸
E. HCO_3^-

15. 对蛋白质消化力最强的消化液是 ( )
A. 唾液
B. 胃液
C. 胰液
D. 小肠液
E. 胆汁

16. 下列关于胆汁的描述，正确的是（　　）
A. 非消化期无胆汁分泌
B. 葡萄糖是引起胆汁分泌最强的因素
C. 胆汁中含有脂肪消化酶
D. 胆汁中与消化有关的成分是胆盐
E. 胆盐可促进蛋白的消化和吸收

17. 关于营养物质吸收的叙述，错误的是（　　）
A. 糖以单糖形式吸收入血
B. 蛋白质以氨基酸形式吸收入血
C. 脂肪吸收的主要途径是进入淋巴
D. 糖、蛋白质和脂肪的吸收均与 Na^+ 的主动转运有关
E. 脂肪以乳糜颗粒形式被肠粘膜吸收

18. 主要在回肠吸收的物质是（　　）
A. 脂肪酸
B. 维生素 B_{12}
C. 内因子
D. 氨基酸
E. 脂溶性维生素

19. 糖吸收的分子形式是（　　）
A. 淀粉
B. 多糖
C. 寡糖
D. 麦芽糖
E. 单糖

20. 蛋白质主要以下列哪种形式吸收（　　）
A. 蛋白质
B. 多肽
C. 寡肽
D. 二肽和三肽
E. 氨基酸

21. 小肠粘膜吸收葡萄糖时，同时转运的离子是（　　）
A. Na^+
B. Cl^-
C. K^+
D. Ca^{2+}
E. Mg^{2+}

22. 排便反射的初级中枢位于（　　）
A. 脊髓腰骶段
B. 脊髓胸腰段
C. 延髓
D. 中脑
E. 下丘脑

四、问答题

1. 请叙述胃液的组成和生理作用。
2. 请叙述胰液的主要成分和作用。
3. 请叙述胆汁的主要成分和作用。
4. 小肠有哪几种运动形式？各有何作用？
5. 营养物质主要在小肠吸收的原因为何？

参考答案

一、名词解释

1. 消化是指食物在消化道内被解为可被吸收的小分子的过程；吸收是指食物经消化后，通过消化道粘膜进入血液循环的过程。
2. 胃肠激素是指消化道粘膜中的内分泌细胞所分泌的激素。
3. 当咀嚼和吞咽时，食物刺激口腔、咽和食管时，可反射性地引起胃体和胃底肌肉的舒张，称为容受性舒张。

4. 胃排空是指食物由胃排入十二指肠的过程。
5. 肝脏分泌的胆盐，绝大部分在回肠重吸收，经门静脉回到肝脏后，再重新随胆汁分泌到小肠中，这一过程称为胆盐的肠-肝循环。
6. 胃肠道的管壁内存在的神经元，它们之间通过短的神经纤维形成网络联系，构成的一个完整的、可以独立完成反射活动的整合系统，称为内在神经系统。

二、填空题

1. 乙酰胆碱　增强
2. 去甲肾上腺素　减弱
3. 粘膜下　肌间
4. 胃窦　小肠上段　促进
5. 促进胆囊收缩　促进胰酶分泌
6. 导管上皮　水　HCO_3^-
7. 壁
8. 主　盐酸
9. 壁　促进维生素 B_{12}的吸收
10. 脂肪
11. 回肠　胆盐的肠-肝循环
12. 小肠
13. 回肠　回肠
14. 蠕动　紧张性收缩　分节运动
15. 盐酸　脂肪　高渗溶液
16. 8

三、单项选择题

1. E	2. C	3. B	4. D	5. C	6. D	7. E	8. D
9. B	10. D	11. A	12. E	13. C	14. C	15. C	16. D
17. E	18. B	19. E	20. E	21. A	22. A		

四、问答题

1. 胃液的组成和作用：①盐酸：可激活胃蛋白酶原，并为胃蛋白酶的作用提供酸性环境；杀死进入胃内的细菌；促进胰液和胆汁的分泌；有益于 Ca^{2+} 和 Fe^{2+} 的吸收。②胃蛋白酶原：被激活为胃蛋白酶后，可水解蛋白质为脲和胨。③粘液：保护胃粘膜免受机械和化学损伤。④内因子：保护维生素 B_{12}并促进它在回肠的吸收。

2. 胰液是无色无臭的碱性液体，其成分有水、无机物和有机物。无机物有 Na^+、K^+、Cl^- 和 HCO_3^- 等离子。有机物主要是消化酶。胰液中的碳酸氢盐能中和进入十二指肠的胃酸，并为小肠内多种消化酶提供最适 pH 环境（pH7～8）。胰液中的消化酶种类繁多，主要有胰淀粉酶：水解淀粉为麦芽糖和葡萄糖；胰脂肪酶：可将脂肪水解为甘油和脂肪酸；胰液中的胆固醇酯酶和磷脂酶 A_2 可分别水解胆固醇脂和磷脂，前者生成胆固醇、脂肪酸，后者生成溶血磷脂和脂肪酸；蛋白水解酶：主要有胰蛋白酶原和糜蛋白酶原，激活后变为胰蛋白酶和糜蛋白酶，通过它们的共同作用，使蛋白质分解为多肽和氨基酸。此外，胰液中还有羧基肽酶，可将多肽进一步分解为氨基酸；DNA 酶、RNA 酶：可使相应的核酸水解为单核苷酸。

3. 胆汁的作用主要有：①乳化脂肪：胆汁中的胆盐和卵磷脂是乳化剂，可将脂肪乳化为微滴，从而增加胰脂肪酶作用的面积，促进脂肪的消化。②促进脂肪的吸收：胆盐达一定浓度后，便会聚集成微胶粒，并与脂肪分解产物形成水溶性的混合微胶粒。胆盐作为运载工具，使不溶于水的脂肪分解产物通过小肠纹状缘表面的非流动水层而被小肠粘膜吸收。③通过促进脂肪分解产物的吸收，从而促进脂溶性维生素 A、D、E、K 的吸收。④胆汁在十二指肠内可中和一部分胃酸。此外，它还可通过胆盐的肠肝循环促进其自身的分泌。

4. 小肠运动形式主要有：①紧张性收缩，它是其他运动形式有效进行的基础，使小肠保持一定的形状和位置，并使肠腔内保持一定压力，有利于消化和吸收。②分节运动，其作用是使食糜与消化液充分混合，增加食糜与肠粘膜的接触，促进肠壁血液淋巴回流，这都有助于消化和吸收。③蠕动，其作用是将食糜向远端推送一段，以便开始新的分节运动。

5. 主要是因为：①食物在小肠内停留时间较长；②食物在小肠内已彻底被消化成适于吸收的小分子物质；③小肠粘膜面积大，它通过环状皱褶、绒毛和微绒毛结构，使吸收面积增大。此外，小肠绒毛血液和淋巴供应丰富，也是有利于吸收的因素。

第七章　能量代谢与体温

第一节　能量代谢

新陈代谢是生物体生命活动的基本特征。新陈代谢表现为机体不断地从环境中摄取营养物质，合成为自身所用的物质，同时又不断地分解自身的物质排出体外。物质在合成过程中需要能量，物质分解过程中，蕴藏在物质中的化学能便释放出来，作为机体各种生理功能的能源。通常将机体内伴随物质合成和分解而产生的能量释放、转移和利用称为**能量代谢**。

一、能量的来源和利用

（一）能量的来源

人体不能利用外部供给的任何形式的能量来维持生理活动，人体惟一能够利用的能量来源于食物。食物中糖、脂肪、蛋白质的分子结构中蕴藏着化学能，在氧化分解过程中碳氢键断裂，除生成 CO_2 和 H_2O 以外，同时还释放出能量。

我国人所摄取的食物中糖的比例最大，机体所需能量约 70％来自糖，其次为脂肪，很少由蛋白质供能。只有在糖和脂肪供应不足时才依靠蛋白质分解供能。

每 1 克食物被氧化时所释放出来的热量称为该**食物的热价**（或卡价），不同食物氧化时释放的热量不同：糖为 17.2kJ（4.1kcal），脂肪为 39.7kJ（9.5kcal），蛋白质为 18.0kJ（4.3kcal）。食物的热价是合理配置饮食的科学依据。

营养物质在体内氧化时都要消耗氧和产生二氧化碳。某种营养物质氧化时在同一时间内二氧化碳产生量与氧消耗量的比值，称为**呼吸商**，即呼吸商＝CO_2 产生量（ml）/耗 O_2 量（ml）。糖的呼吸商为 1，蛋白质为 0.8，脂肪为 0.71。测定呼吸商可以估计在某一特定时间内，机体氧化营养物质的种类和它们大致的比例。如能源主要是糖类时呼吸商接近于 1.0，如主要是脂肪时呼吸商接近于 0.71。在摄取混合食物情况下，呼吸商为 0.85 左右。

机体用 1 升 O_2 氧化某一种营养物质时所产生的热量称为该物质的**氧热价**。混合食物的氧热价为 20.36kJ（4.84kcal）。

通过对营养物质热价、呼吸商和氧热价的讨论，科学家们提出了一种较为简便的方法来测算人体在一定时间内的产热量，即先测出一定时间内的耗氧量，将其与混合膳食时的氧热价（20.36kJ）相乘，即可得出该时间内的产热量。

产热量＝20.36×耗 O_2 量

（二）能量的利用

各种能源物质在体内氧化时所释放的能量中，50％以上迅速转化为热能，而其余不足50％的能量则以高能磷酸键的形式贮存于体内，供机体利用。体内最主要的高能磷酸键化合物是三磷酸腺苷（ATP）。ATP 不仅可贮能，而且又可转变为 ADP 将能量释放出来直接供能。

机体利用 ATP 提供的能量主要用于合成各种细胞组成成分及完成各种生理功能，如心脏搏动、呼吸运动、消化管运动、消化腺分泌、神经冲动传导，以及肌肉收缩做功。

除骨骼肌收缩所完成的机械外功外，其余在体内完成的各种功能最后也都转变为热能。因此，机体所利用的食物中的化学能应等于最终转化成为热能和外功之和。

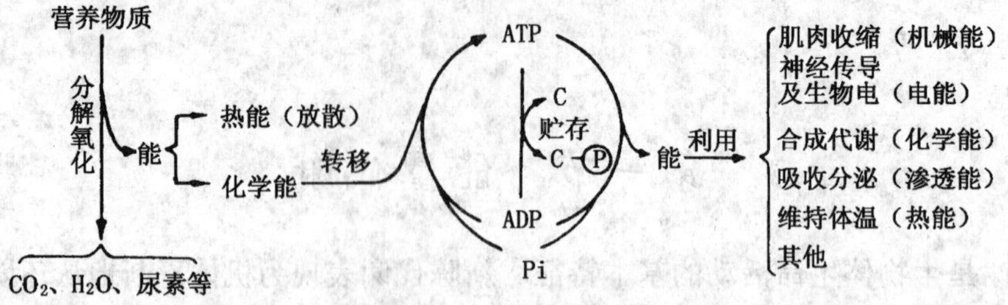

图 7-1　体内能量的释放、转移、贮存和利用的示意图

Pi：无机磷酸；C：肌酸；C—Ⓟ磷酸肌酸

二、影响能量代谢的因素

影响能量代谢的因素很多，主要有以下 4 个方面。

（一）肌肉活动

对人体能量代谢的影响最为显著，任何轻微活动都可提高能量代谢率，剧烈运动或劳动时更高。从下表可以看出劳动或运动对能量代谢的影响。

表 7-1　劳动或运动时人体的能量代谢值

	平均产热量［$kJ/(m^2 \cdot min)$］
静卧休息	2.73
洗衣服	9.89
扫　地	11.36
打排球	17.04
踢足球	24.96

（二）环境温度

人在安静时的能量代谢，在 20～30℃的环境中最为稳定。当环境温度降低或升高时，能量代谢率均可提高。环境温度低时代谢率增加，主要是由于低温寒冷，机体发生寒战和骨骼肌张力增高所致；高温可使体内生化反应速度加快、发汗机能旺盛和呼吸循环机能增强，致产热量提高。

（三）精神活动

当精神紧张和情绪激动时，由于骨骼肌张力增加、交感神经兴奋和促进产热的激素（肾上腺素、甲状腺激素等）释放，能量代谢可显著提高。

（四）食物的特殊动力效应

进食后 1～8h 左右，机体即使处于安静状态，其产热量也比进食前高。这种食物引起机体产生额外热量的作用称为**食物的特殊动力效应**。这种作用因食物的种类而异：进食蛋白质产生额外热量可达 30%左右，脂肪和糖类增加的热量约为 4%～6%，混合食物可增加 10%左右。

除以上 4 方面因素外，性别、年龄及体格的大小也会影响能量代谢。通常能量代谢值以单位时间（分）、单位体表面积（m^2）的千焦耳（kJ）值表示，即 $kJ/(m^2 \cdot min)$。

三、基础代谢与基础代谢率

基础代谢是指人体在基础状态下的能量代谢。单位时间内的基础代谢称为**基础代谢率**(BMR)。基础状态是指人处在清醒而又非常安静、不受肌肉活动、环境温度、食物特殊动力效应及精神紧张等因素影响时的状态。测定基础代谢率时要求：①清晨、空腹12小时以上；②平卧、肌肉放松；③室温20～25℃；④清醒、排除紧张和焦虑。

在基础状态下，人体代谢较低且稳定，能量消耗主要用于维持心跳、呼吸等基本生命活动。

基础代谢率以kJ/（m^2·h）来表示。临床常用超出或低于正常平均值的百分数来表示，一般不超出±15%，均属正常。基础状态下的能量代谢，主要用于维持基本的生命活动，基础代谢率比一般安静时要低些，但并不是最低的，因为熟睡时的代谢率更低些。

（一）基础代谢率的生理变动

男性略高于女性，幼年人高于成年人，且随年龄增长而降低（表7-2）。

（二）基础代谢率测定的临床意义

甲状腺功能改变影响基础代谢率最为显著。甲状腺功能亢进时，基础代谢率可超过正常平均值的25%～80%；甲状腺功能低下时，可低于正常平均值的20%～40%。因此，基础代谢率的测定是诊断甲状腺疾病的重要辅助手段。人体发热时，体温每升高1℃，基础代谢率约升高13%。

表7-2　我国正常人基础代谢率的平均值［kJ/（m^2·h）］

性别	11～15岁	16～17岁	18～19岁	20～30岁	31～40岁	41～50岁	>51岁
男	195.4	193.3	166.1	157.7	158.6	154.0	149.0
女	172.4	181.6	154.0	146.4	146.9	142.3	138.5

第二节　正常体温及其波动

人体的温度可分为体表温度和深部温度。机体表层的温度各部分差异很大，且易受环境温度的影响而不稳定。机体深部的温度虽然由于各器官的代谢水平不同也有差异，但由于血液的循环流动，各器官的温度比较接近，也比较稳定。

一、体温及其相对稳定的意义

体温是指机体深部的平均温度，也即血液温度。由于血液温度不易测量，通常测量腋窝、口腔或直肠的温度代表体温。

体温的稳定是保证机体新陈代谢和生命活动正常进行的必要条件，因为新陈代谢是一系列酶参与下的生物化学反应。酶只有在适宜的温度下才能具有最好的活性，体温过高可引起酶蛋白变性，温度过低则酶的活性降低，这样就会由于代谢过程的紊乱而出现种种机能障碍，严重时影响生命活动。

二、体温的正常波动

（一）正常体温

腋窝、口腔和直肠的温度不完全相同，其中直肠温度较高，也较稳定，接近人体深部温度，平均值为36.9～37.9℃；口腔温度平均温度比直肠温度低0.3℃，平均值为36.6～37.6℃；腋窝温度平均比口腔温度低0.4℃，平均值为36.0～37.4℃。

（二）体温的生理波动

在生理情况下，人体正常体温可随昼夜周期、年龄、性别、环境温度、精神和体力活动等因素而有一定幅度的变化。

1. 昼夜变化：体温在一昼夜间呈现周期性波动。清晨2～6时体温最低，午后1～6时体温最高，波动幅度一般不超过1℃。

2. 性别：女性基础体温略高于男性，且随月经周期发生规律性变化。排卵前体温较低，排卵日体温最低，排卵后体温又回升到最高水平（图7－2），这种波动可能与黄体分泌的孕激素水平周期性变化有关。孕激素具有产热作用。

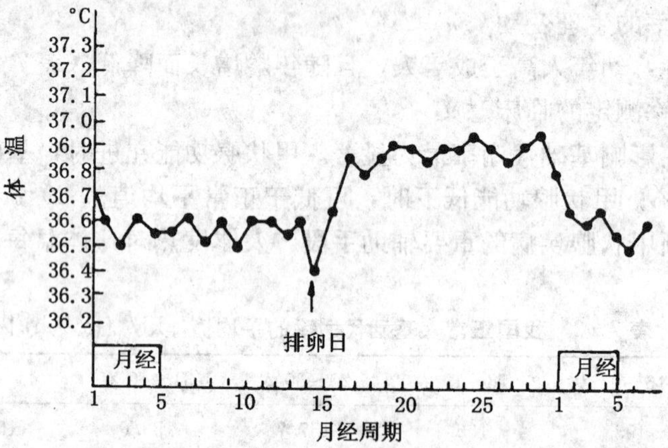

图7－2　月经周期中基础体温的变化

3. 年龄：新生儿体温易波动，这是与体温调节机制不完善有关。老年人因基础代谢率低，体温略偏低。

4. 其他：凡影响能量代谢的因素（如肌肉活动、精神活动、食物的特殊动力效应、环境温度等）对体温均有影响。

第三节　体温调节

人体体温之所以能保持恒定是由于在体温调节机制的控制下，产热和散热两个生理过程取得动态平衡的结果（图7－3）。

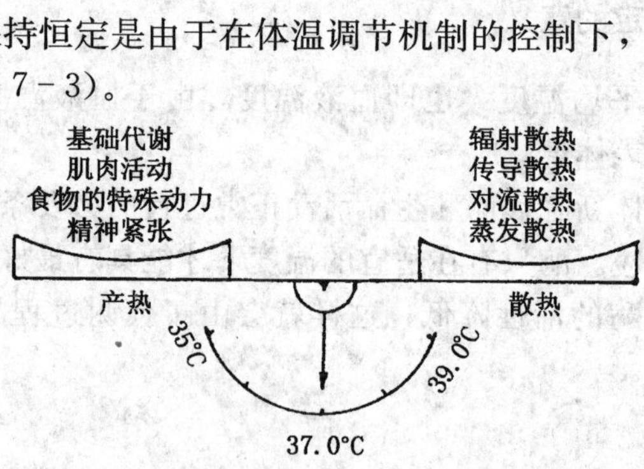

图7－3　人体产热与散热过程的平衡

一、产热过程与散热过程

(一) 产热过程

体内各组织器官在进行物质代谢时都释放出能量，其中绝大部分转换成热量。不同器官代谢强度不同，其产热量也不同。

人体在安静状态下，热量主要来自内脏器官，其中主要是肝脏。但在劳动和运动时，骨骼肌则成为主要的产热器官。骨骼肌产热的潜力很大，在剧烈运动时其产热量可由平静状态下的18%上升至90%。例如在寒冷环境下发生的寒战，即骨骼肌的不随意节律性收缩，它可使机体的代谢率提高4～5倍。

(二) 散热过程

1. 散热的途径　组织器官产生的热量主要经过血液带到皮肤而散发到体外，皮肤是散热的主要途径。此外，机体还可通过呼吸、排粪和排尿等途径散发一部分热量。

2. 皮肤散热的方式　皮肤散热的方式主要有辐射、传导、对流和蒸发4种方式。

(1) 辐射　**辐射**是机体以热射线形式将体热传给外界较冷物体的一种散热方式。辐射散热的量与皮肤和环境温差以及机体有效辐射面积有关。温度差越大，或有效辐射面积越大，则辐射散热量也越大。

(2) 传导　**传导**是机体将热量直接传给与皮肤接触的较冷物体的一种散热方式。与皮肤接触物体的导热性越好、接触面积越大、温差越大，则传导散热量越大。临床上对高热病人用冰袋、冰帽等降温措施就是根据这个道理。

(3) 对流　**对流**是机体将热量传给皮肤周围的一层空气，由于空气不断流动，即对流，便将体热放散到了空间。对流散热量的多少，主要取决于风速，风速越大，对流散热量也越大。对流是传导散热的一种特殊方式。

(4) 蒸发　当外界环境温度高于或等于体表温度时，辐射、传导和对流散热便会停止，此时，蒸发成了体表散热的惟一方式。**蒸发**是体表表面的水分汽化时吸收体热而散发的一种散热方式。蒸发分为不感蒸发（不显汗）和可感蒸发（发汗）两种方式。不感蒸发是指体内水分直接透出皮肤和呼吸道粘膜表面，并在未形成明显的水滴之前就蒸发掉的一种散热方式，它与汗腺的活动无关。可感蒸发是指通过汗腺分泌的汗液，在皮肤表面以汗滴而被蒸发的一种蒸发方式，是高温环境下的主要散热方式。

汗液中水分占99%，固体成分不到1%。固体成分中主要是NaCl。汗液是汗腺主动分泌的一种低渗液体，故大量出汗时因水分的丢失多于NaCl的丢失，可导致高渗性脱水。

发汗是一种反射活动，主要的发汗中枢位于下丘脑。人体小汗腺受交感神经支配。支配汗腺的交感神经末梢释放乙酰胆碱，能促进汗腺分泌。汗腺分泌量可有很大变化，夏季高温环境或剧烈运动及劳动时，汗腺分泌量可达每小时1.5L或更多。通过汗液的蒸发可散发大量体热。

二、体温调节

(一) 温度感受器

温度感受器分为两类：外周温度感受器和中枢温度感受器。外周温度感受器包括热觉感受器和冷觉感受器，存在于人体皮肤、粘膜和内脏中，是对温度变化敏感的游离神经末梢。中枢温度感受器是分布在脊髓、延髓、脑干网状结构及下丘脑中的温度敏感神经元，包括热敏神经元和冷敏神经元。

（二）体温调节中枢

具有体温调节作用的中枢结构广泛存在于各级神经中枢，但动物实验观察到只要保持下丘脑及其以下部位的神经结构完整，动物即有保持体温相对稳定的能力；相反，若破坏下丘脑则体温的相对稳定就不能维持。因此，下丘脑被认为是体温调节的基本中枢部位。主要是下丘脑的视前区-下丘脑前部（PO/AH）是中枢整合机构的中心部位。

（三）体温调节过程

当来自外周温度感受器或流经下丘脑的血液温度的改变，都可将信息传至体温中枢。体温中枢对传入的温度信息进行整合后，其传出信息主要通过①交感系统调节皮肤血管舒缩反应和汗腺分泌；②躯体神经改变骨骼肌的活动，如寒冷时的寒战；③甲状腺激素和肾上腺髓质激素的分泌活动来调节机体的代谢率。

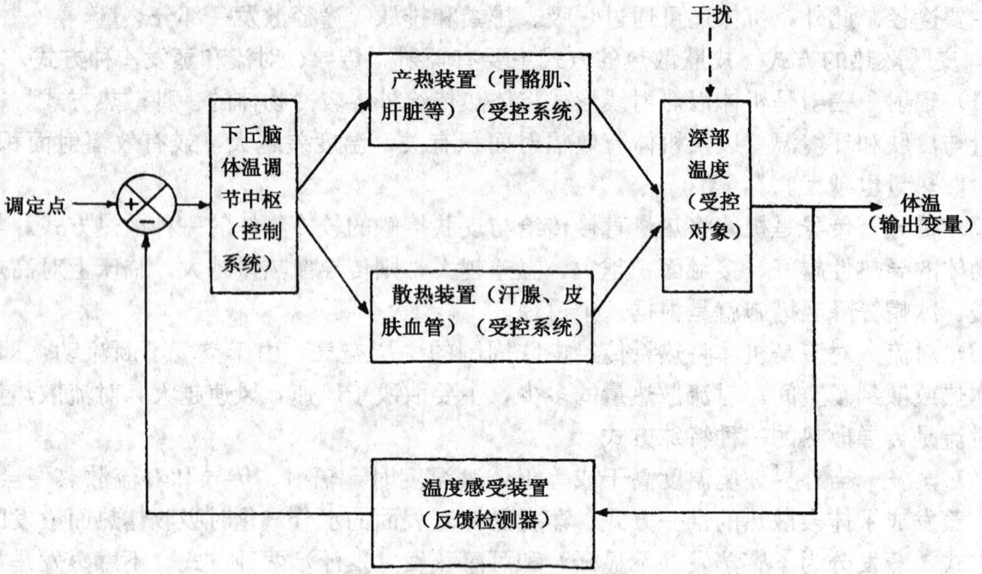

图 7－4　体温调节自动控制的示意图

视前区-下丘脑前部的温度敏感神经元可能在体温调节中起着调定点的作用。所谓**调定点**是指控制体温稳定的平衡点，类似恒温装置中的控制器。调定点有其自身设定的温度值，当体温偏离调定点的温度值时，经过中枢整合后即可调节产热或散热过程，使体温升高或降低，以维持体温稳定于调定点的温度值上（图 7－4）。例如调定点设定的温度值为 37℃，当体温超过 37℃时，可刺激热敏神经元兴奋，它发出的冲动将引起散热增加（出汗等）、产热减少，将升高的体温降至 37℃。相反，当体温低于 37℃时，则可刺激冷敏神经元，引起产热增加（寒战等）和散热减少，使产热大于散热，将体温回升到 37℃。

调定点学说认为，病原微生物的致热原可作用于调定点，使其设定的温度值上移，如果设定于 39℃，则病人即使体温已达 38℃，仍因低于调定点设定的数值而出现产热兴奋（寒战）散热抑制（皮肤血管收缩、无汗）的表现，使体温继续上升。直到体温升高到 39℃以上后才出现散热反应。

练习题与参考答案

一、名词解释

1. 能量代谢　　2. 食物的热价
3. 基础代谢率　　4. 体温

二、填空题

1. 机体利用能量进行各种生命活动，除肌肉所做的外功外，绝大多数都最终转换成______。
2. 体内产生的能量，其总量的50%以上转化为__________，其余部分则以自由能的形式贮存于__________，体内既能贮能又能直接供能的物质是__________。
3. 影响能量代谢的因素主要有__________、__________、__________和__________，其中影响作用最显著的因素是__________。
4. 甲状腺功能亢进时，基础代谢率__________。
5. 测定基础代谢率时，应在饭后__________小时以上进行，室温应保持在__________℃之间。
6. 人体体温之所以能经常保持恒定，是由于__________和______________两个生理过程取得动态平衡的结果。
7. 人体在安静时主要产热器官是__________。在劳动或运动时，主要的产热器官是______。
8. 机体的主要散热部位是__________，皮肤的散热方式有____________、____________、__________和__________。
9. 正常成人腋窝温度的范围是__________，口腔温度的范围是__________，直肠温度的范围是__________。
10. 体温是指机体__________温度，实际工作常用__________、__________、__________的温度。
11. 一昼夜期间，体温在____________时最低，__________时最高，但波动幅度一般不超过__________。
12. 外界温度低于体表温度时，反映的散热方式主要是__________、__________和__________。
13. 当外界温度高于体表温度时，__________是皮肤散热的唯一方式。

三、单项选择题

1. 机体70%的能量来自　　（　　）
   A. 糖的氧化
   B. 脂肪的氧化
   C. 蛋白质的氧化
   D. 核酸的分解
   E. 脂蛋白的分解
2. 能直接供能的物质是　　（　　）
   A. 磷酸肌酸
   B. 三磷酸腺苷（ATP）
   C. 葡萄糖
   D. 环-磷酸腺苷
   E. 脂肪
3. 食物的氧热价是指　　（　　）
   A. 1克食物氧化时消耗的 O_2 量

B. 某物质氧化时，消耗 1 升 O_2 所产生的热量

C. 1 克食物氧化时所产生的热量

D. 1 克食物氧化时所产生的 CO_2 量

E. 以上都不是

4. 机体安静时，能量代谢最稳定的环境温度是　（　　）

A. 0～5℃

B. 5～10℃

C. 15～20℃

D. 20～30℃

E. 30～35℃

5. 进食后，使机体产生额外热量最多的是　（　　）

A. 糖

B. 脂肪

C. 蛋白质

D. 混合食物

E. 维生素

6. 能量代谢率的表示单位是　（　　）

A. kJ/（kg·h）

B. kJ/（cm·h）

C. kJ/（m^2·h）

D. kJ/kg

E. kJ/h

7. 基础代谢率的正常变化百分率应为　（　　）

A. ±25%

B. ±20%

C. ±15%

D. ±30%

E. ±5%

8. 体温是指　（　　）

A. 体表的平均温度

B. 机体深部的平均温度

C. 体表和深部的平均温度

D. 胸腔内的平均温度

E. 腹腔内的平均温度

9. 体温的昼夜间波动不超过　（　　）

A. 0.1℃

B. 0.3℃

C. 0.5℃

D. 0.8℃

E. 1℃

10. 关于体温生理变动的叙述，错误的是　（　　）

A. 女性基础体温低于男性

B. 老年人体温略低

C. 女性体温随月经周期而变动

D. 运动时体温升高

E. 体温呈昼夜周期性波动

11. 关于正常人的体温，正确的是　（　　）

A. 腋窝温＞直肠温＞口腔温

B. 腋窝温＞口腔温＞直肠温

C. 直肠温＞腋窝温＞口腔温

D. 口腔温＞直肠温＞腋窝温

E. 直肠温＞口腔温＞腋窝温

12. 在一昼夜中，体温最低的时间是（　　）

A. 清晨 2～6 时

B. 晚上 0 点以前

C. 中午 12 时左右

D. 下午 2～6 时

E. 上午 8～12 时

13. 与女子体温随月经周期变化有关的激素是　（　　）

A. 孕激素

B. 雌激素

C. 卵泡刺激素

D. 黄体生成素

E. 甲状腺激素

14. 人体最主要的散热器官是　（　　）

A. 肺

B. 肾

C. 消化道

D. 汗腺

E. 皮肤

15. 当外界温度等于或高于体表温度时，机体散热的方式是　（　　）

A. 辐射

B. 传导

C. 对流
D. 辐射和对流
E. 蒸发

16. 给高热病人酒精擦浴是为了增加（　　）
A. 辐射散热
B. 对流散热
C. 传导散热
D. 辐射散热和传导散热
E. 蒸发散热

17. 给高热病人使用冰袋是为了增加（　　）
A. 辐射散热
B. 传导散热
C. 对流散热
D. 蒸发散热
E. 对流散热和蒸发散热

18. 关于汗液的叙述，错误的是（　　）
A. 是高渗液体
B. 固体成分主要是 NaCl
C. 交感神经兴奋时分泌增加
D. 大量出汗可出现高渗性脱水
E. 分泌汗液是机体的排泄途径之一

19. 人在寒冷环境中，产热主要通过（　　）
A. 皮肤血管收缩
B. 心跳加快
C. 寒战
D. 进食增加
E. 胰岛素分泌增加

20. 体温调节的基本中枢位于
A. 下丘脑
B. 中脑
C. 脑桥
D. 延髓
E. 脊髓

21. 支配汗腺的交感神经末梢释放的递质是（　　）
A. 肾上腺素
B. 去甲肾上腺素
C. 乙酰胆碱
D. 5-羟色胺
E. 多巴胺

四、问答题

1. 试述影响能量代谢的主要因素。
2. 什么叫基础代谢率？基础代谢率的正常范围和临床意义为何？

参 考 答 案

一、名词解释

1. 能量代谢是指机体内物质代谢过程中所伴随的能量释放、转移、贮存和利用的过程。
2. 1克食物氧化时所释放出来的能量称为食物的卡价或热价。
3. 基础代谢是指人体在基础状态下的能量代谢，而单位时间内的基础代谢称为基础代谢率。
4. 体温是指体内深部的平均温度。

二、填空题

1. 热能
2. 热能　ATP　ATP
3. 肌肉活动　精神活动　食物特殊动力效应　环境温度　肌肉活动
4. 升高
5. 12　18～25
6. 产热　散热
7. 内脏　骨骼肌
8. 皮肤　辐射　传导　对流　蒸发
9. 36.0～37.4℃　36.6～37.6℃

36.9～37.9℃

10. 深部平均　口腔　腋窝　直肠

11. 清晨 2～6 时　午后 1～6 时　1℃

12. 辐射　传导　对流

13. 蒸发

三、单项选择题

1. A	2. B	3. B	4. D	5. C	6. C	7. C	8. B
9. E	10. A	11. E	12. A	13. A	14. E	15. E	16. E
17. B	18. A	19. C	20. A	21. C			

四、问答题

1. 影响能量代谢的主要因素有①肌肉活动：劳动、运动都可提高能量代谢。②精神活动：精神紧张、情绪激动时，可使肌紧张加强，并引起促进产热的激素的释放（如肾上腺素、去甲肾上腺素、糖皮质激素、甲状腺激素等），使能量代谢显著提高。③食物的特殊动力效应：各种食物中，蛋白质的特殊动力作用最大。④环境温度：在 20～30℃的环境中，能量代谢最为稳定，环境温度低于 20℃或高于 30℃时能量代谢均可提高。

2. 基础代谢是指人体在基础状态下的能量代谢。基础状态是指人处在清醒而又非常安静，不受肌肉活动、环境温度、食物及精神紧张等因素影响时的状态。单位时间内的基础代谢称为基础代谢率。不超出或不低于正常值的 15%，均属正常。基础代谢率的测定，是临床诊断甲状腺疾病的主要辅助方法，甲状腺功能亢进时，基础代谢率可明显升高，甲状腺功能低下时基础代谢率则明显降低。

第八章　尿的生成与排出

肾脏是人体最重要的排泄器官。肾脏通过生成和排出尿液，将机体代谢产生的尾产物、体内过剩的物质以及进入体内的异物及时排出体外。肾脏通过泌尿还对机体的水、电解质平衡及酸碱平衡具有重要调节作用。

第一节　肾的功能解剖与血液供应

一、肾的功能解剖

（一）肾单位和集合管

1. 肾单位　**肾单位**是肾脏结构和功能的基本单位。每个肾约有100万～150万个肾单位。每个肾单位由一个球形的肾小体和一根细长而弯曲的肾小管组成（图8-1）。

根据肾小体所在位置不同，可将肾单位分为皮质肾单位和近髓肾单位两种，它们在结构和功能上存在一定差异，其区别见表8-1。

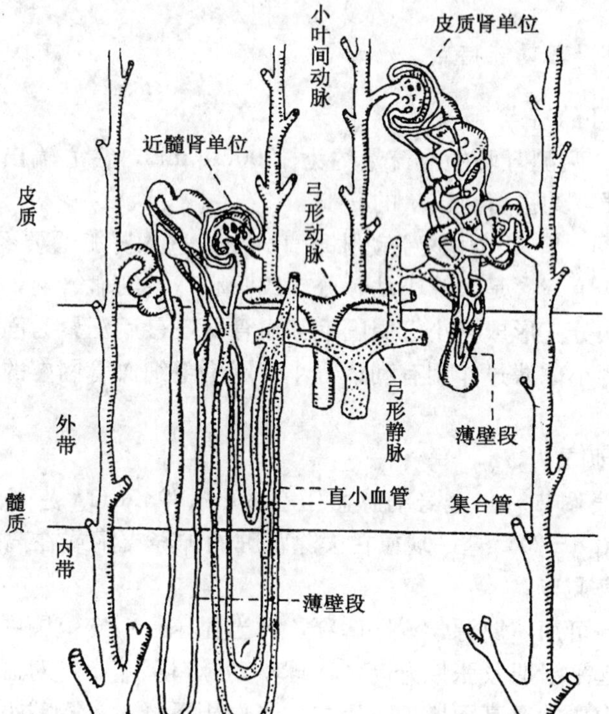

图8-1　肾单位和肾血管的示意图

表 8-1 两类肾单位特点的比较

主要特点	皮质肾单位	近髓肾单位
肾小体位置	皮质外层和中层	皮质内层，靠近髓质
占肾单位总数	85%～90%	10%～15%
肾单位体积	较小	较大
入、出球动脉口径	入球动脉>出球动脉	入球动脉≤出球动脉
髓袢长度	短，仅伸入髓质外层	长，伸入髓质内层，甚至达乳头部
肾小管周围血管	丰富，缠绕于肾小管周围	形成细长的直小血管与髓袢伴行
在尿生成中的作用	主要参与尿的生成	与尿液的稀释和浓缩有关

2. 集合管　集合管是由肾皮质走向肾髓质锥体乳头的小管，沿途有许多肾单位的远曲小管汇入。

肾单位和集合管共同完成尿生成的过程。

（二）近球小体

近球小体是入球小动脉与远曲小管相接触部分的特殊结构，由三种细胞组成：①**近球细胞**也称颗粒细胞，是入球小动脉中层平滑肌细胞转化而成的上皮样细胞，细胞内含分泌颗粒，可分泌肾素。②**致密斑**是由远曲小管起始部分紧贴入球小动脉的肾小管细胞转化而成。细胞排列紧密，聚集成斑块状。致密斑可感受远曲小管内 Na^{+} 浓度的变化，并将信息传递至近球细胞，调节肾素的释放。③**系膜细胞**也称间质细胞，是指位于出入球小动脉及远曲小管之间的一群细胞，其功能尚不清楚。

二、肾脏血液循环及其功能特点

（一）肾脏血液循环的特点

1. 血液供应丰富　两侧肾脏的血流量约为 1200ml/min，占心输出量的 1/5～1/4。其中皮质血量明显大于髓质，约占肾血流量的 94%。

2. 双重毛细血管网　肾动脉由腹主动脉垂直分出，进入肾脏后要经过两次毛细血管网，最后形成肾静脉出肾。第一次是入球小动脉分支成肾小球毛细血管网，然后汇集成出球小动脉。出球小动脉又一次分支形成肾小管周围毛细血管网，最后汇聚为静脉。肾小球毛细血管网内压力较高，这对肾小球滤过作用有利；肾小管周围毛细血管网内的血压较低，有利于肾小管的重吸收作用。

（二）肾血流量的调节

1. 肾血流量的自身调节　当全身动脉血压在 80～180mmHg 范围内变动时，肾脏血流量可保持相对恒定（图 8-2），这一现象在去除肾脏的神经支配或在离体肾脏仍然存在，故称之为**肾血流量的自身调节**。

肾血流量自身调节可用“肌源学说”解释。即当血压在一定范围内升高时，对入球小动脉管壁的牵张刺激引起平滑肌紧张性升高，入球小动脉口径缩小，对血流阻力增大，肾血流量将不致因全身动脉血压的升高而增加。反之，当血压下降时，入球小动脉舒张，肾血流量亦不致减少。但当血压变动超过这一范围后，由于平滑肌的收缩或舒张已达到极限，肾血流量将随血压的升降而增减。

肾血流量自身调节对正常情况下维持肾脏泌尿、排泄功能的稳定具有重要意义。

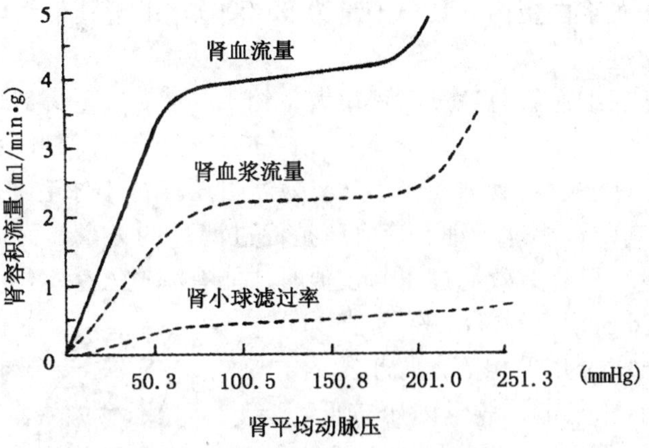

图 8-2　肾血流量的自身调节

2. 神经和体液调节　肾脏主要受交感神经支配。在正常情况下，肾交感神经的紧张性较低，对肾血流的调节作用不大。但当机体处于剧烈活动或大出血等紧急状态下时，交感神经兴奋使肾血管收缩、肾血流量减少，这对保证心、脑等重要器官的血液供应具有重要意义。

肾上腺素和去甲肾上腺素也能使肾血管收缩，减少肾血流量。

第二节　尿的生成过程

尿是在肾脏中生成的，其生成包括 3 个过程，即肾小球滤过、肾小管和集合管的重吸收、肾小管和集合管的分泌。

一、肾小球的滤过作用

血液流过肾小球毛细血管网时，除血细胞和大分子蛋白质外，血浆中大部分的水、电解质和有机物从肾小球毛细血管滤出，进入肾小囊内的过程称为**肾小球滤过**。肾小球滤过是尿生成的第一步。滤入肾小囊内的液体称为**原尿**。原尿是血液的超滤液。

（一）滤过率及滤过分数

肾小球滤过率是指单位时间内（每分钟）两侧肾脏所生成的原尿量。一般成年人肾小球滤过率为 125ml/min 左右。按此计算，一昼夜的滤出量可达 180L。

肾小球滤过率与每分钟肾血浆流量之比，称为**滤过分数**。每分钟肾血浆流量约为 660ml，故滤过分数为 125/660×100%≈19%。它表明流经肾小球的血浆约有 1/5 由肾小球滤出至肾小囊内，其余 4/5 由出球小动脉流出。

（二）滤过膜

肾小球滤过膜是滤过的结构基础，由三层结构组成，即毛细血管内皮细胞层、基膜层和肾小囊脏层上皮细胞层。三层的厚度及其中的网孔大小不同，以基膜层最厚、网孔最小，对滤过膜的通透性起决定性作用。滤过膜的通透性可用它允许通过的物质的分子量的大小来衡量。一般来讲，分子量大于 70 000 的不能通过。

滤过膜对物质的通透性还与物质所带电荷的种类有关。由于滤过膜三层结构的表面都覆盖有一层带负电荷的唾液蛋白，因此，带正电荷的物质易于通过。对于那些刚能通过滤过膜孔道的大分子物质，如血浆白蛋白（其分子量为69 000），由于其带负电荷，正常情况下因静电排斥作用而很难滤过。

人两侧肾脏肾小球毛细血管总滤过面积很大，约1.5m^2。

（三）有效滤过压

有效滤过压是肾小球滤过的动力。肾小球有效滤过压＝肾小球毛细血管血压－（血浆胶体渗透压＋囊内压）。其中肾小球毛细血管血压是促进滤过的力量，而血浆胶体渗透压和囊内压是阻止滤过的力量。只有有效滤过压为正值时才能有滤过发生（图8－3）。

肾小球毛细血管血压较高，平均值为45mmHg，入球端与出球端几乎相等；肾小囊内的液体由于不断由肾小管流走，故囊内压较低、且很稳定，平均为10mmHg；血浆胶体渗透压在肾小球毛细血管入球端为20mmHg，随着水分及晶体物质的滤出，血浆胶体渗透压逐渐升高，在出球端增高至35mmHg。因此，肾小球有效滤过压在入球端为正值，有滤液生成；而在出球端，有效滤过压则为0，不能生成滤液。

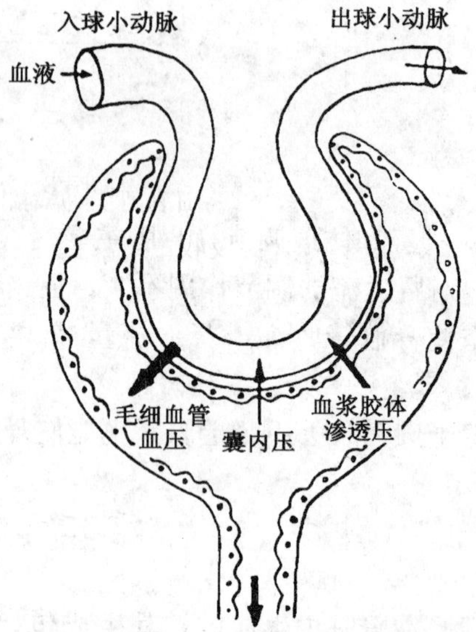

图8－3 有效滤过压示意图

（四）影响滤过的因素

影响肾小球滤过的因素主要有以下三方面：

1. 滤过膜的通透性和面积　病理情况下，滤过膜的屏障作用减弱，或滤过膜上的唾液蛋白减少使负电荷减小，均可使正常时不能被滤过的大分子物质如白蛋白、红细胞等被滤出而出现蛋白尿或血尿。

肾小球毛细血管上皮细胞因增生、肿胀使管腔变窄而阻塞时，可使滤过面积减少，从而滤过率下降，出现少尿或无尿。

2. 有效滤过压　构成有效滤过压的三个力量中任一个发生变化都会影响肾小球滤过。

动脉血压在一定范围（80～180mmHg）内变动时，通过自身调节，肾小球毛细血管压可维持相对稳定，但当动脉血压升降超过这一范围时，肾小球毛细血管血压将随之变动，使滤过率增加或减少。

血浆胶体渗透压的大小主要取决于血浆蛋白的浓度，正常情况下变化不大。当大量静脉输入生理盐水或极度营养不良等情况下，血浆胶体渗透压可因血浆蛋白浓度的下降而降低，使有效滤过压增加，滤出增多。

囊内压在正常情况下变动不大，但如果尿路阻塞，肾小囊内液体流出不畅，可导致囊内压增高，有效滤过压降低，滤过减少。

3. 肾血浆流量　前面曾谈到，血液流经肾小球毛细血管时，随着水和小分子物质的滤出，血浆胶体渗透压逐渐增大。血浆胶体渗透压增大的速率与肾小球血浆流量有密切关系：血浆流量增大时，胶体渗透压上升的速度较慢，有效滤过压递减的速度也随之减慢，因此有效滤过压为正值的毛细血管长度增长，滤过率即增加。相反，如果血浆流量减小，胶体渗透压增大的速度加快，有滤过作用的毛细血管变短，肾小球的滤过率将明显减小。

二、肾小管和集合管的重吸收作用

由肾小球滤出的液体（原尿）在流经肾小管和集合管时，其中的某些成分被肾小管或集合管的上皮细胞转运至血液中的过程称为**重吸收**。肾小管和集合管对各种物质的重吸收方式有两种：①主动重吸收：是指肾小管上皮细胞通过耗能过程，逆着浓度梯度或电位梯度，将小管液内的溶质转运到细胞间液的过程；②被动重吸收：是指小管液中的水和溶质，顺电化学梯度进入小管周围细胞间液的过程，不需消耗能量。

重吸收主要有以下特点：①肾小管和集合管各段重吸收的物质的种类和量不同，以近球小管重吸收能量最强；②肾小管和集合管对各种物质的重吸收具有选择性，有的物质可全部或大部分被重吸收，有的则少量吸收或不被重吸收。

（一）几种物质在肾小管和集合管中的重吸收

1. 钠的重吸收　由肾小球滤出的 Na^+ 有 99%以上在流经肾小管和集合管时被重吸收。近球小管是 Na^+ 重吸收的重要部位，重吸收量占滤过量的 65%～70%。其余的 Na^+ 分别在髓袢升支、远曲小管和集合管被重吸收，只有髓袢降支细段对 Na^+ 不通透。

2. 氯的重吸收　在近球小管绝大部分 Cl^- 主要是由于 Na^+ 主动重吸收形成的电位差而被动重吸收的。此外，由于水和 HCO_3^- 的重吸收，使小管液中 Cl^- 浓度比管周围组织液高，这一浓度差可进一步促进 Cl^- 的重吸收。

在髓袢升支粗段，Cl^- 的重吸收属于继发性主动转运，这一过程与 Na^+ 的主动重吸收相偶联。

3. 水的重吸收　由肾小球滤过的水有 99%被重吸收回血液，其中近球小管吸收量最大，可达 65%～70%，远曲小管和集合管约重吸收 20%～25%，髓袢的升支对水的通透性差。

水的重吸收在各段小管均为被动过程。在近端小管，由于管壁对水的通透性大，水随溶质的吸收而吸收，它与体内是否缺水无关；而远曲小管和集合管对水的重吸收则是根据体内是否缺水的具体情况而变化的，是在抗利尿激素（ADH）控制下进行的，它对维持体内水平衡有重要意义（见第四节）。

4. 钾的重吸收　肾小球滤过的 K^+ 在流经肾小管时，绝大部分被重吸收，尿液中的 K^+ 主要是由远曲小管和集合管分泌的。

K^+ 的重吸收是逆电化学梯度而进行的主动过程，吸收的主要部位是近球小管。

5. HCO_3^- 的重吸收　肾小球滤过的 HCO_3^- 约有 80%～85%是在近球小管中以被动的方式被重吸收的。

血浆中的 $NaHCO_3$ 从肾小球滤出后在小管液中解离为 Na^+ 和 HCO_3^-。HCO_3^- 不易透过管腔膜，它在小管液中与 H^+ 结合生成 H_2CO_3，H_2CO_3 再分解成 CO_2 和 H_2O。CO_2 极易进入细胞内。在细胞内碳酸酐酶催化下，CO_2 与水结合成 H_2CO_3，随后又解离为 H^+ 和 HCO_3^-。H^+ 被分泌入管腔，HCO_3^- 随 Na^+ 被动转运回血液。因此，小管液中的 HCO_3^- 是以 CO_2 的形式被重吸收的。

由于 HCO_3^- 能与 H^+ 结合生成 CO_2 迅速地通过管腔膜而被重吸收，因此，在小管液内负离子的重吸收中，HCO_3^- 优先于 Cl^-。

6. 葡萄糖的重吸收　正常情况下，肾小球滤出的葡萄糖在肾小管内全部被重吸收回血液，终尿中几乎不含葡萄糖。

重吸收葡萄糖的部位只限于近球小管，而且主要在近曲小管，肾小管其他各段没有吸收葡萄糖的能力。

葡萄糖的吸收是与 Na^+ 的重吸收相伴联的。管腔膜上的载体蛋白与葡萄糖和 Na^+ 相结合而形成复合体后，迅速地将它们转运至膜内。进入细胞内的葡萄糖经底膜上的另一种载体转运至细胞间液和血液，Na^+ 则由钠泵排至细胞间液。由于葡萄糖是借助于 Na^+ 的主动重吸收而进入细胞内的，故属于继发性主动转运。

肾小管对葡萄糖的重吸收有一定限度。当血糖浓度超过 160～180mg/100ml 时，滤液中葡萄糖的总量就会超过肾小管重吸收的限度，尿中即出现葡萄糖。通常将未出现尿糖的最高血糖浓度称为**肾糖阈**。正常人的葡萄糖肾阈为 160～180mg/100ml。

肾对葡萄糖重吸收的极限量与肾小管细胞膜上载体数目有限有关。

（二）影响肾小管和集合管重吸收的因素

1. 小管液中溶质的浓度　溶质在小管液内造成的渗透压对水的重吸收有阻碍作用。当小管液中溶质浓度增加时，由于渗透压增高，可使水的重吸收减少，引起尿量增加。通过增加肾小管中溶质浓度和渗透压升高而引起利尿的方式称为**渗透性利尿**。例如静脉注射甘露醇，由于此物可被滤过但不被重吸收，故可提高肾小管内溶质的浓度而达到利尿消肿的目的。渗透性利尿也是糖尿病人尿量增多的原因。

2. 近球小管的球-管平衡　不论肾小球滤过率有何变动，近球小管对滤液的重吸收率总是稳定在滤过率的 65％～70％，这一现象称为**球-管平衡**。

球-管平衡的生理意义在于使尿中排出的溶质和水不致因滤过率的增减而出现大幅度变动。

三、肾小管和集合管的分泌作用

肾小管和集合管的上皮细胞还可将一些机体多余的物质，或对机体有害的物质分泌入小管液中，这一过程称为**分泌**。

（一）H^+ 的分泌

肾小管各段及集合管都能分泌 H^+。

小管细胞内的 CO_2 和 H_2O 在碳酸酐酶催化下生成 H_2CO_3，H_2CO_3 又解离为 H^+ 和 HCO_3^-，因此，H^+ 是小管细胞代谢的产物。

H^+ 由管腔膜分泌到小管液中，同时，小管液中的 Na^+ 则顺浓度和电位差进入细胞内，形成 **H^+-Na^+ 交换**。

分泌入小管液中的 H^+ 可与滤液中的 HCO_3^- 结合而生成 H_2CO_3，H_2CO_3 再分解为 CO_2 和 H_2O，CO_2 迅速进入细胞内，所以 H^+ 的分泌与 HCO_3^- 的重吸收有密切关系。

从 H^+ 的分泌过程可看到，肾小管分泌 H^+ 到小管液中，可从小管液中重吸收回 Na^+ 和 HCO_3^-，Na^+ 和 HCO_3^- 再组成 $NaHCO_3$，经管周膜转运回血。$NaHCO_3$ 是血液中的重要碱贮备物质，因此肾小管分泌 H^+ 的过程在维持机体酸碱平衡中具有重要意义。

（二）K^+ 的分泌

原尿中的 K^+ 绝大部分已在近球小管重吸收回血，尿中的 K^+ 主要是由远曲小管和集合管分泌的。

在远曲小管和集合管，Na^+ 主动重吸收所形成的管内为负、管外为正的电位差是 K^+ 分泌的动力，故 K^+ 的分泌是顺电位差的被动过程。K^+ 分泌与 Na^+ 重吸收是相耦联的过程，

称为 **K^+－Na^+ 交换**。

由于在远曲小管和集合管中还存在 H^+－Na^+ 交换，故在这一部位，K^+－Na^+ 交换与 H^+－Na^+ 交换具有竞争作用。H^+－Na^+ 交换增多时，K^+－Na^+ 交换便减少；K^+－Na^+ 交换增多时，H^+－Na^+ 交换即减少。例如，当酸中毒时，肾小管上皮细胞内 H^+ 生成量增加，H^+－Na^+ 交换增加，使 K^+－Na^+ 交换减少，其结果将使尿的酸度增加、K^+ 排出减少、血 K^+ 浓度升高。

（三）NH_3 的分泌

NH_3 是小管上皮细胞的代谢产物，主要由谷氨酰胺脱氨而生成。

NH_3 可通过细胞膜自由扩散，由于小管液中 H^+ 浓度较高，pH 值低，有利于 NH_3 向小管液扩散。进入小管液的 NH_3 与 H^+ 结合成 NH_4^+，NH_4^+ 又可与小管液中强酸盐（如 NaCl）的负离子结合为铵盐（NH_4Cl）随尿排出。强酸盐所解离出来的 Na^+ 则可通过 H^+－Na^+ 交换进入细胞，再与 HCO_3^- 一起转运回血液。由此可见，NH_3 的分泌与 H^+ 的分泌密切相关，它能促进 H^+ 的分泌，具有排酸保碱维持机体酸碱平衡的作用。

（四）其他

有些代谢产物如尿素、肌酐等，既能从肾小球滤过，又能由肾小管分泌。有些外来物质如青霉素、酚红等主要由近曲小管分泌而排出体外。

第三节　尿的浓缩和稀释

肾脏可根据体内水含量对尿液加以浓缩或稀释。当体内缺水时，肾脏所排出的尿液的渗透压可明显高于血浆，即排出高渗尿，尿液被浓缩；当体内水过多时，尿液的渗透压可明显低于血浆，即排出低渗尿，尿液被稀释。肾脏对尿液浓缩和稀释的功能在维持机体水平衡中有重要意义。

一、尿液浓缩的结构基础——肾髓质

实验观察证明，肾髓质愈发达的动物其生成浓缩尿的能力也愈强。例如沙鼠的肾髓质内层很厚，其肾能产生 20 倍于血浆渗透压的高渗尿；猪的肾髓质很薄，只能产生 1.5 倍于血浆渗透压的尿；而人的肾髓质具有中等厚度，只能产生 4～5 倍于血浆渗透压的尿。

测定肾组织液的渗透压还发现，肾皮质部的组织液渗透压与血浆相等，但髓质部组织液的渗透压比血浆高，而且从髓质外层向乳头深入，渗透压逐渐升高，存在明显的渗透压梯度（图 8－4）。

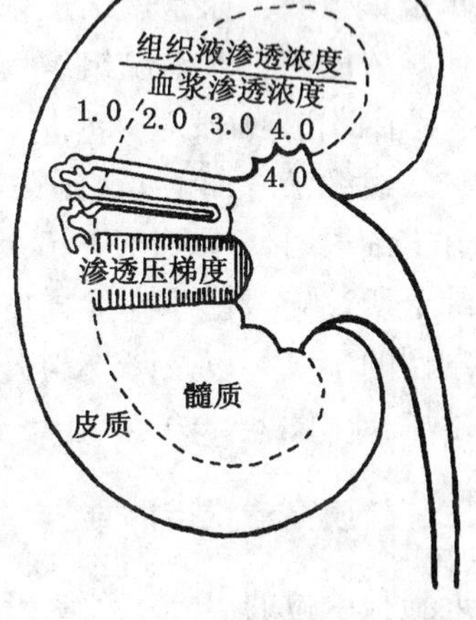

图 8－4　肾髓质浓度梯度示意图
线条越密，表示渗透浓度越高

以上观察提示，肾髓质是尿液浓缩的结构基础。进一步分析表明，在肾髓质中与尿液浓缩有关的结构主要是近髓肾单位伸入髓质的髓袢，及与髓袢相伴行的直小血管。髓袢及直小血管均呈 U 形走行，它们的升支和降支平行，折返部在髓质深部，管内液体的逆向流动对髓质内渗透压梯度的形成和维持具有重要作用。

二、髓质高渗梯度的形成

（一）肾小管各段的生理特性

各段肾小管和集合管对物质的通透性不尽相同，它们对水、NaCl 和尿素的通透性不同（表 8-2），是造成髓质高渗梯度的重要条件。

表 8-2 各段肾小管和集合管对物质的通透性

	水	Na^+	尿素
髓袢升支粗段	不易通透	Na^+ 主动重吸收 Cl^- 继发主动重吸收	不易通透
髓袢升支细段	不易通透	易通透	中等通透
髓袢降支细段	易通透	不易通透	不易通透
远曲小管	有 ADH 时易通透	主动重吸收 Na^+	不易通透
集合管	有 ADH 时易通透	主动重吸收 Na^+	皮质及外髓部不易通透，内髓部易通透

（二）外髓部高渗梯度的形成

外髓部高渗梯度的形成有赖于髓袢升支粗段（位于外髓部）对 NaCl 的主动重吸收。从表 8-2 可知，髓袢升支粗段对水不易通透，因此管内液体在向皮质方向流动时，其中 NaCl 不断进入周围组织液，而水不能伴随着被重吸收，从而使外髓部组织液变为高渗，而且越靠近内髓渗透压越高。

（三）内髓部高渗梯度的形成

内髓部高渗梯度的形成是由内髓集合管扩散出来的尿素和由髓袢升支细段扩散出来的 NaCl 共同形成的。

1. 由表 8-2 可见，远曲小管和上段集合管对尿素都不易通透，当小管液流经此处时，随着水被重吸收，尿素逐渐被浓集。当小管液进入内髓集合管时，由于管壁对尿素易通透，尿素便顺浓度差进入内髓组织，使内髓深部渗透压升高。

2. 髓袢降支细段对 NaCl 不易通透，而对水易通透。因此当小管液流过时，其中水分将不断进入组织液，而 NaCl 则被浓集，至髓袢折返处小管中 NaCl 浓度达最高，当液体折返流向升支细段时，NaCl 便顺浓度梯度进入内髓组织液，使内髓组织液渗透压升高。

综上所述，肾髓质高渗梯度的形成是与髓袢的结构和功能特点分不开的。髓袢各段对物质通透性的不同，以及降支与升支间液体的逆向流动，使小管液与组织液溶质浓度和渗透压成倍地增长（图 8-5A），这一作用称为逆流倍增作用。

三、髓质高渗梯度的维持

近髓肾单位的出球小动脉形成直小血管，它与近髓肾单位的髓袢伴行，也呈 U 型走向，其特点为血流阻力较大，血流缓慢。

直小血管降支的血液（由渗透压低的区域向渗透压高的区域流动）初为等渗，伸入髓质后，由于髓质组织液中 NaCl、尿素浓度较高，且具有明显梯度，于是 NaCl 和尿素顺浓度差进入直小血管的降支，由于血流速度略大于血管内外渗透压平衡的速度，所以，髓质中溶质的浓度稍高于同一水平降支血管中溶质的浓度，因而水分不断从降支血管进入髓质组织液，这样，越向髓质深部深入，降支血管中 NaCl 和尿素越多，到直小血管降支顶点，其中 NaCl 和尿素浓度达最高值。当血液反折流向升支血管时（由渗透压高的区域向渗透压低的区域流

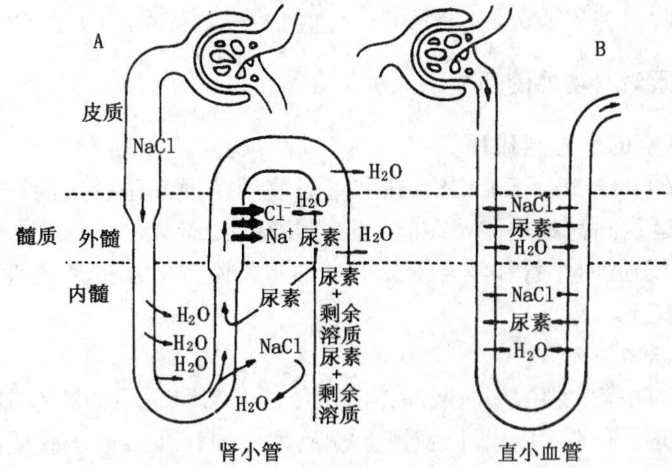

图 8-5　尿液浓缩机制示意图

A：髓袢的逆流倍增作用，形成髓质的高渗梯度

B：直小血管的逆流交换作用，维持髓质的高渗状态

动），升支血管中 NaCl 和尿素浓度又高于同一水平的组织液，于是，NaCl 和尿素又由直小血管升支扩散入髓质组织液，升支血浆中的渗透压也来不及与组织液达到完全平衡，血浆渗透压总是略高于同一水平组织液，所以，水分又由组织液反回直小血管升支血液中（图 8-5B）。

由于直小血管中血流缓慢，有较充分的时间进行以上的物质交换。所以，通过直小血管，既可保留髓质组织液高浓度的溶质，又可除去肾髓质重吸收的水分，从两个不同侧面保持髓质高渗状态。

四、尿液浓缩和稀释的过程

尿液的浓缩和稀释过程主要在远曲小管和集合管中进行。

（一）尿液的浓缩

由于髓袢升支粗段不断重吸收 NaCl，而水不被重吸收，所以由该处流出的小管液是低渗的，如果 ADH 释放较多，使远曲小管和集合管对水的通透性增加，这种低渗小管液流经远曲小管时，其中的水分不断被重吸收，于是小管液逐渐变为等渗，之后，在流经集合管（特别是髓质集合管）时，因髓质组织液存在高渗梯度，集合管水分便会进一步被“抽吸”入组织液，继而进入血液。于是，从集合管流出的液体即变为高渗，尿被浓缩，尿量减少。

（二）尿液的稀释

如果 ADH 释放减少，远曲小管和集合管对水的通透性下降，低渗的小管液在流经远曲小管和集合管时，被“抽吸”出的水分减少，且远曲小管和集合管还能不断主动重吸收 Na^+，所以从集合管流出低渗液，尿被稀释，尿量增多。

简言之，肾髓质高渗状态的存在是尿液浓缩的前提，而 ADH 释放增加则是尿液浓缩的必要条件。

第四节　肾对机体水盐代谢的调节作用

肾脏通过生成尿在控制机体水盐排出量中具有重要作用，本节主要讨论下丘脑视上核分泌的抗利尿激素和肾上腺皮质分泌的醛固酮是如何通过对肾功能的调节而维持水盐平衡的。

一、抗利尿激素对肾功能的调节

（一）抗利尿激素的来源与作用

抗利尿激素（ADH）是下丘脑视上核和室旁核的神经细胞合成的激素，经下丘脑垂体束神经纤维的轴浆运送到神经垂体，在此处贮存并释放。

ADH主要作用于远曲小管和集合管的上皮细胞，使其对水的通透性增高，从而使水的重吸收增加，尿量减少。

（二）抗利尿激素分泌的调节

引起ADH释放的有效刺激是血浆晶体渗透压的升高和循环血量的减少。

1. 血浆晶体渗透压的作用　下丘脑视上核及其周围存在渗透压感受器。当体内水分丢失较多时（如大量出汗、呕吐、腹泻等），血浆晶体渗透压即升高，刺激渗透压感受器，可使ADH的合成和释放增加，其作用结果使远曲小管和集合管对水重吸收增加，尿量减少，有利于血浆渗透压的恢复，并维持水平衡。相反，当大量饮入清水后，由于血浆晶体渗透压降低，ADH的合成和释放减少，最终引起尿量增多，这一现象称为**水利尿**。

2. 循环血量的作用　左心房和胸腔大静脉存在容量感受器。当血容量增大时，容量感受器受刺激而兴奋，冲动沿迷走神经传入中枢，最后到达下丘脑，反射性地抑制ADH的合成和释放，结果导致水的重吸收减少、尿量增加，由于排出水分增加而使血容量减少。相反，当血容量降低（如失血）时，对容量感受器的刺激减弱，迷走神经传入冲动减少，ADH的释放增多，使尿量减少，有利于血容量的恢复。

二、醛固酮对肾功能的调节

（一）醛固酮的来源和作用

醛固酮是肾上腺皮质球状带合成和分泌的一种激素，其主要作用是促进远曲小管和集合管对Na^+的主动重吸收，同时也促进K^+的分泌。由于Na^+的重吸收增加，Cl^-和水的重吸收也增加。因此，醛固酮的作用可简括为保钠、保水和排钾。

（二）醛固酮释放的调节

1. 血Na^+和血K^+浓度　血Na^+浓度下降和/或血K^+浓度升高，可直接刺激肾上腺皮质球状带，使醛固酮分泌增加。通过其对肾脏的作用，使Na^+的重吸收增加、同时促进K^+的泌出，以防止血钠的下降和血钾的升高。相反，当血Na^+浓度升高和/或血K^+浓度下降时，醛固酮释放减少。由此可见，醛固酮通过对肾脏功能的调节，在维持机体电解质，特别是Na^+和K^+的稳态中具有重要的生理意义。

2. 肾素-血管紧张素-醛固酮系统　**肾素**是由肾入球小动脉管壁内的近球细胞分泌的一种蛋白水解酶。血压降低、血容量减少，可引起肾素释放增加。

肾素的主要作用是激活血浆中的血管紧张素原，使之转变为**血管紧张素Ⅰ**，后者在血浆和组织中的血管紧张素转换酶作用下生成**血管紧张素Ⅱ**，后者在氨基肽酶作用下进一步转变为**血管紧张素Ⅲ**。血管紧张素Ⅱ和Ⅲ均有刺激肾上腺皮质分泌醛固酮的作用。

当血压降低、血容量减少的情况下，通过肾素-血管紧张素-醛固酮系统活动的增强，可使肾脏对Na^+和水的重吸收增加，有利于血压及血容量的恢复。

现将抗利尿激素和醛固酮的作用和分泌调节归纳如图8－6。由图可见，当机体水、

Na^+浓度和K^+浓度改变时，通过这两种激素对肾重吸收和分泌功能的调节，使体内水盐平衡得以维持，而调节的主要部位是肾的远曲小管和集合管。

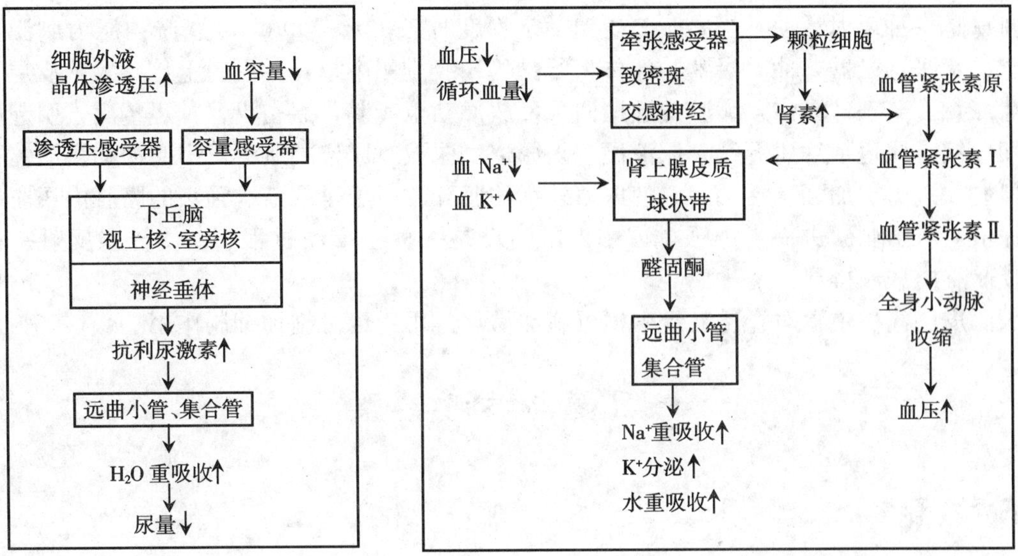

图 8-6　抗利尿激素和醛固酮的作用和分泌调节

第五节　尿的排放

正常人每昼夜排尿量约 1000～2000ml，平均约 1500ml。肾脏生成尿是连续的，尿生成后经输尿管送入膀胱内贮存，当膀胱容积达到一定量时，可引起排尿反射，将尿液经尿道排至体外。

一、膀胱和尿道的神经支配

支配膀胱和尿道的神经有 3 对（图 8-7）。

（一）盆神经

盆神经发自脊髓骶部，为副交感神经。盆神经兴奋时可引起膀胱逼尿肌收缩、尿道内括约肌舒张，从而促使排尿。

（二）腹下神经

腹下神经由脊髓腰段发出，属于交感神经。腹下神经的作用是使膀胱逼尿肌松弛、尿道内括约肌收缩，因而使尿贮存在膀胱内。

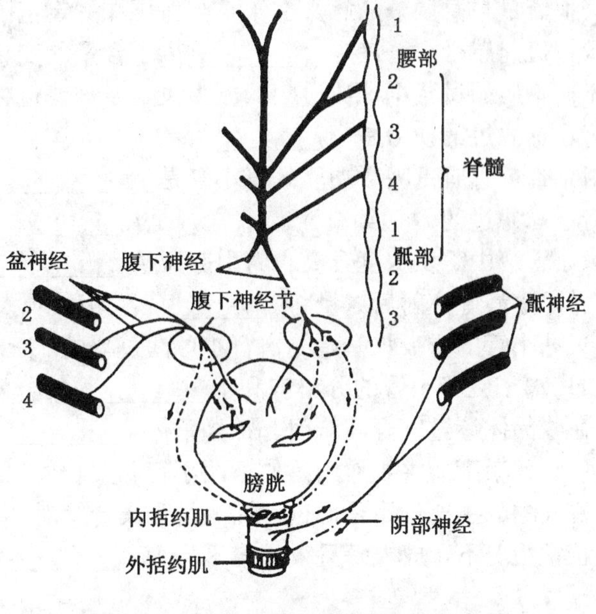

图 8-7　膀胱和尿道的神经支配示意图

（三）阴部神经

阴部神经为躯体神经，它发自脊髓骶部。阴部神经的活动受意识控制，它兴奋时使尿道外括约肌收缩。

二、排尿反射

排尿是一种反射活动。当膀胱充盈到一定程度时（400～500ml），膀胱内压力刺激了膀胱壁上的牵张感受器，冲动沿盆神经传入骶髓的初级排尿中枢，并同时上传到大脑皮层，从而产生尿意。若条件允许，大脑皮层即向下发放冲动至骶髓，兴奋沿盆神经传出，引起膀胱逼尿肌收缩、尿道括约肌舒张，尿液便进入尿道。尿液对尿道的刺激可引起冲动再沿盆神经传入骶髓，进一步加强其活动，并使尿道外括约肌开放，于是尿液被强大的膀胱内压驱出。

尿液对尿道刺激进一步加强排尿中枢的活动是一种正反馈过程，它使排尿反射一再加强，使膀胱内尿液排尽。

大脑皮层高位中枢对脊髓初级中枢可施加易化作用，也可施加抑制作用。

练习题与参考答案

一、名词解释

1. 肾小球滤过率　　2. 肾糖阈
3. 渗透性利尿　　4. 肾单位
5. 肾血流量自身调节

二、填空题

1. 尿生成的基本过程包括__________、__________和__________。
2. 近球细胞具有分泌__________的功能。
3. 肾血流量自身调节的意义在于，当血压在一定范围内变化时，保持肾小球滤过率______。
4. 致密斑能感受小管液中__________离子含量的变化。
5. 不同物质通过肾小球滤过膜的能力决定于被滤过物质的__________及__________。
6. 肾小球滤过的动力是__________。
7. 对葡萄糖具有重吸收功能的肾小管是__________。
8. 肾小球滤过的 Na^+ 约有 65%～70%是在__________被重吸收的。
9. 肾小管液中溶质浓度升高，将引起尿量__________。
10. 甘露醇静脉注射后尿量将__________，这种利尿方式称为__________。
11. 近球小管的重吸收率始终占肾小球滤过率的__________%，这种现象称为__________。
12. H^+ 离子在肾小管的分泌有利于__________的分泌和__________的重吸收。
13. 血浆晶体渗透压升高将引起神经垂体__________的分泌增多。
14. 抗利尿激素的主要作用是使远曲小管和集合管对水的重吸收______，引起尿量______。
15. 醛固酮的主要作用是促进远曲小管和集合管对 Na^+ 的__________和 K^+ 的__________。
16. 正常情况下，成人每昼夜尿量平均为__________ml。

三、单项选择题

1. 动脉血压波动于 80～180mmHg 范围时，肾血流量仍保持相对恒定，这是由于 （ ）
   A. 肾脏的自身调节
   B. 神经调节
   C. 体液调节
   D. 神经和体液共同调节
   E. 神经、体液和自身调节同时起作用
2. 关于尿液的描述，正确的是 （ ）
   A. 正常人每昼夜尿量为 1500～3000ml
   B. 任何情况下尿液渗透压均较血浆高
   C. 尿液的 pH 与摄食情况无关
   D. 正常人尿液可检测出少量葡萄糖
   E. 正常人尿液不能检测出蛋白质和红细胞
3. 肾小球滤过率是指 （ ）
   A. 两侧肾脏每分钟生成的原尿量
   B. 一侧肾脏每分钟生成的原尿量
   C. 两侧肾脏每分钟生成的尿量
   D. 一侧肾脏每分钟生成的尿量
   E. 两侧肾脏每分钟的血浆流量
4. 正常情况下，肾小球滤率为 （ ）
   A. 100ml/min
   B. 125ml/min
   C. 150ml/min
   D. 200ml/min
   E. 175ml/min
5. 下列哪种物质在正常情况下不能通过滤过膜 （ ）
   A. Na^+、K^+、Cl^-等电解质
   B. 血浆白蛋白
   C. 氨基酸
   D. 葡萄糖
   E. 甘露醇
6. 关于肾小球滤过作用的描述，错误的是 （ ）
   A. 肾小球毛细血管血压是促进滤过的力量
   B. 血浆胶体渗透压是阻止滤过的力量
   C. 正常情况下肾小球毛细血管的全长均有滤过
   D. 肾小囊内压升高时滤过减少
   E. 血压在一定范围内波动时肾小球滤过率维持恒定
7. 下述哪种情况会导致肾小球滤过率减少 （ ）
   A. 血浆胶体渗透压下降
   B. 血浆胶体渗透压升高
   C. 血浆晶体渗透压下降
   D. 血浆晶体渗透压升高
   E. 血浆蛋白质浓度降低
8. 关于葡萄糖重吸收的叙述，错误的是 （ ）
   A. 只有近球小管可以重吸收
   B. 与 Na^+ 的重吸收相耦联
   C. 是一种主动转运过程
   D. 近球小管重吸收葡萄糖能力有一定限度
   E. 正常情况下，近球小管不能将肾小球滤出的糖全部重吸收
9. 糖尿病人尿量增多的原因是 （ ）
   A. 肾小球滤过率增加
   B. 渗透性利尿
   C. 水利尿
   D. 抗利尿激素分泌减少
   E. 醛固酮分泌减少
10. 正常人的肾糖阈约为 （ ）
    A. 80～100mg/100ml
    B. 120～160mg/100ml
    C. 160～180mg/100ml
    D. 180～200mg/100ml
    E. 80～200mg/100ml
11. 静脉注射甘露醇引起尿量增加是通过 （ ）
    A. 增加肾小球滤过率
    B. 增加肾小管液中溶质的浓度

C. 减少抗利尿激素的释放
D. 减少醛固酮的释放
E. 减少远曲小管和集合管对水的通透性

12. 参与尿液浓缩和稀释调节的主要激素是 （ ）
A. 肾素
B. 血管紧张素
C. 醛固酮
D. 抗利尿激素
E. 前列腺素

13. 渗透压感受器位于 （ ）
A. 肾脏的致密斑
B. 肾脏的近球细胞
C. 脊髓
D. 下丘脑
E. 上述各处均有

14. 血容量感受器兴奋可使 （ ）
A. 抗利尿激素分泌增多
B. 抗利尿激素分泌减少
C. 醛固酮分泌增多
D. 醛固酮分泌减少
E. 抗利尿激素和醛固酮分泌都增加

15. 血容量感受器位于 （ ）
A. 胸腔大静脉和左心房
B. 心室
C. 外周静脉
D. 颈动脉窦和主动脉弓
E. 肾动脉

16. 抗利尿激素可促进下列哪部分小管重吸收水 （ ）
A. 近球小管
B. 髓袢降支
C. 髓袢升支
D. 整个髓袢
E. 远曲小管和集合管

17. 可促进抗利尿激素的释放的因素是 （ ）
A. 血浆胶体渗透压升高
B. 血浆晶体渗透压升高
C. 血浆胶体渗透压下降
D. 血浆晶体渗透压下降
E. 血浆白蛋白含量升高

18. 可促进醛固酮分泌的因素是 （ ）
A. 血 Na^+ 升高、血 K^+ 降低
B. 血 Na^+ 降低、血 K^+ 升高
C. 血 Ca^{2+} 升高
D. 血 Cl^- 升高
E. 血中葡萄糖浓度升高

19. 大量饮清水后，尿量增多主要是由于 （ ）
A. 循环血量增加，血压升高
B. 醛固酮分泌减少
C. 血浆胶体渗透压下降
D. 血浆晶体渗透压下降
E. 肾小球滤过率增加

20. 关于排尿反射的叙述，错误的是（ ）
A. 感受器位于膀胱壁上
B. 初级中枢位于骶段脊髓
C. 反射过程存在负反馈控制
D. 排尿反射受意识控制
E. 反射过程存在正反馈控制

四、问答题

1. 有哪些因素可以影响肾小球的滤过功能？
2. 肾脏的血液循环有何特点及其意义？
3. 糖尿病患者为什么会出现糖尿和多尿？
4. 大量出汗时，尿量会发生什么变化？为什么？
5. 大量失血后，尿量会发生什么变化？为什么？

参考答案

一、名词解释

1. 肾小球滤过率是指两侧肾脏单位时间内（每分钟）所生成的原尿量。
2. 肾糖阈是指尿液刚开始出现葡萄糖时的血浆葡萄糖浓度，或不出现尿糖的最高血糖浓度。（正常值为160～180mg/100ml）。
3. 渗透性利尿是指因肾小管和集合管内小管液中溶质浓度升高使水重吸收减少而发生的利尿现象。
4. 肾单位是肾脏功能的基本单位，它包括肾小体和肾小管两部分。
5. 肾血流量的自身调节是指，当动脉血压在80～180mmHg范围内波动时，肾脏可以保持血流量基本恒定的现象或特征。这一现象不依赖神经体液因素。

二、填空题

1. 肾小球滤过　肾小管和集合管的重吸收　肾小管和集合管的分泌
2. 肾素
3. 相对恒定
4. Na^+
5. 分子大小　所带电荷
6. 肾小球有效滤过压
7. 近球小管
8. 近球小管
9. 增多
10. 增多　渗透性利尿
11. 65%～70%　球-管平衡
12. NH_3　HCO_3^-
13. 抗利尿激素
14. 增加　减少
15. 重吸收　泌出
16. 1500

三、单项选择题

1. A	2. E	3. A	4. B	5. B	6. C	7. B	8. E
9. B	10. C	11. B	12. D	13. D	14. B	15. A	16. E
17. B	18. B	19. D	20. C				

四、问答题

1. ①滤过膜的面积和通透性：当滤过面积减少时，滤过率将降低而发生少尿；而滤过膜通透性增加则会出现蛋白尿和血尿。②有效滤过压是滤过作用的动力，等于肾小球毛细血管血压－（肾小囊内压＋血浆胶体渗透压），三者任何一个发生改变，都会影响肾小球滤过率。在动脉血压为80～180mmHg时，通过肾血流量的自身调节，肾小球毛细血管血压不会发生明显改变。③肾血浆流量：血浆流量越多，血浆胶体渗透压升高速度越慢，使肾小球有效滤过面积增加，滤过率增加而发生多尿。反之亦然。

2. ①肾血流量大，占心输出量的1/5～1/4，皮质血供丰富，髓质血供少，这与皮质主要完成滤过功能有关。②肾血液流经两次毛细血管，首先流经肾小球毛细血管，然后流经肾小管周围的毛细血管。肾小球毛细血管血压较普通毛细血管血压高，有利于滤过的发生，肾小管周围的毛细血管血压较低，有利于重吸收的进行。③肾血流量在动脉血压为 80～180mmHg 范围内，通过自身调节作用，基本维持稳定，对保持肾小球滤过率的恒定是非常重要的。在紧急情况下，如大失血时，由于交感神经高度兴奋，肾上腺素分泌大量增加，可引起入球小动脉强烈收缩，致使肾血流量显著减少。

3. 糖尿病患者血糖浓度高，当血糖浓度超过肾糖阈时，肾小球滤过的葡萄糖将不能全部由近球小管重吸收，而其他部位的小管又无重吸收葡萄糖的能力，导致终尿中出现葡萄糖，即糖尿。因为小管液葡萄糖的存在，使小管液溶质浓度升高，渗透压升高，妨碍了水的重吸收，从而出现渗透性利尿现象，引起多尿。

4. 尿量会减少。因为汗液是低渗液体，大量出汗会使水丢失较电解质丢失更明显，引起血液晶体渗透压升高。晶体渗透压升高引起渗透压感受器兴奋，使下丘脑视上核、室旁核兴奋，神经垂体释放抗利尿激素增加，远曲小管和集合管对水的通透性增加，水的重吸收增加，尿量减少。

5. 尿量会显著减少。因为：①大量失血如血压降至 80mmHg 以下，使肾血流量显著减少，肾小球滤过率随之降低。②失血后血量减少，血容量感受器传入冲动减少，对下丘脑的抑制减弱，下丘脑-垂体系统释放抗利尿激素增多，引起远曲小管和集合管对水的通透性升高，水重吸收增多，尿量减少。③失血及血压下降可使近球细胞分泌肾素增多，后者激活血管紧张素原，进而引起醛固酮分泌增多。醛固酮促进远曲小管和集合管对 Na^+ 和 H_2O 的重吸收，使尿量减少。

第九章　神经系统

神经系统是机体内起主导调节的系统。它一方面直接或间接地调节机体各器官、组织和细胞的各种活动；另一方面又可使机体各器官、组织和细胞之间相互联系、相互协调而形成统一的整体；还可使机体更好地适应内、外环境的变化，从而在复杂多变的环境中得以维持生命活动的正常进行。

第一节　神经元活动的一般规律

一、神经元和神经纤维

（一）神经元

神经元是神经系统的基本结构和功能单位。一个典型的神经元由胞体和突起两部分组成（图9－1）。神经元的胞体包括胞核及其周围的胞质，胞核较大，核周通常只占小部分。胞体是合成各种蛋白质和递质的部位。神经元的突起分为树突和轴突两种。树突为许多短的分支，可看作是胞体的延伸部分；轴突一般较长，由胞体发出后一般不分支。轴突也称神经纤维，其基本功能是传导神经冲动。

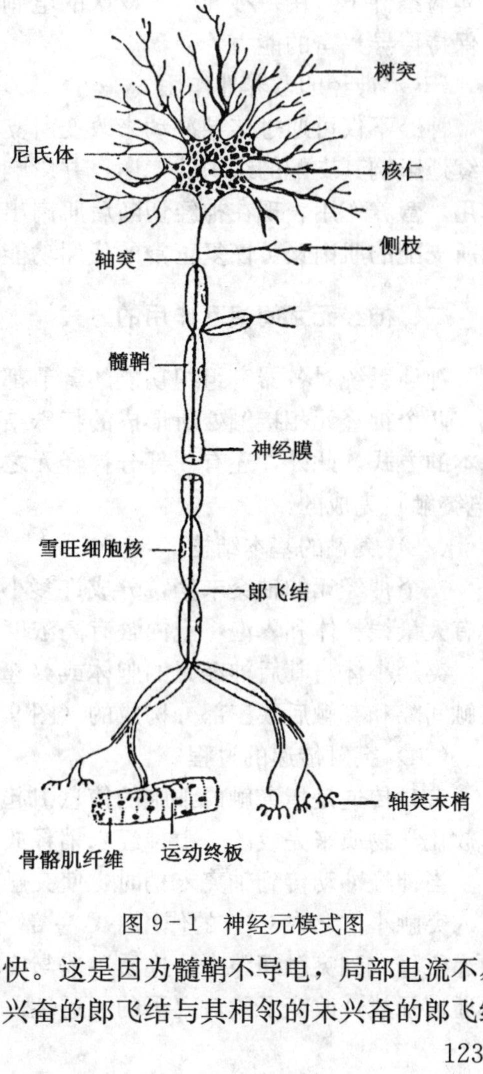

图9－1　神经元模式图

（二）神经纤维的分类

神经纤维根据其轴突外有无髓鞘分为有髓神经纤维和无髓神经纤维两种。髓鞘由神经胶质细胞形成，髓鞘一个节段一个节段地包绕在轴突的外面，在相邻两个节段之间无髓鞘的部分称为郎飞结。髓鞘具有一定的绝缘作用。

神经纤维还可根据其直径的大小和来源分为Ⅰ、Ⅱ、Ⅲ和Ⅳ类神经纤维；也可根据电生理学特性及传导冲动的速度分为A、B、C三大类。

（三）神经纤维的传导速度

不同种类的神经纤维传导兴奋的速度不同。传导速度与纤维的直径、有无髓鞘、髓鞘厚度及温度等因素有关。一般来讲，神经纤维的直径越大，其内阻就越小，传导速度也越快。

有髓神经纤维的传导速度远比无髓神经纤维要快。这是因为髓鞘不导电，局部电流不易穿过，但在郎飞结处无髓鞘包裹，局部电流可在已兴奋的郎飞结与其相邻的未兴奋的郎飞结之间形成，引起相邻的郎飞结爆发动作电位，也就是说，动作电位在有髓神经纤维上传导是从一个郎飞结跳到下一个郎飞结的，即**跳跃式传导**（图 9-2）。

（四）神经纤维传导兴奋的特征

兴奋在单根神经纤维上的传导具有如下特征：

1. 完整性　神经纤维要实现其传导兴奋的功能，就必须保证其结构和功能上都是完整的。如果神经纤维被切断、损伤、麻醉或冷冻，其结构或功能的完整性即遭受破坏，则其兴奋的传导就会发生阻滞。

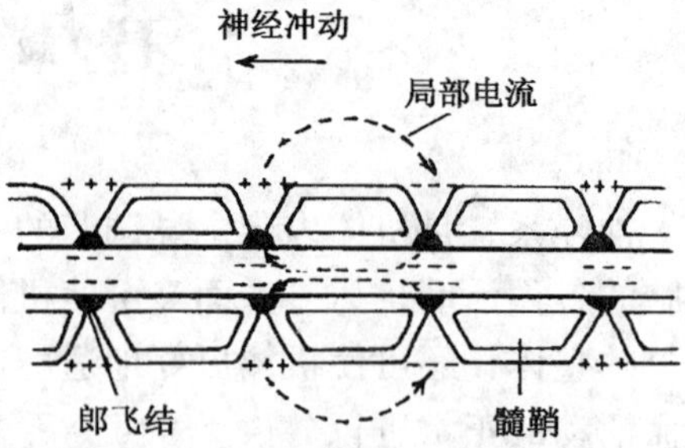

图 9-2　有髓纤维上兴奋的跳跃式传导示意图

2. 双向性　根据兴奋传导机制可知，刺激神经纤维中任何一处引起的兴奋，可同时向神经纤维的两端传导，此即兴奋传导的双向性。

3. 绝缘性　一条神经干包含有许多条神经纤维，各条神经纤维在传导兴奋时不会互相干扰，称为绝缘性，其生理意义在于保证神经调节的精确性。

4. 相对不疲劳性　指神经纤维能在较长时间内保持传导兴奋的能力这一特性。例如，在实验条件下，用每秒 50～100 次的电刺激连续刺激神经纤维 9～12 小时，神经纤维仍可始终保持传导兴奋的能力。

（五）神经的营养性作用

神经不仅可通过传导冲动来改变所支配组织的功能活动，还可通过其末梢释放一些物质持续地影响其支配的组织的代谢，并影响这些组织的结构和功能，这种作用称为**神经的营养作用**。营养作用表现在神经切断后肌肉出现萎缩，若将切断的神经重新缝合，并促其再生，则所支配的肌肉又可恢复正常的代谢功能。

二、神经元之间相互作用的方式

神经系统对各器官组织功能的调节都需要通过多个神经元之间的信息联系和协调才能完成。两个神经元相接触处所形成的特殊结构称为**突触**。突触是神经元之间联系的最重要、最基本的方式。此外，还有一部分神经元之间的相互联系是通过非突触性化学传递和缝隙连接（电突触）完成的。

（一）突触的基本结构

一个神经元的轴突末梢常分成许多小支，其末端膨大呈球形称为突触小体，突触小体内含有大量线粒体和囊泡，泡内含有高浓度的神经递质。

突触小体与其后神经元的胞体或突起相接触的部位即为突触。一个突触是由突触前膜、突触间隙和突触后膜三部分构成的（图 9-3）。

（二）突触传递的过程

突触传递是指突触前细胞的信息引起突触后细胞活动的过程。突触传递是通过突触前膜释放化学物质来完成的，由神经末梢释放的参与突触传递的化学物质称为神经递质。

当神经冲动传到轴突末梢时，使突触前膜去极化，膜对 Ca^{2+} 的通透性增加，膜外 Ca^{2+} 进入突触小体。在 Ca^{2+} 的作用下，一部分突触小泡移近突触前膜，通过出胞作用，将所含的递质释放到突触间隙中。递质迅速与突触后膜上的特异性受体结合，使突触后膜上某些离子通道开放，改变了膜对离子的通透性。由于离子的流动，使突触后膜电位发生变化（去极

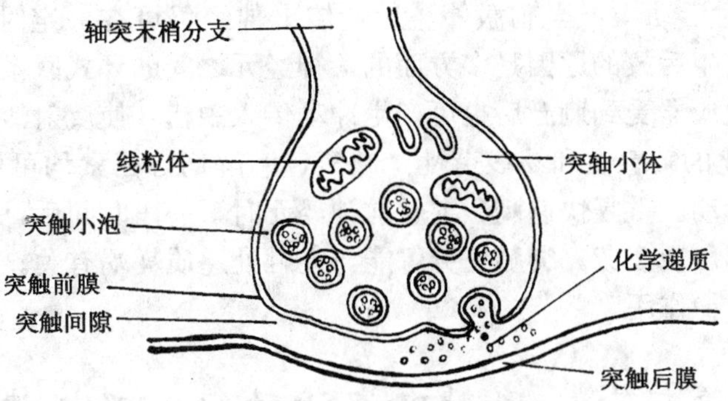

图 9-3　突触结构的模式图

化或超极化）。突触后膜的这一局部电位变化称为**突触后电位**。局部电位经总和后，达到阈电位即可引起突触后神经元活动的改变（兴奋或抑制）。

简而言之，突触传递开始于神经冲动到达末梢，结束于下一个神经元的兴奋或抑制。全过程包括动作电位到达、Ca^{2+} 内流、囊泡的移动、递质的释放、递质与突触后膜上的受体结合、突触后膜对离子通透性改变、产生突触后电位等一系列的活动。

（三）突触后电位

突触前神经元释放的递质不同，造成突触后膜电位的变化也不同。突触后电位分为兴奋性突触后电位与抑制性突触后电位两种。

1. 兴奋性突触后电位（EPSP）　突触前膜释放兴奋性递质，与突触后膜上的受体结合后，提高了突触后膜对 Na^+、K^+ 等离子的通透性，特别是 Na^+ 内流入细胞内，导致突触后膜去极化，产生**兴奋性突触后电位**。兴奋性突触后电位是局部电位，当突触前神经元活动增强，或参与活动的神经元数目增多时，兴奋性突触后电位可以总和，使电位幅度加大，当达到阈电位水平时，便可引起突触后神经元发生动作电位，即发生兴奋。

2. 抑制性突触后电位（IPSP）　如果突触前膜释放的是抑制性递质，它与突触后受体结合后，提高了突触后膜对 K^+、Cl^-，尤其是 Cl^- 的通透性，由于 Cl^- 由膜外进入膜内，使膜电位的绝对值增大，导致突触后膜超极化，产生**抑制性突触后电位**。抑制性后电位也可以总和，它降低突触后膜的兴奋性，阻止突触后神经元发生兴奋，而出现抑制效应。

（四）突触传递的特征

兴奋通过突触的传递要比兴奋在神经纤维上传导要复杂得多，它主要有以下特征：

1. 单向传递　兴奋只能由突触前神经元向突触后神经元方向传导，而不能逆传。这是因为只有突触前膜才能释放神经递质。

2. 中枢延搁　兴奋经突触传递要耗费一定时间。这是因为兴奋通过突触时需要经历递质释放、递质弥散、与突触后膜受体结合、产生突触后电位等一系列过程所致。

3. 总和　兴奋性突触后电位和抑制性突触后电位均可发生总和。总和可分时间总和及空间总和两种，即前一次冲动引起的突触后电位与紧接着传来的冲动所引起的突触后电位可以相加，一个突触后神经元同时或几乎同时接受不同轴突末梢传来的冲动所产生的突触后电位也可以相加。

4. 兴奋节律的改变　在反射活动中，传出神经发出的冲动频率往往与传入神经上的冲动频率不同。这是因为传出神经元的兴奋节律不仅受传入冲动频率影响，还与其自身功能状态、中间神经元的功能状态和联系方式有关。

5. 后放　在反射活动中，当刺激停止后，传出神经仍可在一定时间内发放神经冲动，这种现象叫**后放**。产生后放的原因是多方面的，神经元之间的环式联系及中间神经元的作用是主要的。此外，效应器受到刺激后也可产生冲动传入中枢，使反射活动的传出增加。

6. 对内环境变化的敏感性和易疲劳性　缺氧、麻醉剂等因素均可作用于突触部位，影响其兴奋性和传递活动。重复快速刺激突触前神经元时，一段时间后，突触后神经元的放电频率会逐渐减少，即出现疲劳。突触疲劳可能与突触处递质耗竭有关。疲劳的出现可制止过度兴奋，有一定的保护作用。

第二节　反射中枢活动的一般规律

一、反射中枢

反射中枢是指调节某一特定生理功能的中枢神经元群，如呼吸中枢、血管运动中枢等。反射中枢接受来自传入神经的信息，经中枢分析综合后，通过传出神经影响效应器。

二、中枢神经元的联系方式

中枢神经系统中存在亿万个神经元，这些神经元按其在反射弧中所处的地位不同，分为传入神经元、中间神经元和传出神经元三类。神经元之间的联系方式主要有三种（图 9-4）。

（一）辐散

一个神经元的轴突末梢与许多神经元建立突触联系的方式称为**辐散**。通过辐散方式，传入神经的信息可扩布到许多神经元，使它们同时发生兴奋或抑制。

（二）聚合

许多神经元的轴突末梢与同一个神经元建立突触联系的方式称为**聚合**。聚合是中枢整合功能的结构基础，它使来自不同作用神经元的兴奋和抑制在同一神经元上发生总和。

（三）链状与环状联系

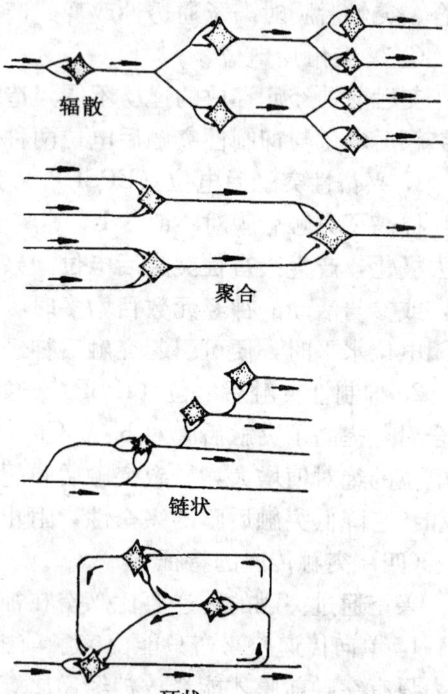

图 9-4　神经元之间联系的方式示意图

链状联系是指中间神经元在扩布冲动时，发出的侧支直接或间接地与许多神经元联系，从而在空间上扩大其作用范围。

环状联系是一个神经元与中间神经元发生突触联系，中间神经元又反过来直接或间接地作用于该神经元。环状联系是反馈调节和后放现象的结构基础。

三、中枢兴奋与中枢抑制

中枢神经系统的活动包括兴奋和抑制，兴奋和抑制的协调活动是神经系统完成整合功能的基础。

中枢内兴奋的产生是由于递质作用于突触后膜，形成兴奋性突触后电位所致，这部分内容已在本章第一节中讨论。

中枢抑制现象较为复杂，其机制还不完全清楚，一般将中枢抑制分为突触后抑制和突触前抑制两种。

（一）突触后抑制

在反射活动中，由于突触后神经元产生抑制性突触后电位而发生的抑制称为**突触后抑制**。其产生是通过抑制性中间神经元而引起的，即一个兴奋性神经元兴奋时，不能直接引起与其联系的神经元产生抑制，而是必须先兴奋一个抑制性中间神经元，使其释放抑制性递质，再引起后继神经元产生抑制性突触后电位。

（二）突触前抑制

突触前抑制是通过两个神经元的轴突-轴突突触的活动而发生的。通过这种联系，使突触前神经元末梢兴奋性递质的释放减少，从而使突触后神经元兴奋活动减弱而发生抑制。因此，突触前抑制的机制不同于突触后抑制，它不是通过抑制性突触后电位的产生，而是由于突触前膜在发生动作电位前已发生了部分去极化，使膜电位的绝对值减小，从而使兴奋性突触后电位幅度变小，不易发生兴奋。

突触前抑制广泛存在于中枢神经系统内，但主要发生在感觉传入途径中。

第三节　神经系统的感觉功能

感觉的形成是由各种感受器接受内外环境的刺激并转换成神经冲动，经不同的传入途径至大脑皮层不同的感觉区，引起相应的感觉。

躯体感觉的传导通路虽各有不同，但具有共同的特征，即一般由三级神经元构成，第一级位于脊神经节或脑神经节内，第二级位于脊髓后角或脑干内，第三级位于丘脑内。各种感觉的第二级神经元发出的纤维，一般交叉到对侧，经过丘脑和内囊，最后投射到大脑皮层相应区域。

一、丘脑的感觉功能

丘脑是人类感觉传导通路的接替站，除嗅觉外，各种感觉的投射纤维都在丘脑更换神经元，然后投射到大脑皮层。丘脑向大脑皮层的投射分为两大系统，即特异性投射系统和非特异性投射系统。

（一）特异投射系统

皮肤的浅感觉、深感觉、视、听、味等一些经典的传导束，它们经脊髓或脑干上升到丘脑感觉接替核，再向大脑皮层特定感觉区投射，主要终止于大脑皮层的第四层细胞。由于每种感觉的传导投射途径都是专一的，并具有点对点的投射关系，故称为**特异投射系统**。其主要功能是引起特定的感觉，并激发大脑皮层发出传出神经冲动。

（二）非特异投射系统

这一投射系统是来自特异投射系统的纤维经过脑干时，发出许多侧支，与脑干网状结构内的神经元发生突触联系，多次更换神经元后，抵达丘脑的髓板内核群，并由这里发出纤维向大脑皮层的广泛区域作弥散性投射（图 9－5）。由于这一投射系统与大脑皮层之间不具有点对点的特异联系故称之为**非特异投射系统**。非特异投射系统的主要功能是维持大脑皮层的觉醒和改变大脑皮层的兴奋状态。这一投射系统是特异投射系统的特定感觉的生理基础。

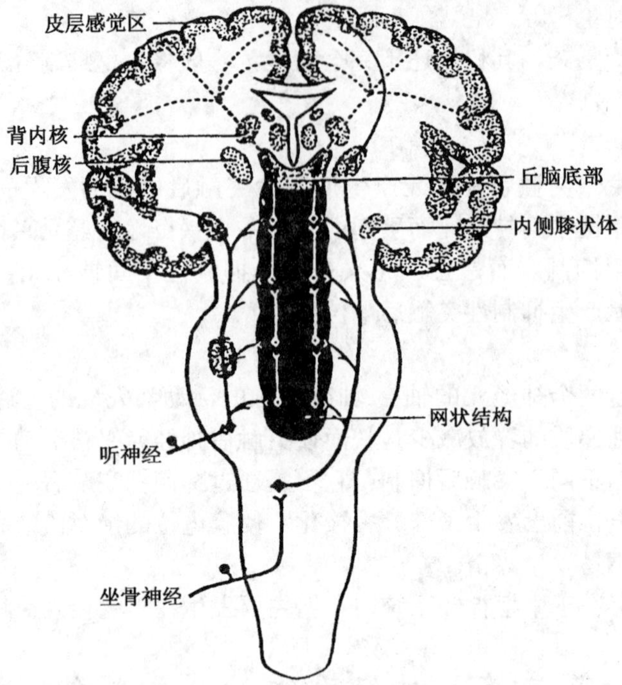

图 9-5　感觉投射系统示意图

在动物实验中，刺激脑干网状结构可使处于睡眠状态的动物觉醒，而在中脑头端切断脑干网状结构时，则动物呈现睡眠状态。此外，中脑网状结构损伤的患者，也出现昏睡状态。由此可见，在脑干网状结构内存在着上行唤醒大脑皮层的功能系统，称为**脑干网状结构上行激动系统**。脑干网状结构上行激动系统与丘脑非特异投射系统在功能上是一个统一的系统，是各种感觉传入的共同通路，其功能是维持和改变大脑皮层的兴奋状态。这一系统为多突触接替的上行传导系统，易受药物影响而发生传导阻滞。如巴比妥类药物的催眠作用可能就是通过阻断该系统的上行激动作用而引起的。又如全身麻醉药乙醚也是通过抑制上行激动系统和大脑皮层的活动而引起麻醉作用的。

二、大脑皮层的感觉分析功能

大脑皮层是产生感觉的最高级中枢。特异性投射系统将各种感受器传入冲动上传至大脑皮层，通过大脑皮层的精细分析与综合而产生特定感觉。体内各种感觉传入冲动还可在大脑皮层的相应区域引起电位变化，这种电位变化称为皮层诱发电位。通过对皮层诱发电位的研究，可得知不同性质的感觉在大脑皮层有不同的代表区（图 9-6）。

（一）体表感觉区

全身体表感觉区在大脑皮层的投射区主要位于中央后回，又称**第一体表感觉区**。其投射规律如下：①一侧体表的感觉传入交叉投射到对侧大脑中央后回的相应区域，但头面部的感觉投射是双侧性的。②躯体各部位感觉投射区域的分布是倒置的（图 9-6）。即下肢的感觉投射区在顶部（膝部以下的投射区在皮质内侧面）；上肢的投射区在中间部；头面部的投射区在底部。但头面部感觉区在该投射区的排列仍是正立的。③投射区的大小与不同体表部位的感觉灵敏度有关。感觉灵敏度越高，投射区域越大。例如拇指、食指和唇的感觉投射区很

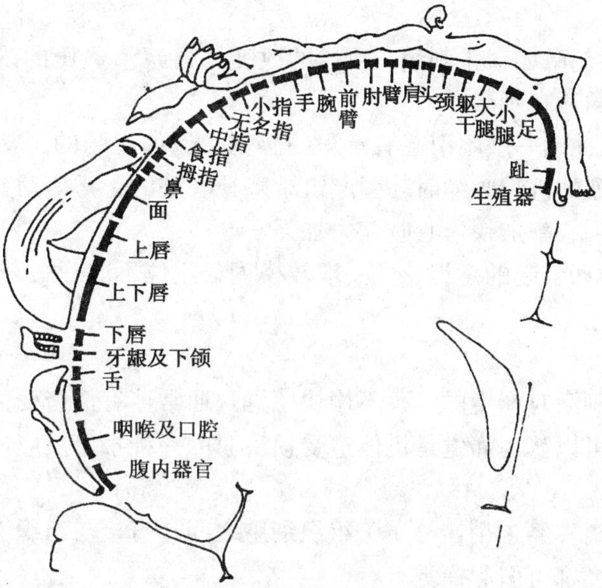

图 9－6　大脑皮层体表感觉区

大，而躯干的感觉投射区则很小。

人脑的中央前回和岛叶之间还有**第二体表感觉区**。它能对感觉作比较粗糙的分析。体表感觉在该区的投射是双侧性的，而且它的分布是正立的，定位也不精细。人类在切除该区后，并不产生显著的感觉障碍。

（二）本体感觉

本体感觉是指肌、关节等的运动觉。本体感觉的投射区主要在中央前回。中央前回既是运动区，又接受本体感觉的投射。

（三）视觉

视觉投射区在大脑皮层枕叶。左侧枕叶皮质接受左眼颞侧和右眼鼻侧视网膜传入纤维的投射；右侧枕叶接受右眼颞侧和左眼鼻侧视网膜传入纤维的投射。

（四）听觉

听觉神经纤维的投射区是颞叶。听觉的投射具有双侧性，即一侧听觉可接受双侧耳蜗听觉感受器传来的信息。

（五）嗅觉和味觉

嗅觉在大脑皮层的投射区为大脑边缘叶。味觉投射区位于中央后回，头面部感觉投射区的下侧。

三、内脏感觉

由内脏感受器传入的感觉称为内脏感觉。内脏感觉在大脑皮层的投射分布在第二体表感觉区、运动辅助区以及边缘系统等部位，它与体表感觉投射区有较多的重叠。

内脏感觉和体表感觉相比，具有以下特点：

（一）内脏感觉传入纤维数量比体表感觉传入纤维少。

（二）传入纤维混杂在交感和副交感神经中，经脊髓神经背根进入脊髓或脑神经进入脑干，引起相应的反射活动，同时可进一步经丘脑上行达大脑皮层的感觉区及边缘叶等部位，并调节内脏活动。

（三）一些生理性刺激如牵张刺激、血压的改变、血浆渗透压的改变以及血浆 pH 值的改变都是内脏感受器的适宜刺激。

（四）内脏的传入冲动一般不引起有意识的感觉。例如胃肠的正常的活动通常不引起主观的感觉，只有在强烈的饥饿收缩时才引起饥饿感；心脏的正常搏动并不引起感觉，而只有在剧烈运动后，才感到心率加快，心收缩力加强。

（五）内脏传入冲动引起的意识感觉一般较模糊，定位不准确。

四、痛觉

痛觉是人体受到刺激时产生的一种不愉快感觉，通常伴有情绪变化和防御反应。许多疾病都有疼痛的症状，可以认为痛觉是机体遭受损害时的一种报警反应，具有保护意义。

（一）痛觉感受器

痛觉感受器是游离神经末梢，分布于组织细胞之间，直接与组织液接触。刺激只要达到对组织产生伤害的强度都可引起痛觉。

实验证明，痛觉感受器属于化学感受器，伤害性刺激引起局部组织释放的组胺、缓激肽、前列腺素以及 H^+、K^+ 等作用于游离神经末梢，都可引起痛觉传入冲动。

（二）皮肤痛觉

皮肤受到伤害性刺激时，可先后出现快痛和慢痛两种性质的痛觉。快痛在皮肤受到刺激时很快发生，是一种定位清楚而尖锐的刺痛，在撤除刺激后又很快消失。慢痛是一种定位不明确而又难以忍耐的烧灼痛，一般在刺激作用后 0.5～1.0 秒后产生，持续时间较长，并伴有心率加快、血压升高、呼吸加快和情绪等方面的改变。在外伤时，这两种痛觉相继出现，不易明确区分；在皮肤发生炎症时，则常以慢痛为主。

痛觉冲动可沿两条通路上传：一条抵达丘脑的感觉接替核，转而投射到大脑皮层第一体表感觉区产生定位明确的痛觉；另一方面，还可通过痛觉传导通路的侧支，经脑干网状结构抵达边缘系统引起痛觉的自主性反应和强烈的情绪反应。

（三）内脏痛与牵涉痛

内脏感觉冲动主要是通过交感神经中的传入纤维传入中枢。内脏痛觉与皮肤痛觉相比较有如下特点：①痛觉发生缓慢、持续时间长、定位不准确；②对刺激性质分辨能力差；③对机械牵拉、缺血、炎症等刺激敏感，对切割烧灼等刺激不敏感。

在一些情况下，某些内脏受到刺激时常引起一定的体表部位发生疼痛或痛觉过敏，这种现象称为**牵涉痛**。例如心绞痛时患者常感到心前区和左上臂内侧疼痛；胆结石时则出现右肩部疼痛；阑尾炎时，初期可出现脐周围或上腹部疼痛。了解牵涉痛的规律，对临床上诊断某些内脏疾病具有重要意义。

第四节　神经系统的躯体运动功能

躯体各种形式的运动是由多个骨骼肌群相互配合协调完成的，而这种配合与协调则是在神经系统调节下进行的。从脊髓至大脑皮层的各级中枢对躯体运动的调节均发挥重要作用。

一、脊髓对躯体运动的调节

脊髓是躯体运动最基本的反射中枢，可完成一些比较简单的反射活动，如牵张反射、屈肌反射、双侧伸肌反射等。

（一）脊髓的运动神经元

在脊髓前角内存在大量运动神经元，分别称为α运动神经元和γ运动神经元。

α运动神经元既接受来自皮肤、关节、肌肉等外周传入信息，也接受从脑干到大脑皮层各高级中枢下传的信息，其轴突末梢分支支配骨骼肌纤维，每一分支支配一根肌纤维，它兴奋时引起所支配的肌纤维收缩。由一个α运动神经元及其所支配的全部肌纤维组成的功能单位，称为**运动单位**。

γ运动神经元支配骨骼肌内的梭内肌纤维，可调节肌梭的敏感性。γ运动神经元兴奋性较高，常以较高频率持续放电，使梭内肌保持一定紧张性。

（二）脊休克

脊髓与高位中枢离断后，断面以下的脊髓暂时丧失反射活动的能力，进入无反应状态的现象称为**脊休克**。脊休克的主要表现是：离断面以下脊髓所支配的骨骼肌紧张性减低甚至消失；外周血管扩张，血压下降，发汗反射不能出现，大小便潴留。脊休克发生的原因是脊髓突然失去高位中枢的易化调节，而不是因切断损伤的刺激引起的。脊休克现象持续一段时间后，脊髓反射可逐渐恢复（动物愈高等，脊休克时间愈长；简单的反射恢复快，复杂的反射恢复慢）。

脊休克的产生和恢复说明：①脊髓是躯体运动最基本的反射中枢，可单独完成一些简单的反射；②正常状态下脊髓是在高位中枢调节下进行活动的。

（三）牵张反射

有神经支配的骨骼肌在受到牵拉而伸长时，反射性地引起受牵拉的同一块肌肉发生收缩，这种反射活动称为**牵张反射**。

根据牵拉的形式和肌肉收缩反应的不同，牵张反射分为两种类型：

1. **腱反射**是指快速牵拉肌腱时发生的牵张反射。如膝跳反射、跟腱反射等。这些腱反射的感受器是肌梭，传入神经进入脊髓后与前角运动神经元发生突触联系，腱反射为单突触反射，反射反应的潜伏期很短，效应器为同一肌肉的肌纤维（图 9－7）。

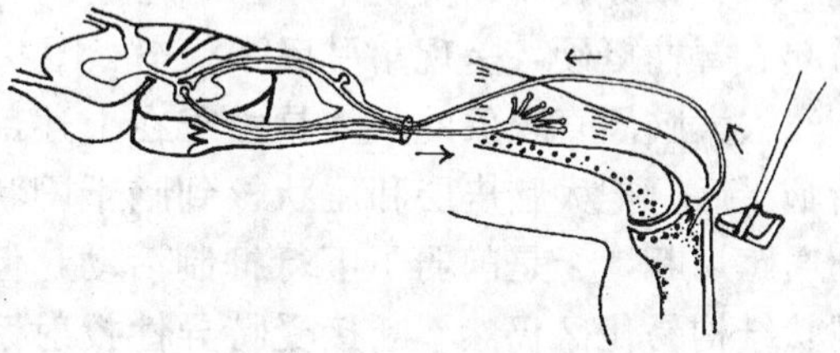

图 9－7　腱反射示意图

2. **肌紧张**是指缓慢持续牵拉肌腱时发生的牵张反射。表现为受牵拉的肌肉发生紧张性收缩，阻止被拉长。肌紧张是维持躯体姿势的最基本的反射活动，是姿势反射的基础。其反射弧与腱反射基本相似，感受器也是肌梭，但中枢的突触接替可能不止一个，可能是多突触反射。

在整体内，牵张反射受高位中枢的调节。腱反射的减弱或消失，常提示反射弧的传入、传出通路或脊髓反射中枢的损害或中断；而腱反射的亢进则常提示高位中枢的病变。因此，临床上常用测定腱反射来了解神经系统的功能状态。

二、低位脑干对肌紧张的调节

脑干网状结构对脊髓运动神经元的调节具有两重性，即既有易化作用，又有抑制作用。

（一）脑干网状结构易化区与抑制区

1. 易化区　易化区分布较广，包括延髓网状结构的背外侧部、脑桥的被盖、中脑中央灰质及中脑被盖等处，其下行纤维沿网状脊髓束下行达脊髓前角，主要兴奋支配伸肌的γ运动神经元，通过提高肌梭的敏感性而对肌紧张起易化作用（图 9-8）。

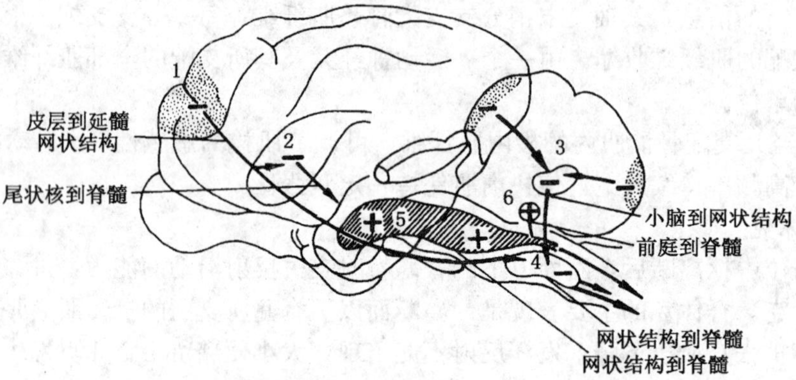

图 9-8　猫脑肌紧张易化区与抑制区及其途径

1. 皮质　2. 尾状核　3. 小脑　4. 延髓网状结构

5. 脑干网状结构　6. 前庭核　（十代表易化区，一代表抑制区）

2. 抑制区　抑制区较小，位于延髓网状结构的腹内侧部分，它通过网状脊髓束下达脊髓前角，经常抑制支配伸肌的运动神经元，降低肌梭的敏感性而发挥抑制作用。对α运动神经元也可能产生抑制作用。

（二）去大脑僵直

通常，易化区活动较强，抑制区活动相对较弱，正是二者相互对立的活动维持着躯体正常的肌紧张。在动物实验中，在中脑上、下丘之间横断脑干，动物立即出现四肢伸直、头尾昂起、脊柱挺硬，呈现角弓反张状态（图 9-9）。这种现象称为**去大脑僵直**。

去大脑僵直现象的产生是由于在上述部位横断脑干后，把大脑皮层和尾状核到脑干网状结构的通路切断，于是削弱了下行抑制活动，但脑干网状结构易化区仍然不断接受特异性投射系统传入的活动，因而使得易化作用大于抑制作用，这就出现了肌紧张亢进的现象。人在脑损伤、脑缺血或患脑炎时，有时也出现去大脑僵直，具体表现为上肢屈曲、下肢伸直的特征，说明病变已严重侵犯脑干。

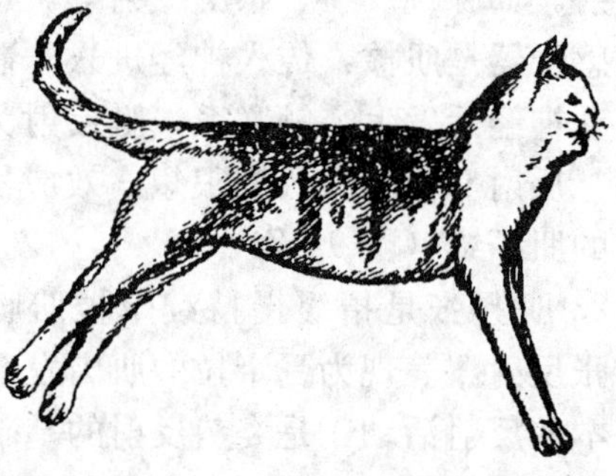

图 9-9　去大脑僵直（猫）模式图

（三）脑干对姿势反射的调节

在中枢神经系统调节下，骨骼肌保持紧张性或产生相应的运动，从而保持或改正身体在空间的姿势称为**姿势反射**。

牵张反射和对侧伸肌反射是最简单的姿势反射；状态反射、翻正反射等是比较复杂的姿势反射。这些反射都是由于机体姿态发生改变时，肌肉、关节、内耳迷路或视觉等部位感受器受到刺激而引起的，通过调节使身体保持一定的姿势。

三、小脑对躯体运动的调节

小脑是躯体运动调节的重要中枢之一。它与大脑皮层、丘脑、脑干网状结构、红核、前庭神经核及脊髓等保持着广泛的联系，在维持身体平稳、调节肌紧张和协调随意运动等方面具有重要作用。

（一）维持身体平衡

切除或破坏古小脑的动物会出现平衡失调。临床上，当肿瘤压迫或损伤古小脑的绒球小结叶时，患者可因平衡失调而站立不稳，但随意运动仍能得到协调。

（二）调节肌紧张

小脑前叶对肌紧张有易化和抑制双重作用，分别通过脑干网状结构的易化区和抑制区而实现。小脑前叶对肌紧张调节的双重作用可随动物进化程度而不同，进化程度越高，易化作用越明显。因此，在人类小脑损伤后引起肌紧张降低而出现肌无力症状。这种症状往往表现为同侧肌紧张降低。

（三）协调随意运动

小脑协调躯体的随意运动是由新小脑完成的。

新小脑主要指小脑半球。临床上小脑半球损伤的患者，往往在随意运动的力量、速度、方向及稳定性方面较正常人差。患者出现指物不准、走路摇摆、动作矫枉过正等共济失调症状，并可出现肌肉震颤、肌张力减退等症状。

四、基底神经节对躯体运动的调节

基底神经节包括尾状核、壳核、苍白球、丘脑底核、黑质和红核。尾状核、壳核和苍白球统称纹状体。

基底神经节与随意运动的稳定、肌紧张的控制、本体感觉传入信息的处理有关，对躯体运动有重要调节作用。人基底神经节受损后的症状主要有二类：一类是运动过多而肌紧张减弱综合征，如舞蹈病和手足徐动症。其病变主要在纹状体。纹状体中胆碱能和γ氨基丁酸能神经元功能减退，而黑质多巴胺能神经元功能相对亢进。另一类是运动过少而肌紧张过强综合征，如震颤麻痹。患者肌肉强直，随意运动少。主要病变在黑质，黑质的多巴胺能神经元功能被破坏是此病的主要原因，乙酰胆碱递质系统功能相对亢进在其中起一定作用。

五、大脑皮层对躯体运动的调节

大脑皮层是调节躯体运动的最高级中枢。如果大脑皮层损伤，随意运动将发生障碍，甚至丧失运动能力，形成瘫痪。

人类大脑皮层运动区主要位于中央前回。此外，在大脑皮层内侧面还有辅助运动区和第二运动区。

（一）大脑皮层运动区调节躯体运动的特点

1. 交叉支配：指一侧皮层运动区交叉控制对侧躯体肌肉的运动。但对于头面部肌肉、除面神经支配的下面部肌肉和舌下神经支配的舌肌受对侧皮层运动区控制外，其余部分皆受双侧皮层运动区控制。

2. 精细的功能定位：运动区所支配的肌肉定位非常精细。其总体安排与体表感觉区相似，也呈倒置的人体投影。但头面部代表区的内部安排仍是正立分布（图 9－10）。

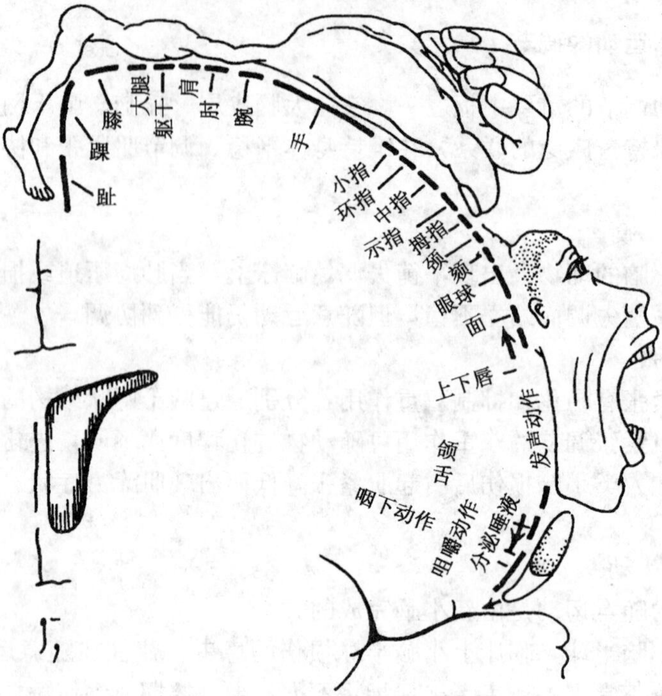

图 9－10　人大脑皮层运动区示意图

3. 各运动代表区的大小与运动的精细程度的关系：运动愈精细复杂的部位，在皮层运动区内所占的范围愈大。

大脑皮层辅助运动区和第二运动区对躯体运动的控制，一般为双侧性的。大脑皮层对躯体运动的调节是通过锥体系和锥体外系完成的。

（二）锥体系及其功能

锥体系指由中央前回皮层运动区发出，经内囊和延髓锥体下达脊髓前角及脑干运动神经元的传导束。前者称为皮质脊髓束，后者称为皮质延髓束。传统的概念认为锥体系统是由上下两个运动神经元组成的，但现在的认识却指出只有 10％～20％的锥体系统是上下两级神经元组成的，大约有 80％～90％的锥体系统的上下神经元之间还存在一个以上的中间神经元，特别是在支配远端前肢的锥体系统中较为多见（图 9－11）。由此可见，运动愈精细的肌肉，大脑皮层与直接支配它的下神经元之间的单突触联系也愈多，这有利于大脑皮层对精细的躯体运动的控制。

锥体系主要起源于中央前回运动区，但中央后回及皮层其他区域也有锥体系的起源部位。

锥体系的主要功能是发动随意运动的指令，直接地传送至脑神经运动核和脊髓前角，发动肌肉的精细运动，同时也引起 γ 运动神经元兴奋，大脑皮层通过调节肌梭的敏感性而协调肌肉的运动。临床上所见运动区损伤，常常引起躯体的运动障碍，特别是影响上肢精细运动的完成。在锥体系中前角运动神经元及脑神经运动神经元称为该系的**下运动神经元**，而在它们以上包括大脑锥体细胞在内的神经元都称为该系的**上运动神经元**。上下两级神经元的损伤的临床症状表现可以大不相同。下运动神经元损伤如小儿麻痹症时，不仅丧失随意运动的能

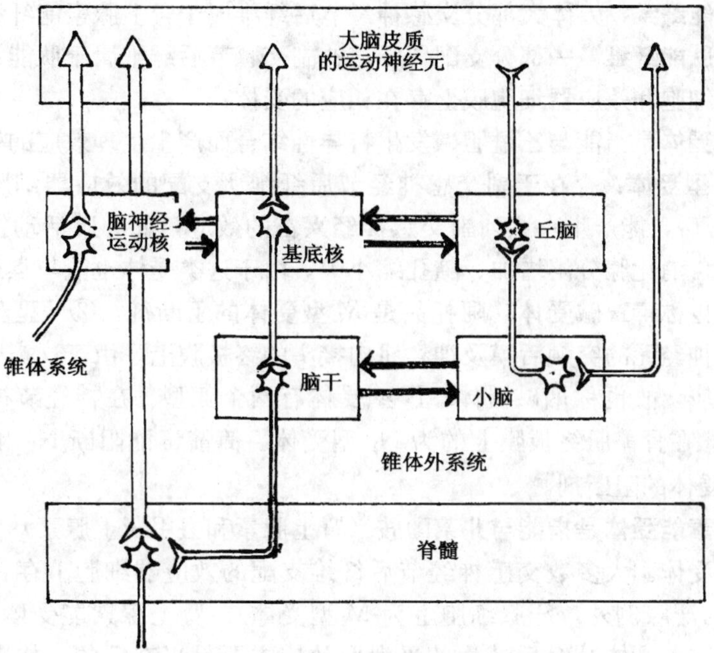

图 9－11　锥体系与锥体外系示意图

力，甚至肌紧张也不能维持，肌肉逐渐萎缩，称为弛缓性麻痹，亦称软瘫。如果在脑出血、脑栓塞等引起的上运动神经元损伤时，也将丧失随意运动能力，但由于下运动神经元的存在，尚可完成脊髓水平的牵张反射，肌紧张仍能维持，甚至亢进，称为痉挛性瘫痪，也称硬瘫。

（三）锥体外系及其功能

锥体外系是指除锥体系以外所有下行调控躯体运动的传导系统，其中包括大脑皮层、纹状体、丘脑、红核、黑质、脑桥、前庭核、小脑、脑干网状结构以及其间的联络纤维等。

锥体外系的主要功能是参与肌紧张的调节，维持一定的姿势和完成肌群之间的协调活动。虽然在下行调节躯体活动中锥体外系起辅助作用，但它与锥体系无论在结构上还是在功能上都是密切联系而不能截然分开的。

第五节　神经系统对内脏活动的调节

通常将支配内脏器官功能的传出神经称为**自主神经**。它包括交感神经和副交感神经两部分。

一、自主神经系统的功能

自主神经对其支配脏器的作用是通过其节后纤维末梢释放的递质作用于脏器上的特异性受体而实现的。

（一）自主神经的递质和受体

自主神经末梢释放的递质主要有三类，即乙酰胆碱、去甲肾上腺素和肽类物质。释放乙酰胆碱的神经纤维称为**胆碱能纤维**，包括副交感神经的节前纤维和节后纤维，交感神经的节前纤维及一小部分交感节后纤维，以及支配骨骼肌的运动神经。释放去甲肾上腺素的神经纤维称为**肾上腺素能纤维**，人体大部分交感神经节后纤维属于肾上腺素能纤维。释放肽类物质的神经纤维称为**肽能纤维**，一部分支配胃肠道的副交感节后纤维属于肽能纤维。

自主神经节细胞和效应器细胞膜上存在相应的受体：

（1）**胆碱能受体**是指能与乙酰胆碱发生特异性结合而产生生理效应的受体。胆碱能受体又分两种。①**M 型受体**：存在于副交感神经节后纤维所支配的效应器细胞膜上，当乙酰胆碱与 M 受体结合后，能产生一系列副交感神经兴奋的效应，如心脏活动抑制、支气管及胃肠道平滑肌收缩、消化腺分泌增加、瞳孔缩小等。由于这类受体也能与毒蕈碱类物质结合产生相似效应，故也称毒蕈碱受体。阿托品是 M 型受体的阻断剂。②**N 型受体**：存在于交感和副交感神经节神经元的突触后膜及神经肌肉接头的终板膜上。由于这类受体能与烟碱相结合而产生相似效应，故也称烟碱受体。N 型受体有两个亚型。在神经节神经元突触后膜上的为 N_1 型受体，在骨骼肌终板膜上的为 N_2 型受体。筒箭毒能阻断 N_1 和 N_2 受体的功能，六烃季胺是 N_1 受体的阻断剂。

（2）**肾上腺素能受体**是指能与儿茶酚胺（肾上腺素和去甲肾上腺素）发生特异性结合而产生生理效应的受体。大多数交感神经节后纤维支配的效应器细胞上存在肾上腺素能受体（交感神经支配的汗腺例外，汗腺细胞上为 M 型受体）。肾上腺素能受体可分为两型：①**α 受体**：儿茶酚胺与 α 受体结合后产生的平滑肌效应主要是兴奋性的，如皮肤和内脏血管收缩、子宫和扩瞳肌收缩，但胃肠平滑肌舒张。酚妥拉明是 α 受体的阻断剂。②**β 受体**：又分为 β_1 和 β_2 两种。β_1 受体与儿茶酚胺结合后使心跳加快、加强、房室传导加快；β_2 受体与儿茶酚胺结合后，使骨骼肌血管、支气管和胃肠平滑肌舒张。β 受体的阻断剂是心得安。

（二）自主神经的主要作用

大部分器官既接受交感神经支配，也接受副交感神经支配。在大部分情况下两者表现出相互拮抗的效应。交感和副交感神经对主要脏器的作用及其释放的递质和作用的受体总结于表 9－1。

表 9－1　自主神经释放的递质、作用的受体及所产生的效应

效应器		NE 受体类型	效应	ACh 受体类型	效应
眼	瞳孔开大肌	α	收缩（扩瞳）		
	瞳孔括约肌			M	收缩（缩瞳）
	睫状肌	β	舒张（晶状体变平）	M	收缩（晶状体变凸）
心脏	窦房结	β_1	心率加快	M	心率减慢
	传导系统		传导加快		传导减慢
	心肌		收缩加强		收缩减弱
血管	冠状血管	α	收缩	M	舒张
		β_2	舒张		
	脑血管	α	收缩	M	
	骨骼肌血管	α	收缩	M＊	舒张
		β_2	舒张		
	皮肤及腹腔脏器血管	α	收缩		
		β_2	舒张		
支气管平滑肌		β_2	舒张	M	收缩

续表

效应器		NE 受体类型	效应	ACh 受体类型	效应
胃肠道	胃平滑肌	β_2	舒张	M	收缩
	小肠平滑肌	α_2	舒张	M	收缩
		β_2	舒张		
	括约肌	α	收缩	M	分泌
	唾液腺	α	分泌	M	分泌
	胃腺			M	分泌
膀胱	逼尿肌	β	舒张	M	收缩
	括约肌	α	收缩	M	舒张
子宫平滑肌	有孕时	α	收缩		
	无孕时	β	舒张		
一般汗腺				M*	分泌
掌心部位的汗腺		α	分泌		

*为交感胆碱能节后纤维释放 ACh 作用受体。

（三）自主神经系统的功能特点

1. 交感神经和副交感神经都有持续地向所支配器官发放低频的神经冲动，以维持这些器官一定程度活动的特点称为紧张性活动。例如，心交感神经和心迷走神经对心脏都有这种紧张性影响。在动物实验中，若切断心交感神经，则取消了交感神经对心脏的兴奋作用，心率将减慢；若切断心迷走神经，则取消了迷走神经对心脏的抑制作用，心率将明显加快。在安静情况下，迷走神经的紧张性活动比交感神经紧张性作用高。再如切断交感缩血管神经后，血管则失去交感紧张性的影响，血管口径扩大；相反，若刺激交感缩血管神经，则引起血管口径缩小。

2. 交感神经系统的活动一般比较广泛。当某一反射引起交感神经系统兴奋，都将引起全身的交感神经广泛兴奋，肾上腺髓质激素分泌剧增，导致心血管活动加强，红细胞数增加，支气管扩张，代谢加强等。交感神经系统活动的生理意义在于调动机体各器官系统的贮备，使机体迅速适应环境的变化。这类反应称为**应急反应**。副交感神经系统的活动则比较局限。当副交感神经兴奋时，可使心血管系统的活动受到抑制，瞳孔缩小避免强光刺激，消化管的运动加强，消化液分泌增加，促进营养物质的吸收和能量的补给，促进糖原、蛋白质和脂肪的合成以及血糖的利用等。因此，副交感神经系统活动的生理意义在于保护机体，促进机体恢复和消化吸收，积蓄能量，也有利于生殖。

二、各级中枢对内脏活动的调节

（一）脊髓

交感神经及部分副交感神经的节前神经元位于脊髓胸腰段侧角或骶段相当于侧角的部位，因此脊髓是完成血管运动、排尿、排便、发汗和勃起等反射活动的初级中枢。这类调节功能可在脊髓与高位中枢离断的病人以及动物脊髓离断实验中得到证明。

（二）脑干

脑干中存在着许多调节内脏活动的重要中枢，如心血管的活动、呼吸运动、消化管运动和消化腺分泌以及某些物质代谢的调节，其基本反射中枢都位于延髓，因此将延髓看作生命的基本中枢。在临床上可见到不同原因引起脑水肿而导致延髓受到挤压时，危及生命的现象。另外，脑干网状结构中还存在着许多与内脏活动有关的神经元，其下行纤维对脊髓侧角发生突触联系，调控着脊髓的内脏功能。

（三）下丘脑

下丘脑是大脑皮层下调节内脏活动的高级中枢，并能将内脏活动与其他生理活动联系起来，使之得以协调。下丘脑对内脏活动的调节主要有以下几个方面：①体温；②水平衡；③摄食行为；④情绪反应；⑤生物节律；⑥垂体及其他内分泌功能。

（四）大脑皮层对内脏活动的调节

大脑皮层对内脏活动的调节主要是指大脑边缘系统和新皮层的某些区域。包括心血管、消化、呼吸等系统的活动调节。此外，边缘系统还可通过下丘脑与杏仁核来控制动物的情绪反应，边缘系统中的海马与动物的记忆功能关系密切。

第六节　脑的高级功能和脑电图

人的大脑除了能产生感觉、支配躯体运动和协调内脏活动外，还有一些更为复杂的高级功能，如完成复杂的条件反射、学习和记忆、思维、语言、睡眠等。

一、条件反射

反射是指在中枢神经系统参与下，机体对内外环境刺激的规律性应答。根据反射形成的过程，反射分为条件反射和非条件反射。非条件反射是在出生后无需训练就具有的，条件反射是出生后在非条件反射的基础上经过训练而建立的。

（一）条件反射的形成

条件反射是经过学习、训练而建立的。建立条件反射的基本条件是无关刺激与非条件刺激在时间上的结合，这个过程称为**强化**。经过多次强化，无关刺激就转化为条件刺激，条件反射也就形成。例如给狗喂食，食物刺激口腔、舌等部位的感受器，引起狗的唾液分泌这种反射称为非条件反射，食物刺激为非条件刺激。给狗听铃声，则不会引起狗的唾液分泌，因为铃声与唾液分泌的反射无关，故称之为无关刺激。但当每次喂食之前摇铃，将铃声（无关刺激）在时间上与喂食（非条件刺激）多次结合后，单独响铃也能引起狗的唾液分泌。

条件反射形成后，若反复单独给予条件刺激而无非条件刺激的强化，则这种条件反射就会逐渐减弱，直至最后完全消失，这种现象称为**条件反射的消退**。

（二）条件反射的生物学意义

环境中各种各样的条件刺激，一旦与非条件刺激相结合，都可成为引起某种条件反射的信号而引起相应的条件反射。人与动物在生活中条件反射的数量远超过非条件反射，从而提高了机体对环境的适应性。例如动物建立食物性条件反射后，当饲养员的出现成为引起食物条件反射的信号时，动物的消化系统在进食前就已经开始活动，为下一步的进食和消化做好了准备。在另一些防御性条件反射中，动物在“危险”的信号出现时，便已做好了防御的准备。

（三）第一信号系统和第二信号系统

条件反射都是由信号刺激引起的。信号可分为两类①第一信号：是具体信号，如光、声、食物形象等；②第二信号：是抽象信号，即语言、文字。巴甫洛夫认为，能对第一信号发生反应的大脑皮层功能系统，称为**第一信号系统**，是人类和动物所共有的，能对第二信号发生反应的大脑皮层功能系统，称为**第二信号系统**，这是人类所特有的，也是人类区别于动物的主要特征。

第二信号系统是个体在发育过程中，在第一信号系统活动的基础上建立的。人类由于有了第二信号系统活动，就能借助于语言和文字来表达思维、进行推理，从而大大扩展了认识的能力和范围。

二、学习与记忆

学习与记忆是脑的重要功能之一。**学习**是指人体接受外界新事物的刺激而获得新经验与行为模式的神经活动过程；**记忆**是指机体将学得的信息贮存和读出的神经活动过程。学习与记忆都是通过条件反射的建立而完成的。

学习和记忆是人类进行思维活动的基本环节，是组成智力结构的重要成分。关于学习与记忆的产生机制目前尚不完全清楚，它与神经元之间的环路联系、神经递质的释放等均有一定关系。

三、大脑皮层的电活动

大脑皮层神经细胞在无特殊外来刺激的情况下，自身具有的持续节律性电位变化称为**自发电位**；在外加刺激引起感觉传入冲动的激发下，在皮层一定区域产生的局限性的电位变化称为**皮层诱发电位**。

皮层自发电位可用电极放在头皮表面记录到，称为**脑电图**。脑电图的波形按其频率的不同分为四种基本类型：即α、β、δ和θ。通常频率慢的波其波幅较大，频率快的波则波幅较小（图 9－12）。

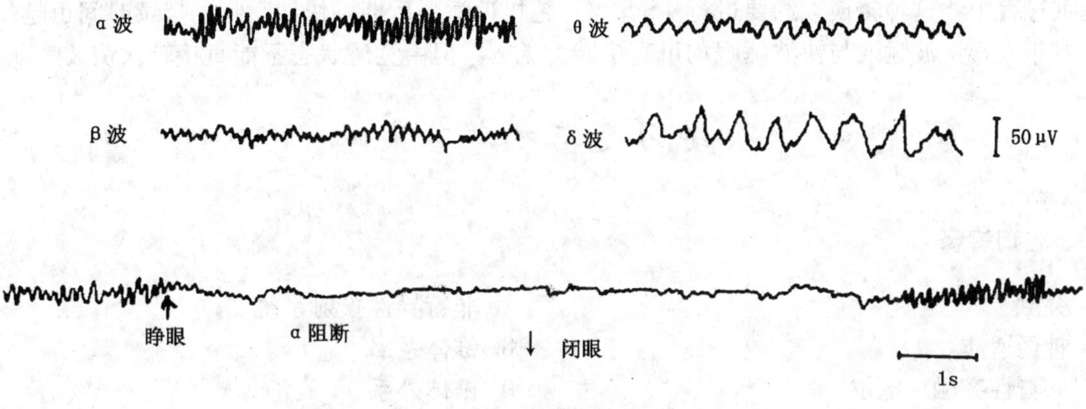

图 9－12　正常人的脑电波

α波的频率为 8～13 次/秒，在大脑皮层普遍存在，枕叶皮层最明显。正常成人在安静、清醒并闭目时可以出现。

β波的频率为 14～30 次/秒，在额叶部位最易引出。当人处于兴奋、觉醒时能观察到。

δ波频率为 0.5～3 次/秒，是大而不规则的慢波。正常成人在清醒状态下，几乎没有δ波，但在睡眠过程中可出现。

θ波是一种频率较低、振幅较大的波，频率为 4～7 次/秒。见于成人困倦时及幼儿时期，临床上 θ 波多见于精神病患者和癫痫病患者。

四、睡眠

睡眠与觉醒是人体昼夜交替进行的两个既对立而又统一的正常生理过程。成年人每天需要睡眠 7～9 小时，婴儿则需要 18～20 小时，儿童需要 12～14 小时，而老年人只需 5～7 小时。机体处于觉醒状态时，能迅速适应环境变化，积极主动地与外界环境发生联系，进行生产、劳动、生存竞争等活动。机体通过睡眠既能消除疲劳，又能恢复体力与精力，使觉醒保持良好的机能状态。

根据人睡眠时脑电图的特点，可将睡眠分为两种时相：即慢波睡眠和快波睡眠。

1. 慢波睡眠　又称为正相睡眠。在此时相中，脑电图表现为同步化慢波。人处于该时相时，生理功能有如下明显的改变：①视、嗅、听、触等感觉功能减退；②骨骼肌的肌紧张下降，腱反射消失；③一系列自主神经系统功能的改变。其中以副交感神经系统活动占优势，主要表现为瞳孔缩小、心率减慢、血压下降、呼吸变慢、代谢率降低、体温下降、消化管运动和消化腺分泌活动增强（但唾液腺分泌减少）等。此时相中汗腺分泌活动亦增强。

2. 快波睡眠　又称为异相睡眠。在此时相中，脑电图表现为去同步化低幅度的快波。各种感觉功能和肌紧张进一步降低，并出现阵发性的眼球快速运动、部分肢体抽动、心率加快、血压升高、呼吸加快而不规则。因此，该时相又称为快速眼球运动睡眠，眼球沿左右方向进行快速摆动，摆动频率可达每分钟 50～60 次。值得注意的是具有心血管疾病的人有时在该时相中出现心绞痛，有呼吸功能障碍者会在此时相中出现呼吸衰竭。此外，快波睡眠的另一特点是人入睡后做梦的时期正好是处于快波睡眠时相中。若将入睡者在此时相中唤醒，大多数人往往能讲述他的梦境。

成年人一般以慢波睡眠开始入睡，持续 80～120 分钟后即转入快波睡眠，持续 20～30 分钟后又转入慢波睡眠。因此，整个睡眠过程中，两个时相是反复相互转换的。通常在整个睡眠过程中，这种转换大约要进行 4～5 次，越接近睡眠后期，快波睡眠的持续时间也越长。在成年人，慢波睡眠与快波睡眠均可直接转为觉醒，但由觉醒状态不能直接转入快波睡眠。

练习题与参考答案

一、名词解释

1. 突触
2. 神经递质
3. 兴奋性突触后电位
4. 抑制性突触后电位
5. 肌紧张
6. 特异性投射系统
7. 非特异性投射系统
8. 锥体系
9. 锥体外系
10. 胆碱能纤维
11. 肾上腺素能纤维
12. 第二信号系统

二、填空题

1. 神经系统的基本活动方式是__________。
2. 反射是指在__________参与下机体对内外环境刺激的规律性应答。反射弧的五个基本环节是__________、__________、__________、__________和__________。

3. 神经元是由__________和__________组成的。

4. 神经纤维传导兴奋的特征主要是__________、__________、__________和__________。

5. 突触是由__________、__________和__________组成的。

6. 突触传递的特征是__________、__________、__________、__________、__________和__________。

7. 突触后抑制是在__________神经元参与下实现的。

8. 动物在中脑上、下丘之间横断后，出现__________肌紧张性亢进的现象，称为__________。

9. 小脑对躯体运动的调节功能主要是调节__________、__________和__________。

10. 大脑皮层对躯体运动的调节功能是通过__________和__________完成的。

11. 能识别乙酰胆碱并与之结合的受体叫__________受体；能识别去甲肾上腺素并与之结合的受体叫__________受体。

12. 交感神经兴奋时，心率__________，支气管平滑肌__________，瞳孔__________。

13. 以语言、文字建立的条件反射的功能系统称为__________。

14. 支配内脏器官活动的传出神经系统称为__________神经系统，它包括__________神经和__________神经两部分。

15. 副交感神经兴奋时，心率__________，支气管平滑肌__________，瞳孔__________。

16. 脑电图反映的是__________部位的__________电位变化，其基本波形为__________、__________、__________和__________四种。

三、单项选择题

1. 关于神经纤维传导兴奋的叙述，下列哪一项是错误的　（　）
   A. 结构的完整性
   B. 功能的完整性
   C. 单向传导
   D. 相对不疲劳性
   E. 绝缘性

2. 神经冲动抵达末梢时，引起递质释放主要有赖于哪种离子的作用　（　）
   A. Cl^-
   B. Ca^{2+}
   C. Mg^{2+}
   D. Na^+
   E. K^+

3. 关于突触传递的叙述，下列哪一项是正确的　（　）
   A. 双向传递
   B. 不易疲劳
   C. 突触延搁
   D. 不能总和
   E. 刺激停止后，传出冲动也立即停止

4. 兴奋性突触后电位的产生，是由于突触后膜提高了对下列哪种离子的通透性　（　）
   A. Ca^{2+}
   B. Cl^-
   C. K^+
   D. Na^+和K^+，尤其是Na^+
   E. Cl^-和K^+，尤其是Cl^-

5. 抑制性突触后电位的产生是由于突触后膜对下列哪种离子通透性增加所致　（　）
   A. Na^+、Cl^-、K^+，尤其是K^+
   B. Ca^{2+}、K^+、Cl^-，尤其是Ca^{2+}
   C. Na^+、K^+，尤其是Na^+
   D. K^+、Cl^-，尤其是Cl^-
   E. K^+、Ca^{2+}、Na^+，尤其是Ca^{2+}

6. 关于感觉皮层代表区的叙述，下列哪一

项是错误的 ( )

A. 体表感觉区在中央后回

B. 本体感觉区在中央前回

C. 视觉代表区在枕叶

D. 听觉代表区在颞叶

E. 内脏感觉的投射区在额叶

7. 牵涉痛是指 ( )

A. 内脏痛引起体表特定部位的疼痛或痛觉过敏

B. 伤害性刺激作用于皮肤痛觉感受器

C. 伤害性刺激作用于内脏痛觉感受器

D. 肌肉和肌腱受牵拉时所产生的痛觉

E. 内脏及腹膜受牵拉时产生的感觉

8. 关于非特异性投射系统的叙述，下列哪一项是正确的 ( )

A. 由丘脑向大脑皮层投射具有点对点的投射关系

B. 引起特定感觉

C. 维持大脑清醒状态

D. 是所有感觉的上行传导道

E. 维持睡眠状态

9. 下列哪一项不属于脊休克的表现 ( )

A. 大小便失禁

B. 血压下降

C. 断面以下脊髓支配的骨骼肌肌紧张降低

D. 发汗反射消失

E. 断面以下脊髓反射活动消失

10. 维持躯体姿势的最基本的反射是( )

A. 屈肌反射

B. 肌紧张反射

C. 对侧伸肌反射

D. 翻正反射

E. 腱反射

11. 对牵张反射的叙述，下列哪一项是错误的 ( )

A. 感受器是肌梭

B. 基本中枢位于脊髓

C. 是维持姿势的基本反射

D. 脊髓被横断后，牵张反射增强

E. 反射引起的是受牵拉的同块肌肉收缩

12. 摄食中枢位于 ( )

A. 延髓

B. 中脑

C. 丘脑

D. 下丘脑

E. 大脑皮层

13. 皮层运动区的部位是 ( )

A. 中央前回

B. 中央后回

C. 额叶

D. 枕叶

E. 颞叶

14. 副交感神经兴奋的表现是 ( )

A. 心跳加快加强

B. 支气管平滑肌舒张

C. 胃肠运动加强

D. 瞳孔散大

E. 胰岛素分泌减少

15. 交感神经节前纤维释放的递质是( )

A. 乙酰胆碱

B. 去甲肾上腺素

C. 肾上腺素

D. 5-羟色胺

E. 多巴胺

16. 支配心脏的交感神经所释放的递质是 ( )

A. 肾上腺素

B. 去甲肾上腺素

C. 多巴胺

D. 乙酰胆碱

E. γ-氨基丁酸

17. 神经系统实现其调节功能的基本方式是 ( )

A. 兴奋和抑制

B. 负反馈

C. 反射

D. 条件反射

E. 自身调节

18. 人的基本生命中枢位于 （ ）
    A. 延髓
    B. 脑桥
    C. 下丘脑
    D. 丘脑
    E. 大脑皮层
19. 关于下丘脑功能的叙述，正确的是 （ ）
    A. 是皮层下重要的躯体运动中枢
    B. 是皮层下重要的体表感觉中枢
    C. 是调节内脏活动的较高级中枢
    D. 是视、听觉的高级中枢
    E. 是躯体运动和体表感觉的整合中枢
20. 左侧大脑皮层中央后回受损后，躯体感觉障碍的部位是 （ ）
    A. 左半身
    B. 右半身
    C. 左侧头面部
    D. 右侧头面部
    E. 双侧头面部
21. 谈论酸梅时引起唾液分泌是 （ ）
    A. 第一信号系统的活动
    B. 第二信号系统的活动
    C. 非条件反射
    D. 自身调节活动
    E. 应激反应
22. 关于脑电图的叙述，正确的是 （ ）
    A. 是中枢神经系统各部位的综合电变化图
    B. 是皮层的自发电位变化图
    C. 正常成人安静、清醒、闭目时出现θ波
    D. 兴奋、觉醒时出现α波
    E. 由高幅慢波转为低幅快波表示抑制过程发展

四、问答题

1. 何谓突触？试述突触传递的过程。
2. 试比较兴奋性突触和抑制性突触传递原理的异同。
3. 什么是特异性和非特异性投射系统？它们在结构和功能上各有何特点？
4. 何谓骨骼肌的牵张反射？牵张反射有哪几种类型？它们的区别是什么？
5. 什么是自主神经系统？它们的功能有何特征？
6. 试比较条件反射和非条件反射的主要区别。

参考答案

一、名词解释

1. 一个神经元的轴突末梢与其他神经元的胞体或突起相接触，并进行信息传递的部位称为突触。
2. 神经递质是指神经末梢释放的参与突触传递的特殊化学物质。
3. 兴奋性突触后电位是指由突触前膜释放兴奋性递质，与突触后膜上的受体结合后，引起突触后膜产生的局部去极化电位。
4. 抑制性突触后电位是指由突触前膜释放抑制性递质，与突触后膜上的受体结合后，引起突触后膜产生的局部超极化电位。
5. 缓慢持续牵拉肌腱时发生的牵张反射称为肌紧张。
6. 各种感觉信息（嗅觉除外）在丘脑换神经元后，投射到大脑皮层特定区域的感觉传导通

道，称为特异性投射系统。

7. 感觉传导通道上行经过脑干时，与脑干网状结构的神经元多次换元后到达丘脑，在丘脑换元后弥散地投射到大脑皮层广泛区域的投射系统，称为非特异性投射系统。
8. 锥体系包括皮层脊髓束和皮层脑干束，是大脑皮层发动随意运动、调节精细动作和保持运动协调性的通路。
9. 锥体外系是锥体系之外，大脑皮层调节躯体运动的下行传导通路，主要调节肌紧张、维持一定的姿势和完成肌群之间的协调活动。
10. 以释放乙酰胆碱作为递质的神经纤维称为胆碱能纤维。
11. 以释放去甲肾上腺素为递质的神经纤维称为肾上腺素能纤维。
12. 以第二信号，即现实的抽象信号，如语言、文字建立的条件反射的功能系统称为第二信号系统。

二、填空题

1. 反射
2. 中枢神经系统　感受器　传入神经　反射中枢　传出神经　效应器
3. 细胞体　突起
4. 生理完整性　绝缘性　双向性　相对不疲劳性
5. 突触前膜　突触间隙　突触后膜
6. 单向传递　中枢延搁　总和　兴奋节律改变　后放　对内环境变化敏感和易疲劳
7. 抑制性中间
8. 伸　去大脑僵直
9. 身体平衡　肌紧张　随意运动
10. 锥体系　锥体外系
11. 胆碱能　肾上腺素能
12. 加快　扩张　扩大
13. 第二信号系统
14. 自主　交感　副交感
15. 减慢　收缩　缩小
16. 大脑皮层　自发　α　β　δ　θ

三、单项选择题

1. C	2. B	3. C	4. D	5. D	6. E	7. A	8. C
9. C	10. B	11. D	12. D	13. A	14. C	15. A	16. B
17. C	18. A	19. C	20. B	21. B	22. B		

四、问答题

1. 一个神经元的轴突末梢与其它神经元的胞体或突起相接触并进行信息传递的部位称为突触。

突触传递的过程可概括为：动作电位传导到突触前神经元的轴突末梢→突触前膜对 Ca^{2+} 通透性增加→Ca^{2+} 进入突触小体，促使突触小泡与突触前膜融合、破裂→神经递质释放入突触间隙→神经递质与突触后膜上受体相结合→突触后膜对 Na^{+}、K^{+}、Cl^{-} 的通透性改变→突触后电位。

2. 相同点是：①动作电位到达突触前神经元的轴突末梢时，引起突触前膜对 Ca^{2+} 通透性增加；②神经递质与特异性受体结合后，导致突触后膜离子通道状态的改变；③突触后电位都是局部电位，该电位经总和达到阈电位时即可引起突触后神经元的活动改变。

不同点是：①突触前膜释放的递质性质不同，兴奋性突触释放兴奋性递质；抑制性突触释放的是抑制性递质；②兴奋性递质与受体结合后主要导致突触后膜对 Na^+ 通透性增高；抑制性递质与其受体结合后，使突触后膜主要对 Cl^- 通透性增高；③兴奋性突触传递时，突触后膜产生局部去极化；抑制性突触传递时，突触后膜产生局部超极化；④经过总和达到阈电位后，前者使突触后神经元兴奋，后者使突触后神经元不易产生兴奋。

3. 特异性与非特异性投射系统都是感觉（嗅觉除外）由丘脑向大脑皮层投射的传入系统。

特异性投射系统是经典感觉传导道经过丘脑感觉接替核换元后，投射到大脑皮层特定感觉区的传导系统，它具有点对点的投射关系，其投射纤维主要终止于大脑皮层的第四层。能产生特定感觉，并激发大脑皮层发出传出神经冲动。

非特异性投射系统是经典感觉经丘脑（髓板内核群）换元后，向大脑皮层广泛区域投射的传导系统（在到达丘脑前，在脑干网状结构中反复换元），无点对点的投射关系。其功能主要是维持或改变大脑皮层的兴奋状态，维持机体处于“觉醒”状态，不能产生特定的感觉。

4. 骨骼肌的牵张反射是指有神经支配的骨骼肌受到外力牵拉而伸长时，引起受牵拉的同一块肌肉发生反射性收缩。

牵张反射分两种类型，腱反射和肌紧张。腱反射是指快速牵拉肌肉时发生的牵张反射，肌紧张是指缓慢持续牵拉肌肉时发生的牵张反射。

5. 自主神经系统是指调节内脏功能的传出神经系统。分为交感神经和副交感神经两个系统。交感神经系统的活动比较广泛，常以整个系统来参加反应。交感神经系统是一个应急系统，在环境急骤变化，或机体遇到严重威胁时，如缺氧、剧痛、极冷、失血或紧张等情况时，交感活动增强，使心率加快，血压升高，血糖增高，以动员机体的潜在力量适应环境的急变。副交感神经系统的活动比较局限，主要功能在于保护机体，休整恢复，促进消化吸收，积蓄能量，加强排泄和生殖功能等。

大多数内脏受交感和副交感神经双重支配，两系统对器官的作用具有拮抗性质。当交感神经系统活动加强时，副交感神经系统的活动便相对减弱，反之亦然，因而对外周作用表现协调一致。一般情况下，两系统对外周效应器都有紧张性作用。

6. 条件反射和非条件反射的主要区别有：①非条件反射是先天固有的，条件反射是后天获得的；②非条件反射的数量是有限的，条件反射的数量是无限的；③非条件反射的反射弧是固定的，条件反射的反射弧易变性大，可以建立、消退、分化和改造；④非条件反射使机体对环境的适应是有限的，条件反射大大提高了机体对环境的适应力和预见性。

第十章　感觉器官

感觉是人对客观世界的主观反映。人体内外环境的变化而产生的刺激，经感受器的换能作用产生动作电位，由传入神经传向中枢，再经中枢的分析和综合而产生主观感觉。

一、感受器、感觉器官的定义和分类

（一）感受器和感觉器官的定义

感受器是指专门感受刺激并将刺激的能量转变为电信号的特殊结构。如视网膜上的视锥细胞和视杆细胞，耳蜗中的毛细胞等。

感觉器官也称感官，它包括感受器及其附属结构。如视觉器官包括眼球、眼睑和眼球外肌等部分，听觉器官包括外耳、中耳和内耳等部分。

（二）感受器的分类

在生理学中根据感受器分布的部位将其分为内感受器和外感受器；根据感受器所接受的适应刺激的性质，又分为机械感受器、化学感受器和电磁感受器等；根据感受器受到适宜刺激的具体性质及其引起的特定感觉，又分为：视、听、嗅、味、热、冷、触、压等感受器。内感受器则主要分为牵张感受器和化学感受器以及渗透压感受器等。

二、感受器的一般生理特征

（一）适宜刺激

每一种感受器只对一种能量形式的刺激敏感，这种刺激即为该**感受器的适宜刺激**。如光波是视网膜感光细胞的适宜刺激，声波是内耳毛细胞的适宜刺激。

感受器对非适宜刺激也可能引起反应，但需要较大的刺激强度。

（二）换能作用

感受器受到刺激时，能把作用于感受器的刺激能量转换成神经信号，这种转换称为**感受器的换能作用**。因此，尽管作用于感受器的刺激形式多种多样，发生在各种感受器传入神经上的传输信号都是动作电位。

（三）适应现象

当以恒定强度的刺激连续作用于感受器时，虽然刺激在持续作用，但传入神经纤维上的脉冲频率却逐渐下降，主观感觉可以减弱或消失，这种现象称为**感受器的适应**。各种感受器适应发生的快慢不同。

（四）编码作用

感受器在受到刺激时，不仅发生了能量形式的转换，而且把刺激所包涵的环境变化的信号，也转移到了新的电信号系统即动作电位的序列之中，使动作电位具有特定的序列，这一作用称为**感受器的编码作用**。在同一感觉系统范围内，不同强度的刺激作用于感受器时，是通过单一传入纤维动作电位的频率高低和参加这个信息传输的神经纤维数目多少来编码。因此，刺激强度不同，所引起的感觉程度不同。不同感受器受到刺激后，产生不同的感觉和反应，则是取决于传入冲动最终所达到的高级中枢部位。

三、视觉器官——眼

视觉系统由眼、视神经和视觉中枢组成。其中，眼只是视觉的外周器官，它由含感光细胞的视网膜、折光系统（角膜、房水、晶状体、玻璃体）和附属结构组成。人眼的适宜刺激是波长为370～740nm的电磁波，即可见光。

视觉产生的过程是由于物体发出的或反射的光线，经过眼的折光系统折射后成像于视网膜上；视网膜上的感光细胞再将光刺激转换为电变化信息，经视神经传入大脑皮层的视觉中枢而产生视觉。因此，眼的视觉功能包括物体发出的光线在视网膜上成像的过程和视网膜上感光细胞将物像的光刺激转换为视神经传入冲动的过程。

（一）眼的折光功能

眼折光系统的功能在于使外界物体，不论是远还是近都能清晰地成像在视网膜上。这一原理与凸透镜的成像原理基本相似。一般来讲，来自6米以外物体的光线一般近似于平行光线，无须通过眼的调节活动，经眼的折光系统折射后正好聚焦于视网膜上，形成一个清晰的倒立实像。但是，过远物体发出的光线太弱，或在空间传播时散射太多、或在视网膜上形成的物像过小而不能引起清晰的视觉。在视近物时，由于近处物体所发出的光线不是平行的，而是辐散的，若眼的折光系统仍维持原有的屈光力，则通过其折射将聚焦于视网膜后，不能在视网膜上形成清晰的物像。但实际上，近处物体所发出的光线通过正常眼的折光系统后仍可在视网膜上形成清晰的物像，这是由于正常人眼具有调节作用。

（二）眼的调节

1. 晶状体的调节　这是一种主要的眼调节方式，它通过改变晶状体的凸度来改变眼内折光系统的屈光力。

晶状体的调节是一种反射性调节。当视近物时，模糊的视觉形像传至大脑皮层视觉区后，可引起传出冲动到达中脑动眼神经副交感核，经睫状神经传至睫状肌，使其中的环行肌收缩、使连接晶状体睫状小带松弛，晶状体借弹性回缩而变凸，屈光力增强。这样，近物的光线经折射就可聚焦于视网膜上，形成清晰的物像。物体距眼球越近，到达眼球的光线辐散程度就越大，则晶状体的变凸程度也越大，屈光力越强。反之，视远物时晶状体凸度变小，屈光力也变小。

通常将眼不需要调节即能形成清晰视觉的最远距离称为**远点**；将眼经充分调节后能形成清晰视觉的最近距离称为**近点**。人晶状体的调节能力随年龄的增长而逐渐减弱。

2. 瞳孔的调节　瞳孔的大小可以调节进入眼内的光量。瞳孔的大小受神经调节，主要有两种反射。

（1）瞳孔调节反射：也称瞳孔近反射，它是看近物时，双侧瞳孔缩小的反射活动。瞳孔缩小后，可减少进入眼内的光线量和减少折光系统的球面像差和色像差，增加视觉的清晰度。

（2）瞳孔对光反射：这是瞳孔大小随光照强度而变化的一种神经反射。反射的感受器是视网膜，由视神经传入反射中枢（中脑），传出神经主要是动眼神经中的副交感神经，效应器是瞳孔括约肌。

眼在强光照射下，通过这一反射使瞳孔缩小，在弱光下瞳孔扩大。这一反射的意义在于调节进入眼内的光线量，避免过量强光使视网膜受损，而在弱光下，瞳孔扩大可使进入眼的光线量增加，以产生清晰的视觉。

瞳孔对光反射具有双侧效应，即光照一侧瞳孔可引起两侧瞳孔同时缩小。

临床上常把瞳孔对光反射的异常或消失作为判断中枢神经系统病变的部位、全身麻醉的深度和病人危重程度的指标之一。

3. 眼的折光异常　眼的折光系统发生异常时将引起视觉功能的障碍，称为屈光不正。屈光不正包括近视、远视、老视和散光（图 10-1）。

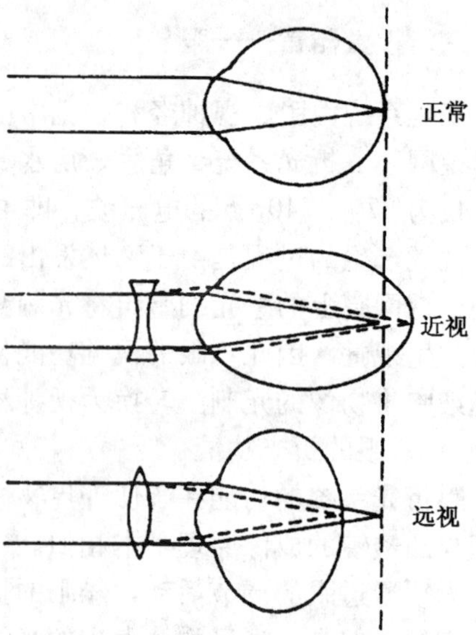

图 10-1　眼的折光异常及其矫正

——矫正前的折射情况，----- 矫正后的折射情况

（1）近视　近视眼的原因多数是由于眼球的前后径过长，或是由于角膜或晶状体曲率过大，折光力过强。因此，在看远物时，发来的平行光线聚焦于视网膜的前面，而使物像模糊不清。近视眼看近物时，由于近物发出的辐散光线聚焦成像的位置较后，物像恰好落在视网膜上，故眼无需调节，或做较小调节就能看清楚。

矫正近视的常用方法是配戴适度的凹透镜，使远物的平行光线适度辐散，使光线焦点后移而落在视网膜上。

（2）远视　远视眼主要由于眼球前后径过短，多为遗传所致。远视眼看远物时，所形成的物像虽然位于视网膜之后，但经过眼的调节，使晶状体变凸，折光力增强，物像尚可前移至视网膜上面被看清。但看近物时，辐射的光线使成像更加靠后，晶状体的调节即使达到最大限度，成像仍在视网膜之后而难于看清。故远视眼不论是看远物还是看近物均需眼的调节。矫正的办法是配戴合适的凸透镜，使看远物时，不需晶状体的调节也能成像于视网膜上；看近物时，在凸透镜帮助下，动用眼的调节能力后，使光线焦点更前移而落在视网膜上。

（3）老视　也称老花眼。通常是由于晶状体随年龄的增加而逐渐失去弹性所致。老视眼在看近物时，晶状体变凸的程度变小，即晶状体的调节能力减弱。

老视应配戴凸透镜看近物，以替代正常时水晶体的变凸，使光线聚焦在视网膜上。但看远物时，凸透镜会使物像聚焦在视网膜的前面而看不清楚，故看远物时需摘掉眼镜。这是老视与远视都用凸透镜矫正，但又不相同之处。

（4）散光　大多数散光是由于角膜表面各个方向上曲率半径不同，致使光线通过角膜后不能全部聚焦在视网膜上（有的聚焦在视网膜前，有的聚焦在视网膜后），因此引起物像变形和视物不清。散光的矫正方法是配戴柱面形透镜，使角膜异常的曲率半径得以矫正。

（三）视网膜的感光功能

1. 视网膜的感光换能作用　视网膜的感光细胞分为**视杆细胞和视锥细胞**，它们都含有特殊的感光物质，称为**感光色素**。感光色素在光的作用下，发生光化学反应，从而引起感光细胞发生一定的电位变化，即产生感受器电位，继而引起神经节细胞产生传入冲动。此即视网膜的感光换能作用。

2. 视网膜的光化学反应　视网膜中的视锥细胞和视杆细胞中含有感光色素，在光刺激下可发生光化学反应，这一反应是将光变成电信号的物质基础。

视锥细胞内的感光色素目前尚未提纯。视杆细胞的感光色素为视紫红质。

视紫红质由视蛋白和视黄醛构成，视黄醛是由维生素A转变而来。在光照下，视紫红质迅速分解，在暗处又可重新合成。视紫红质在分解和合成过程中，有一部分视黄醛被消耗，必须靠血液中的维生素A来补充。长期摄入维生素A不足，使视紫红质的合成不足，将影响视杆细胞对弱光的敏感度，使人在暗处的视力下降，称为夜盲症。

（四）视觉信息的传导

当视网膜上的感光细胞受到光照刺激时，产生的电位变化，主要经双极细胞传至神经节细胞，引起神经节细胞产生动作电位，再经神经节细胞发出的视神经传至大脑皮层枕叶的视觉中枢，引起视觉。

（五）与视觉有关的几种生理现象

1. 视力　又称**视敏度**，指眼对物体形态的精细辨别能力。通常以辨别两点之间的最小距离为衡量标准。临床上检测视力时，一般让受检者看距离5米远的视力表，能分辨视力表上相距1.5mm的两点者，其视力定为1.0。

2. 视野　单眼固定不动正视前方一点时，该眼所能看到的范围称为**视野**。正常人的视野受面部结构影响，颞侧视野较大，鼻侧视野较小。看不同颜色时，视野的大小也不相同，白色视野最大，依次为黄色、蓝色、红色，绿色视野最小。临床上检查视野，对诊断视网膜、视神经方面的病变有一定意义。

3. 暗适应与明适应　人从明亮处进入暗处时，最初看不清任何物体，须经过一定的时间后，才逐渐恢复暗处的视力，此种现象称为**暗适应**。相反，从暗处突然到亮处，最初只感到耀眼的光亮而不能视物，亦须经一定的时间后才能恢复视觉，此种现象称为**明适应**。暗适应的产生与视网膜中视紫红质的再合成增强，因而与其含量增加有关。明适应则由于在暗处所积蓄的视紫红质在强光照射下被迅速分解有关。

四、位听觉器官——耳

位听觉器官包括感受头部位置变动的前庭器（平衡器）和感受声波刺激的耳蜗（听觉器）两部分。二者的功能截然不同，但在结构上却紧密相连。

听觉是声波经外耳、中耳传至内耳，被耳蜗中的毛细胞感受，经蜗神经传入听觉中枢，经分析处理后引起主观上的感觉。

（一）声波传入内耳的途径

声波传入内耳的途径有二：

1. 气传导　声波经外耳道空气传导引起鼓膜振动，再经听骨链和卵圆窗传入内耳，引起内淋巴发生振动，基底膜也随着振动，使毛细胞受刺激而兴奋，冲动经听神经传到中枢，最后到达大脑皮层颞叶，产生听觉。

这一传导途径可简述为：外耳→鼓膜→听骨链→卵圆窗→内耳。是正常声音传导的主要途径。当听骨链损坏时，气传导也可表现为另一途径，即鼓膜振动后，由鼓室内的空气推动圆窗膜，经圆窗再传到耳蜗。

2. 骨传导　声波直接经颅骨和耳蜗骨壁传入内耳，引起耳蜗内淋巴液振动。这种传导途径在正常情况下作用不大。

（二）听阈

物体必须在一定频率和强度范围内振动才能被人耳听到。人类能听到的频率范围为16～20000Hz，在此范围内，每种频率的声波还必须达到一定的振动强。产生听觉所必须的最低振动强度称为**听阈**。正常人的声音频率为1000～3000Hz时听阈最低，也就是听觉最敏感，随着音频的升高或降低，听阈都会升高。

（三）位觉生理

机体进行旋转或水平方向的直线变速运动，会刺激三个半规管或椭圆囊中的感受细胞；机体进行上、下垂直方向的直线运动，会刺激球囊中的感受细胞。

位于内耳迷路中的椭圆囊、球囊和三个半规管是机体对自身运动状态和头在空间位置的感受器，当受刺激而兴奋时，其传入冲动到达有关中枢，可引起一定的位置觉和运动觉，并同时引起各种不同骨骼肌的肌张力改变，以维持机体一定的姿势和平衡。前庭器官受刺激还可能引起一系列内脏功能的改变，如恶心、呕吐、心率加快和血压下降等。

练习题与参考答案

一、名词解释

1. 感受器的适应　　2. 瞳孔近反射
3. 瞳孔对光反射　　4. 近视
5. 视力

二、填空题

1. 感受器的一般生理特性为__________、__________、__________和__________。
2. 正常眼视远物时，物像聚焦在视网膜__________；近视眼视远物时，物像聚焦在视网膜__________；远视眼视近物时，物像落在视网膜__________。
3. 近视眼多数是由于眼球前后径__________，或折光力__________，视远物时光线聚焦在视网膜__________，需配载__________矫正。
4. 老花眼主要是因为晶状体__________，眼的调节能力__________，视近物时需配__________矫正。
5. 眼能分辨两点之间最小距离的能力称为__________。
6. 瞳孔对光反射的中枢在__________，在强光照射下瞳孔__________。
7. 视网膜上有两种感光细胞，它们是__________细胞和__________细胞。
8. 正常人声波传入内耳有两条途径，它们是__________和__________。
9. 前庭器官包括__________、__________和__________。
10. 前庭器官是机体对__________和__________的感受器。

三、单项选题

1. 视近物时使成像落在视网膜上的主要调节活动是　　（　　）
   A. 角膜曲率半径变大
   B. 晶状体前、后表面曲率半径变小
   C. 眼球前后径增大
   D. 房水折光指数增高
   E. 瞳孔缩小
2. 下列关于瞳孔的调节的叙述，哪一项是错误的　　（　　）
   A. 视远物时瞳孔扩大
   B. 在强光刺激下，瞳孔缩小
   C. 瞳孔对光反射为单侧效应

D. 瞳孔对光反射的中枢在中脑

E. 瞳孔的大小可以控制进入眼内的光量

3. 瞳孔对光反射的中枢是在 （ ）

A. 延髓

B. 中脑

C. 丘脑

D. 皮层枕叶

E. 下丘脑视上核

4. 下列关于视野的叙述，正确的是 （ ）

A. 视野是指头部固定不动，双眼所能看到的范围

B. 双眼固定注视前方时，双眼所能看到的范围

C. 单眼固定注视前方时，单眼所能看到的范围

D. 用不同颜色所测的视野大小是一样的

E. 颞侧视野较小，鼻侧视野较大

5. 关于近视眼的叙述，错误的是 （ ）

A. 多数是由于眼球前后径过长

B. 近点较正常人远

C. 眼的折光力过强也可产生

D. 成像于视网膜之前

E. 需配戴凹透镜矫正

6. 夜盲症发生的原因是 （ ）

A. 视蛋白合成障碍

B. 视紫红质缺乏

C. 视锥细胞功能障碍

D. 晶状体混浊

E. 缺乏维生素 E

7. 人耳最敏感的振频范围是 （ ）

A. 20～20000Hz

B. 100～600Hz

C. 1000～3000Hz

D. 1000～10000Hz

E. 5000～20000Hz

8. 声音传入内耳的主要途径为 （ ）

A. 外耳→鼓膜→听骨链→圆窗→内耳

B. 外耳→鼓膜→听骨链→卵圆窗→内耳

C. 外耳→鼓膜→鼓室空气→圆窗→内耳

D. 颅骨→耳蜗内淋巴

E. 外耳→鼓膜→圆窗→听骨链→内耳

9. 大脑皮层听觉中枢的部位是 （ ）

A. 额叶

B. 枕叶

C. 颞叶

D. 中央后回

E. 中央前回

10. 声音的感受细胞位于 （ ）

A. 鼓膜上

B. 听骨链连接处

C. 咽鼓管开口处

D. 内耳基底膜上

E. 卵圆窗上

四、问答题

正视眼看远物和看近物时，在眼调节方面有何不同?

参 考 答 案

一、名词解释

1. 感受器的适应是指当一恒定强度的刺激作用于感受器时，虽然刺激仍持续作用，但传入神经上的电脉冲频率逐渐下降的现象。这时主观感觉可减弱或消失。

2. 瞳孔近反射也称瞳孔调节反射，是指当视近物时，通过反射引起双侧瞳孔缩小。

3. 瞳孔对光反射是指当用不同强度的光线照射眼球时，瞳孔的大小可随光照强度而改变的反射活动。强光时瞳孔缩小，弱光时瞳孔扩大。

4. 近视是指看远物时，光线聚焦于视网膜前，视物模糊不清，但看近物时则经过调节或无需调节即可看清。近视多数是由于眼球前后径过长或角膜和晶状体折光力过强所致。
5. 视力是指眼对物体细微结构的分辨能力，即分辨两点之间最小距离的能力。(视力也称视敏度)。

二、填空题

1. 适宜刺激　换能作用　编码作用　适应现象
2. 上　之前　之后
3. 过长　过强　前面　凹透镜
4. 弹性降低　减退　凸透镜
5. 视力
6. 中脑　缩小
7. 视锥　视杆
8. 骨传导　气传导
9. 椭圆囊　球囊　三个半规管
10. 身体运动状态　头在空间的位置

三、单项选择

1. B　2. C　3. B　4. C　5. B　6. B　7. C　8. B　9. C　10. D

四、问答题

由远物发来的光线到眼睛为平行光线。平行光线经过正视眼的折光系统折射后，刚好聚焦成像在视网膜上，因此正视眼不需任何调节，即可看清远物。

6 米以内的物体为近物，由近物发出的光线进入眼时呈不同程度的辐射状，聚焦成像便会落在视网膜后，产生模糊的物像。因此，正视眼看近物时，需经眼的调节，使聚焦后物像前移，落在视网膜上。眼的调节包括晶状体变凸、瞳孔缩小和眼球会聚。其中以晶状体变凸最重要。

第十一章 内 分 泌

第一节 激 素

一、内分泌的概念

人体内一些腺体或细胞能分泌高效生物活性物质，通过血液或其他体液途径作用于一些专属的效应细胞（靶细胞），并调节它们的生理活动，这种有别于通过导管排出腺体分泌物（外分泌）的现象称为**内分泌**。具有内分泌功能的腺体和细胞，则分别称为内分泌腺和内分泌细胞。人体主要的内分泌腺有垂体、甲状腺、甲状旁腺、胰岛、肾上腺和性腺，另外还有松果体和胸腺（图 11－1）。

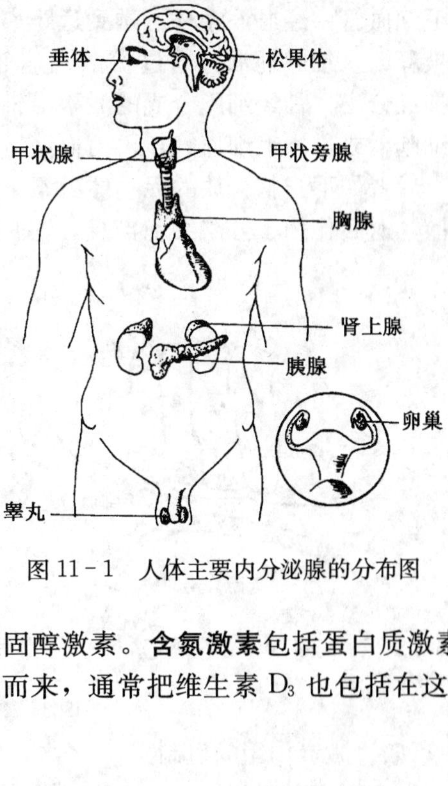

图 11－1 人体主要内分泌腺的分布图

除上述内分泌腺外，体内许多组织、器官也具有内分泌功能，如胃肠道、心、肾、肺、脑等许多器官都含有散在分布的内分泌细胞，分泌多种激素。内分泌腺与散在的内分泌细胞共同组成**内分泌系统**。

二、激素的概念和化学分类

激素是指由内分泌腺或内分泌细胞分泌的具有传递信息作用的高效能生物活性物质。

激素按其化学性质分为两大类，即含氮激素和类固醇激素。**含氮激素**包括蛋白质激素、肽类激素和胺类激素。**类固醇激素**主要由胆固醇衍变而来，通常把维生素 D_3 也包括在这一类中。

三、激素的作用及作用机制

（一）激素的作用

激素的作用很广泛，主要有以下 5 个方面：

①调节糖、蛋白质、脂肪和水盐代谢。②促进细胞的分裂、分化，调节机体的生长、发育过程。③影响中枢神经系统的发育及活动。④促进生殖器官的发育与成熟。⑤与神经系统配合，使机体各部分活动协调一致，并适应环境的变化。

激素只能对机体的生理过程起加速或减慢作用，它既不能供给机体代谢的原料，也不能供给机体能量。从本质上讲，激素仅起着“信使”的作用，传递信息而已。因此，激素也被称为“第一信使”。

（二）激素作用的一般特征

激素作为信息传递物质，其作用特征主要有：

1. 激素只选择性地作用于某些器官、组织和细胞（分别称为靶器官、靶组织和靶细胞），因而其作用具有相对特异性。

2. 激素在体内的浓度很低，但作用显著，它在信息传递过程中有逐级放大作用，即具有高效生物放大作用。

3. 激素间具有相互作用，主要表现有相互协同、相互拮抗和允许作用。**允许作用**是指某激素不能直接引起某种生物效应，但该激素的存在，可以使另一激素的作用明显加强，即对另一种激素的调节起支持作用。

（三）激素作用的途径

激素由内分泌腺分泌后通过以下途径作用于靶器官：①**远距分泌**：激素被释放后直接进入毛细血管，经血液循环运送到远距离的靶器官。如甲状腺激素、肾上腺素。②**旁分泌**：激素被释放入细胞外液，通过扩散到达邻近的靶细胞。如胃粘膜内 D 细胞分泌的生长抑素。③**神经分泌**：神经细胞合成的激素沿轴突中的轴浆运送到末梢释放后，或作用于所连接的组织细胞，或进入毛细血管，再由血液运送到靶细胞。前者如由副交感神经末梢释放的肽类物质，后者如下丘脑释放的促垂体激素。④**自分泌**：由内分泌细胞分泌的激素还可经细胞外液扩散，返回作用于分泌细胞自身。（图 11－2）。

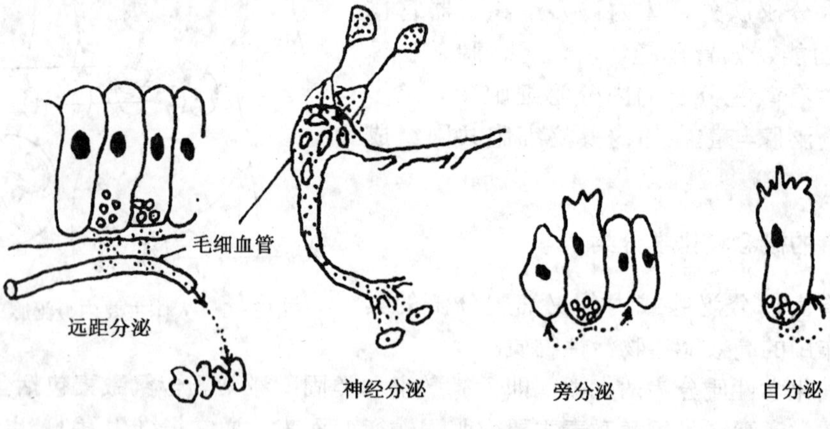

图 11－2　激素传递的主要途径

（四）激素作用的机制

1. 第二信使学说：含氮激素（甲状腺激素例外），因分子较大，不能通过细胞膜，而是作用于特异性的膜受体上。激素与受体结合后，通过细胞膜内的 G 蛋白介导，影响膜内特殊的酶系统（如腺苷酸环化酶或磷脂酶 C）活性，从而增加或减少细胞内某些信息传递物质，如环一磷酸腺苷（cAMP）、三磷酸肌醇（IP_3）等的产生，这些物质再进一步激活细胞内的蛋白激酶系统，影响蛋白质磷酸化过程，使细胞产生特有的生理反应。在这个过程中，激素是作为第一信使，把细胞外信息传递给细胞膜上的受体，而细胞内的信息传递物质则称为**第二信使**。

2. 基因调控学说　类固醇激素和甲状腺激素因分子较小，且为脂溶性，可以通过细胞膜进入细胞内，与胞浆中的受体结合而形成复合物，然后移入细胞核内，与核受体结合，通过影响细胞的基因转录和表达，诱导或抑制特异蛋白质的生成而调节细胞的生理功能（图 11－3）。这类激素有可能在进入细胞后，直接进入核内与核受体结合。

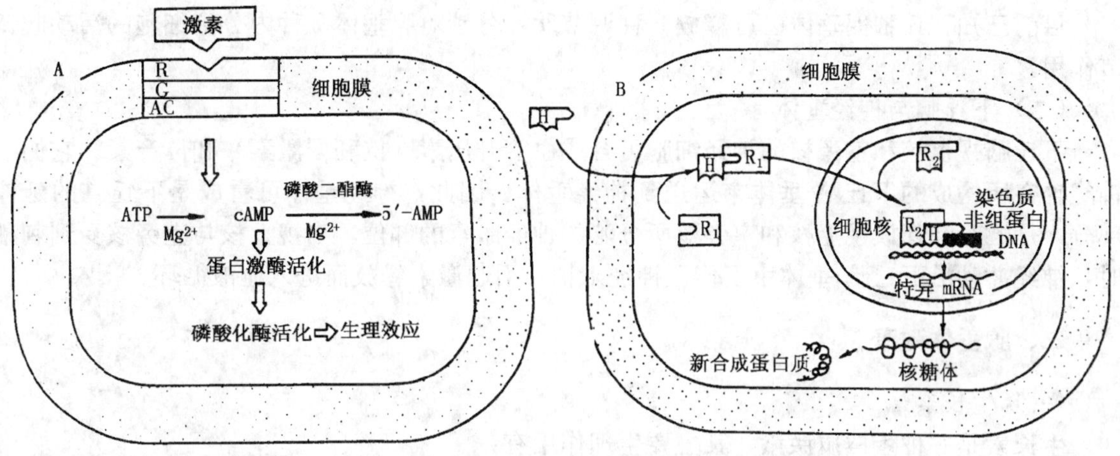

图 11-3　含氮激素（A）及类固醇激素（B）作用机制的示意图

H：激素；R：受体；G：G蛋白；AC：腺苷酸环化酶；R_1：胞浆受体；R_2：核受体

第二节　下丘脑与垂体

垂体位于脑的下部由蝶鞍构成的垂体窝中，通过垂体柄与下丘脑相连。垂体分为腺垂体和神经垂体两大部分。

一、下丘脑与垂体的联系

（一）下丘脑与腺垂体

垂体上动脉的分支在下丘脑的正中隆起及漏斗柄上部形成第一级毛细血管丛，后又汇合成小静脉沿垂体柄下行至腺垂体，在这里再次分支形成第二级毛细血管丛，这一结构称为**垂体门脉系统**。下丘脑基底部如正中隆起、弓状核、视交叉上核等部位（称为下丘脑促垂体区）的神经元可合成和分泌多种调节肽，由神经末梢释放入垂体门脉系统的第一级毛细血管丛内，由血流带至腺垂体，从第二级毛细血管丛中扩散出来，调节腺垂体的功能（图 11-4）。腺垂体分泌的激素也可沿垂体门脉系统反向流动，作用于下丘脑。

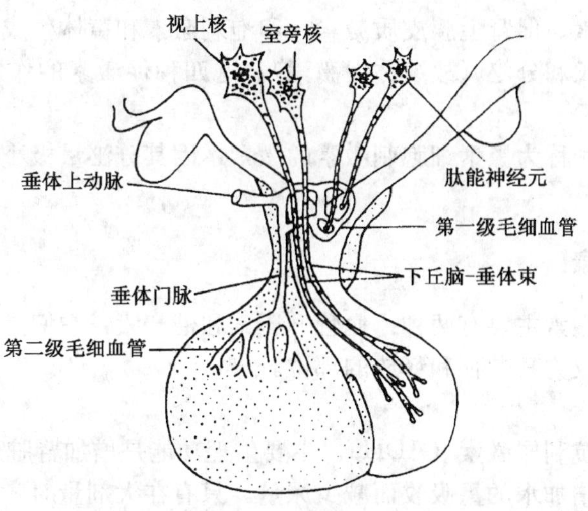

图 11-4　下丘脑-垂体系统示意图

目前已知下丘脑促垂体区可释放 9 种调节肽，分别对腺垂体 7 种内分泌细胞的活动起调节作用。

（二）下丘脑与神经垂体

下丘脑视上核和室旁核的神经细胞可合成血管升压素（抗利尿激素）和催产素。它们沿神经轴突所构成的**下丘脑-垂体束**运送到神经垂体。因此，神经垂体可看成是下丘脑的延伸部分，是贮存和释放视上核和室旁核所分泌的神经激素的部位。当视上核与室旁核受到刺激时，神经冲动沿下丘脑-垂体束下传至神经末梢，引起激素释放而进入血液循环。

二、腺垂体激素

（一）生长素

生长素是一种蛋白质激素，其主要生理作用有：

1. 促生长作用：生长素可促进软骨细胞分裂和生长，故对躯体生长发育有重要作用。生长素的促生长作用依赖于肝脏产生的生长介素的介导。生长介素是在生长素作用下，主要由肝脏产生，它能促进蛋白质合成和软骨生长，对肌肉等组织也有类似作用，但对脑组织无影响。人在幼年时，生长素缺乏将患侏儒症；生长素过多则产生巨人症。成年人生长素过多可产生肢端肥大症。

2. 对代谢的作用：生长素促进蛋白质合成和减少其分解；促进脂肪分解；对糖代谢的影响则因剂量而异，生理水平的生长素通过刺激胰岛素分泌而降低血糖，过量的生长素则抑制葡萄糖的利用而升高血糖。

生长素的分泌受下丘脑分泌的生长素释放激素和生长素释放抑制激素（生长抑素）的双重调节。低血糖可刺激其分泌。人在进入慢波睡眠后生长素分泌增加。

（二）催乳素

主要作用是促进乳腺发育，在哺乳期有启动并维持泌乳的作用。此外，催乳素还有促进黄体形成和分泌的作用。

催乳素的分泌受下丘脑催乳素释放激素和催乳素释放抑制激素的双重调节。吸吮乳头可反射性引起催乳素分泌。

（三）促激素

包括促甲状腺激素、促肾上腺皮质激素、卵泡刺激素和黄体生成素四种。它们的作用是促进各自的靶腺的生长和分泌（故统称促激素），这四种促激素的作用及分泌调节，将在以下各节中详细介绍。

腺垂体还分泌一种称为黑素细胞刺激素的激素，因其分泌量极小，与人皮肤色素沉着的关系尚不明确。

三、神经垂体激素

神经垂体释放的激素主要有两种：血管升压素和催产素，它们是在下丘脑视上核和室旁核合成的，神经垂体仅为其贮存和释放的部位。

（一）升压素

血管升压素又称抗利尿激素（ADH），主要生理功能是增加肾脏远曲小管和集合管上皮细胞对水的通透性，增加水的重吸收而减少尿量。只有在大剂量时才有收缩血管、升高血压的作用。血浆晶体渗透压、血容量和血压变化是调节抗利尿激素分泌的主要因素，其调节过程已在第八章中介绍过。

（二）催产素

催产素的主要作用有二：①引起哺乳期乳腺周围的肌上皮细胞收缩而促进排乳；②引起妊娠子宫收缩。婴儿吸吮乳头、刺激外生殖器与刺激子宫颈均可反射性地引起催产素分泌。

第三节 甲 状 腺

甲状腺是人体内最大的内分泌腺，甲状腺由许多腺泡组成。腺泡上皮细胞是甲状腺激素合成和释放的部位，腺泡腔内充满均匀的胶性物质，是甲状腺激素复合物，腺泡腔是甲状腺激素的贮存库。

甲状腺中还有一种内分泌细胞，称为腺泡旁细胞（C 细胞），它位于腺泡之间或腺泡上皮细胞之间，能分泌降钙素（见第四节）。

一、甲状腺激素的合成与代谢

甲状腺激素有**四碘甲腺原氨酸**（甲状腺素）和**三碘甲腺原氨酸**两种（图 11－5）。

（一）激素的合成　合成的原料为甲状腺球蛋白和碘。合成的步骤包括：①甲状腺腺泡聚碘：以主动转运方式将血中 I^- 摄入腺泡上皮细胞内。②I^- 的活化：摄入的 I^- 在过氧化酶的作用下被活化。③酪氨酸碘化：活化的碘与甲状腺球蛋白上的酪氨酸残基结合，生成一碘酪氨酸残基（MIT）和二碘酪氨酸残基（DIT），这个过程也需过氧化酶的催化。④甲状腺激素合成：在过氧化酶的作用下，一个分子的 MIT 与一个分子的 DIT 耦联，合成三碘甲腺原氨酸（T_3）或两个分子的 DIT 耦联产生四碘甲腺原氨酸（T_4）。由此可见，甲状腺激素的合成过程中，过氧化酶具有重要作用，抑制该酶即可明显抑制激素的合成。甲状腺激素中，T_4 的量多于 T_3，但 T_3 的生物活性高于 T_4。

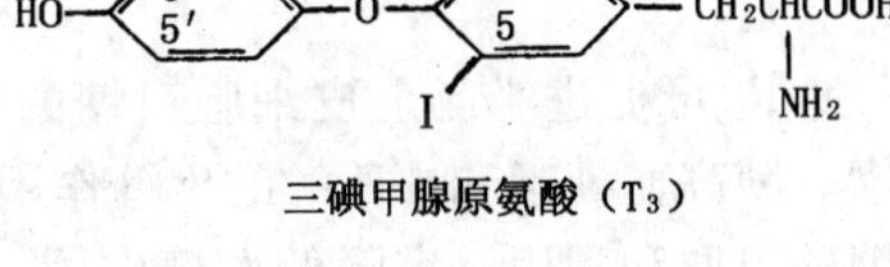

四碘甲腺原氨酸（T_4）

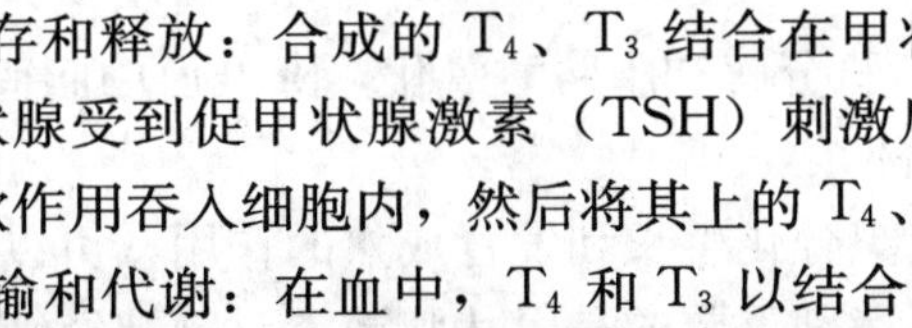

三碘甲腺原氨酸（T_3）

图 11－5　甲状腺激素的化学结构

（二）甲状腺激素的贮存和释放：合成的 T_4、T_3 结合在甲状腺球蛋白上，贮存于腺泡腔内，贮存量很大。当甲状腺受到促甲状腺激素（TSH）刺激后，腺泡细胞首先将腺泡腔中的甲状腺球蛋白通过吞饮作用吞入细胞内，然后将其上的 T_4、T_3 水解下来，释放入血。

（三）甲状腺激素的运输和代谢：在血中，T_4 和 T_3 以结合和游离两种形式存在，两者可以相互转换，形成动态平衡。游离的甲状腺激素量很少，但却是具有活性的形式。血中 T_4 的半衰期为6～7 天，T_3 约为24 小时，它们主要在外周组织脱碘而失活，一部分在肝内被降解（图11－6）。

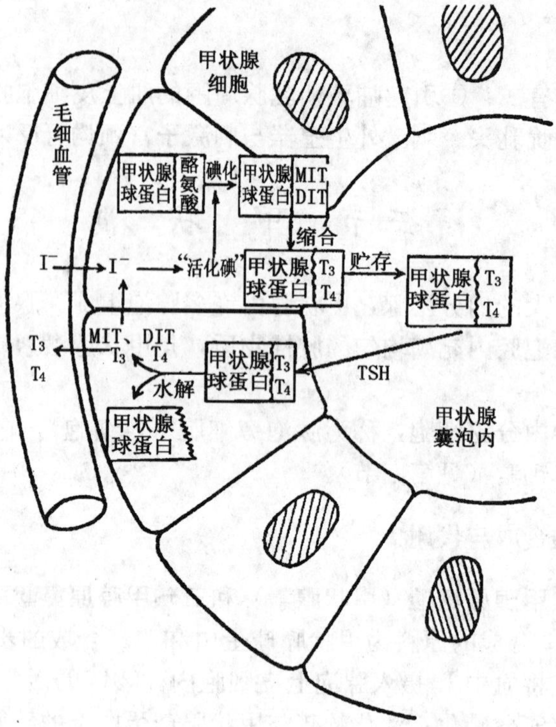

图 11－6　甲状腺激素的合成与分泌示意图

二、甲状腺激素的生物学作用

（一）对代谢的影响

1. 产热效应　甲状腺激素能提高大多数组织的耗氧量，增加产热量。这一作用可能与甲状腺激素增强 Na^+-K^+ ATP 酶的活性有关。甲状腺功能亢进时，机体产热量增加，基础代谢率升高，患者出现怕热喜凉，容易出汗等症状。而甲状腺功能低下时则产热量减少，基础代谢率降低，患者出现怕冷喜热的症状。

2. 对蛋白质代谢的作用　正常水平的甲状腺激素可促进肌肉、肝、肾的蛋白质合成。当甲状腺激素分泌不足时，蛋白合成不足，肌肉收缩无力，而组织间液中粘蛋白增多，引起粘液性水肿。当甲状腺激素分泌过多时，则促进蛋白质分解，特别是肌肉的蛋白质分解。

3. 对糖代谢的作用　T_3 和 T_4 可促进小肠上皮细胞对糖的吸收，增加糖原分解，抑制糖原合成，还可加强肾上腺素、胰高血糖素和皮质醇的生糖作用，故有升高血糖的作用。同时又可加强外周组织对葡萄糖的摄取和利用，有降低血糖作用。当甲状腺激素分泌亢进时，使血糖升高。

4. 对脂肪代谢　促进脂肪分解和脂肪酸氧化，降低血中胆固醇。

（二）对生长发育的影响

甲状腺激素具有促进组织分化生长和发育成熟的作用；可以刺激骨化中心发育、软骨骨化，促进长骨和牙齿生长；特别重要的是甲状腺激素对脑神经细胞的发育和分化有重要促进作用。婴幼儿特别是出生后头三个月内，甲状腺激素缺乏将导致身材和智力发育均受阻的呆小症。

（三）对神经系统功能的影响

提高已分化成熟的神经系统的兴奋性。甲状腺功能亢进时，可出现烦躁不安、注意力不集中、失眠等中枢神经系统兴奋性增高的表现；而甲状腺功能低下则出现记忆力减退、表情淡漠、嗜睡等中枢神经系统兴奋性降低的表现。

（四）对心脏功能的影响

可使心率增快、心肌收缩力增强、心输出量增加。

三、甲状腺激素分泌的调节

（一）下丘脑-腺垂体-甲状腺轴

腺垂体分泌的促甲状腺激素（TSH）是调节甲状腺功能的主要激素，可促进甲状腺激素的合成、释放和甲状腺细胞的生长；而下丘脑神经元分泌的促甲状腺素释放激素（TRH）又调控腺垂体 TSH 的分泌。下丘脑 TRH 的分泌则受控于脑的高级部位。外界环境刺激（如寒冷）被神经系统感知，可通过脑的高级部位发放冲动，沿下传神经引起下丘脑释放 TRH，作用于腺垂体，刺激 TSH 释放增加，TSH 则与甲状腺细胞上的受体结合，促进 T_4、T_3 合成和分泌。当血中 T_4、T_3 水平增高后，又可通过负反馈抑制、减少腺垂体释放 TSH，使 T_4、T_3 水平不致过高。这一负反馈调节是维持正常情况下甲状腺激素的分泌相对稳定的重要机制(图 11－7)。

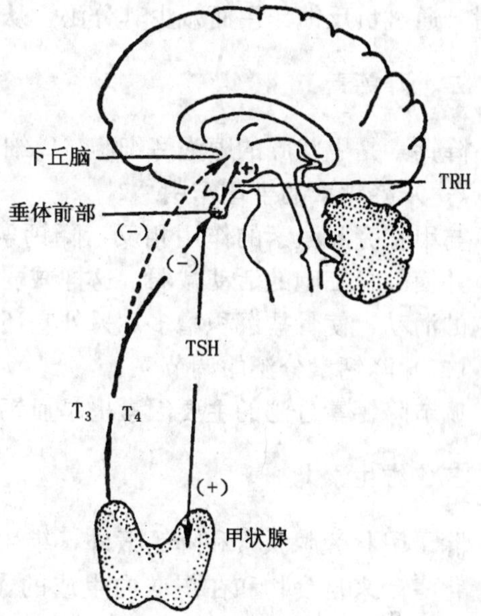

图 11－7　甲状腺功能调节示意图
（+）表示促进；（−）表示抑制

（二）甲状腺的自身调节

这是一种不依赖于 TSH，对碘供应变化的自身功能调节。当机体食入碘量不足时，甲状腺对碘的转运加强，T_4 和 T_3 合成释放增多；相反，当食入碘过多时，碘的转运机制受抑，同时 T_3、T_4 合成和释放受抑。因此，当食入碘增加时，最初 T_4、T_3 合成略有增加，但当碘量超过一定限度时，T_4、T_3 合成和释放量维持一段时间较高水平之后，立即明显下降。

第四节　甲状旁腺和甲状腺 C 细胞

一、甲状旁腺激素

（一）甲状旁腺激素的生理作用

甲状旁腺的功能是调节钙、磷代谢，使血钙升高，血磷降低。甲状旁腺激素通过三条途径发挥作用：

1. 动员骨钙入血　甲状旁腺激素通过提高骨细胞膜对钙的通透性，使血液中的 Ca^{2+} 进入骨细胞，骨细胞膜上钙泵活动增强，将钙转运到细胞外液，继而进入血液。这一作用在数分钟内即可产生，称为快速效应。另外，甲状旁腺激素还可加强破骨细胞的活动，使骨盐溶解，使骨钙入血。这一作用发生较慢，常需 12～14 小时才出现，称为延缓效应。

2. 促进肾小管对钙的重吸收　肾小管对钙重吸收增加，尿钙排出减少，使血钙升高。同时，甲状旁腺激素还抑制肾小管对磷的重吸收，增加尿磷排出，使血磷降低。

3. 促进维生素 D_3 的活化　通过维生素 D_3 的作用，可间接使血钙升高。

甲状旁腺激素分泌减少时，血钙降低，可使神经、肌肉的兴奋性升高，出现手足搐搦，严重时引起喉肌和呼吸肌痉挛，病人因窒息而死亡。

（二）甲状旁腺激素分泌的调节

甲状旁腺激素的分泌主要受血钙浓度的调节。血钙下降可使其分泌迅速增加；而血钙升高时，通过负反馈作用而减少其分泌，从而使血钙浓度保持相对稳定。

二、降钙素

降钙素是甲状腺的腺泡旁细胞（C 细胞）分泌的单链多肽，由 32 个氨基酸残基组成。

（一）降钙素的生理作用

与甲状旁腺激素的作用相反，降钙素使血钙降低。降钙素阻止骨原细胞转变为破骨细胞，并使破骨细胞的活动减弱，这样减弱溶骨，使骨组织释放钙盐减少。降钙素还增强成骨细胞的活动，使骨盐沉积增多。另外它还能抑制肾小管对钙、磷的重吸收。

（二）降钙素分泌的调节

调节降钙素分泌的主要因素也是血钙浓度。血钙浓度升高可使降钙素分泌增加。

三、维生素 D_3

除了甲状旁腺激素和降钙素外，维生素 D_3（Vit D_3）也参与血钙的调节，Vit D_3 又称胆钙化醇。来自食物和在皮肤内生成的 Vit D_3 活性很低，必须在肝内转化为 25-羟维生素 D_3，再在肾转变为 1，25 -二羟维生素 D_3，才具有生理活性。它的主要作用是促进小肠对钙的吸收，动员骨钙入血，使血钙升高；同时它也能促进骨盐沉积。儿童缺乏 Vit D_3，可引起佝偻病，成人缺乏 Vit D_3 可引起骨软化症。因为 Vit D_3 是在体内生成的，并且经血液循环运送到靶器官发挥作用，又具有精确的调节机制，故现在把它列为激素。

第五节　肾上腺

肾上腺由皮质和髓质两部分组成，外周部为皮质，占大部分，中心部为髓质，仅占小部分。由于皮质和髓质分泌的激素种类不同，因此，从生理功能上来看，肾上腺皮质和髓质是两个截然不同的内分泌腺。

一、肾上腺皮质

肾上腺皮质从外向内分为球状带、束状带和网状带。球状带位于皮质的最外层，主要分泌盐皮质激素。束状带位于皮质中间，网状带位于皮质最内层，束状带与网状带分泌糖皮质激素，网状带还分泌少量性激素。

切除动物的肾上腺皮质，如不及时适当处理，动物在 1～2 周内即可死亡，说明肾上腺皮质对维持生命活动是必需的。

（一）肾上腺皮质激素

肾上腺皮质分泌的糖皮质激素、盐皮质激素和性激素从化学性质上看都是类固醇激素。

1. 糖皮质激素　主要代表为皮质醇。

（1）糖皮质激素的生理作用：①对物质代谢的影响：糖皮质激素有显著的升高血糖的作用，这是由于它既促进氨基酸参与糖异生，增加血糖来源；又对抗胰岛素作用，抑制外周组织对葡萄糖的利用，减少血糖去路。皮质醇可以促进蛋白质分解，特别是肌肉组织的蛋白质分解，加速氨基酸入肝参与糖异生。还有促进脂肪分解和脂肪酸氧化的作用。糖皮质激素过多时，可使四肢脂肪分解增加而腹、面、肩背部脂肪聚积。②对水盐代谢的影响：有轻度的贮钠排钾作用；此外还能降低肾小球入球血管阻力，增加肾小球滤过率，有利于水排出。肾上腺皮质功能低下时，肾排水能力下降，易出现“水中毒”。③对血细胞的影响：糖皮质激素可以使血中红细胞、血小板和中性粒细胞增多，而使淋巴细胞数量减少。④对循环系统的影响：糖皮质激素对维持血压有重要作用。其原因主要有：增强血管平滑肌对儿茶酚胺的敏感性（允许作用）、抑制舒血管物质前列腺素的合成和降低毛细血管通透性。⑤参与应激反应：机体受到各种伤害性刺激时，血中 ACTH 增加，糖皮质激素分泌相应增加并产生一系列全身反应，称为**应激反应**。糖皮质激素通过抑制有害物质的产生、升高血糖以维持重要器官能量供应、稳定血压等作用，提高机体抗伤害能力。

（2）糖皮质激素分泌的调节：糖皮质激素分泌受腺垂体促肾上腺皮质激素（ACTH）的经常性控制。ACTH 可促进糖皮质激素的合成、分泌，也促进束状带细胞的生长发育。而 ACTH 的分泌一方面受下丘脑的促肾上腺皮质激素释放激素（CRH）的调控，另一方面又受血液中糖皮质激素浓度的负反馈调节。下丘脑、腺垂体和肾上腺皮质的关系可表示如下。

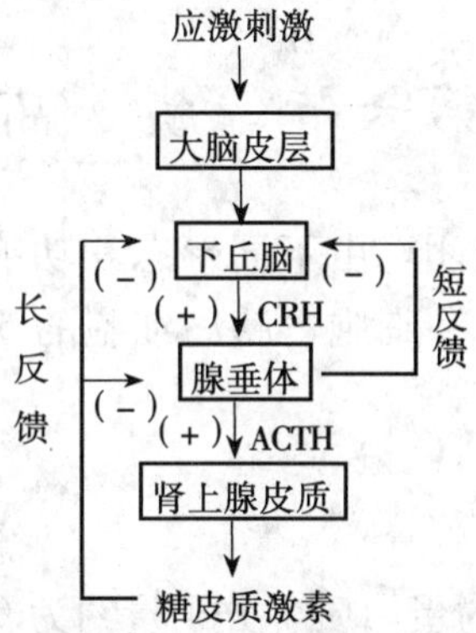

2. 盐皮质激素　主要代表为醛固酮。

醛固酮的主要生理作用是促进肾远曲小管和集合管对 Na^+ 的重吸收。同时使 K^+ 排出增加，在促进 Na^+ 重吸收的同时，使水的重吸收增加，简称“保 Na^+、保水、排 K^+”。

醛固酮分泌的调节见第八章。

二、肾上腺髓质

肾上腺髓质的嗜铬细胞分泌肾上腺素和去甲肾上腺素，肾上腺素和去甲肾上腺素的比例约为 4∶1。两者均为胺类（儿茶酚胺）激素。

（一）肾上腺素和去甲肾上腺素的生理作用

肾上腺素可与 α 和 β 受体相结合，而去甲肾上腺素主要和 α 受体结合。它们对心血管、呼吸和代谢的调节作用归纳于表 11-1。

表 11-1 肾上腺素和去甲肾上腺素主要作用的比较

	肾上腺素（E）	去甲肾上腺素（NE）
心率	加 快	减慢（整体情况）
心输出量	增 加	不 定
冠脉血流量	增 加	增 加
皮肤小动脉	收 缩	收 缩
肌肉小动脉	舒 张	收 缩
总外周阻力	降 低	增 加
血压	升 高	明显升高
支气管平滑肌	舒 张	稍 舒 张
妊娠子宫平滑肌	舒 张	收 缩
代谢	增 强	稍 增 强

（二）肾上腺髓质激素分泌的调节

肾上腺髓质受交感神经节前纤维支配。交感神经兴奋时，引起肾上腺素和去甲肾上腺素分泌增加。在机体遭遇紧急情况时，交感-肾上腺髓质系统兴奋，髓质激素的分泌增多，提高神经系统兴奋性，调动心血管和呼吸系统潜能，以应付紧急情况，这一反应称为**“应急反应”**。此外，ACTH 和糖皮质激素也有促进肾上腺髓质激素合成与分泌的作用。

第六节 胰 岛

胰岛是散在胰腺泡之间的细胞团，由不同形态和功能的内分泌细胞组成。A 细胞占胰岛细胞的 20%，分泌胰高血糖素；B 细胞占胰岛细胞的 60%～70%，分泌胰岛素；D 细胞占胰岛细胞的 10%，分泌生长抑素。

一、胰岛素

胰岛素是由 51 个氨基酸组成的蛋白质，分子量约为 6000。

（一）胰岛素的生理作用

1. 对糖代谢的调节 胰岛素一方面可促进机体组织对葡萄糖的摄取和氧化利用，促进肝糖原和肌糖原合成（增加血糖的去路）；另一方面，它还可抑制肝糖原分解和糖异生（减少血糖的来源），从而使血糖降低。胰岛素缺乏时血糖升高。

2. 对蛋白质代谢的调节 胰岛素可促进氨基酸进入细胞，并促进蛋白质合成的各个环节，从而增加蛋白质的合成。同时胰岛素还抑制蛋白质的分解。

3. 对脂肪代谢的调节 胰岛素促进脂肪合成、抑制脂肪分解。

概括起来说，胰岛素对代谢具有促进合成代谢的作用。

（二）胰岛素分泌的调节

1. 血糖浓度是调节胰岛素分泌的最重要因素，血糖升高引起胰岛素分泌增加，血糖降低则胰岛素分泌回落到基础水平。

2. 血中氨基酸和脂肪酸增高都可引起胰岛素分泌增加；单纯氨基酸增加对胰岛素分泌只有轻微的刺激作用，如血糖增高时，过量的氨基酸可使胰岛素分泌成倍增加。

3. 许多胃肠道激素可促进胰岛素分泌，如抑胃肽和胰高血糖素。肾上腺素可抑制B细胞分泌胰岛素。

4. 迷走神经兴奋刺激胰岛素分泌，而交感神经兴奋则抑制胰岛素分泌。

二、胰高血糖素

胰高血糖素有很强的促进肝糖原分解和糖异生作用，使血糖明显升高；促进氨基酸进入肝细胞参与糖异生；促进脂肪分解。

血糖浓度是调节其分泌的最重要因素，血糖降低使胰高血糖素分泌增加，血糖升高则使其分泌减少；胰岛素直接作用于A细胞抑制胰高血糖素分泌，而通过其降低血糖的作用又可间接刺激胰高血糖素分泌。迷走神经兴奋，抑制胰高血糖素分泌，而交感神经兴奋则促进其分泌。

练习题与参考答案

一、名词解释

1. 激素
2. 内分泌
3. 靶细胞
4. 第二信使
5. 促激素
6. 下丘脑调节肽
7. 垂体门脉系统
8. 下丘脑-垂体束
9. 应激反应
10. 应急反应

二、填空题

1. 激素按其化学性质可分为________类和________类两大类。
2. 含氮类激素包括________、________和________三种。
3. 激素分泌水平的相对稳定主要是通过________机制实现的。
4. 下丘脑和腺垂体的功能联系的途径是________；下丘脑和神经垂体间的联系途径是________。
5. 甲状腺激素有两种，即________和________；其中分泌量多的是________，生物活性高的是________。
6. 甲状腺激素分泌增加时，可使机体产热量________，基础代谢率________。
7. 生长素是由________分泌的激素，其化学性质为________。
8. 幼年时生长素缺乏将导致________症，而甲状腺激素缺乏则导致________症。
9. 神经垂体释放________和________两种激素，它们是在________合成的，经过________运输到神经垂体的。
10. 甲状腺激素可________神经系统的兴奋性，它还可使心率________。
11. 肾上腺皮质分泌________、________和________三类激素。

12. 胰岛素的作用是使血糖水平________，调节胰岛素分泌的最重要因素是________。
13. 甲状旁腺激素的作用是使血钙________和血磷________。
14. 紧急情况下，肾上腺髓质激素释放增加的反应称为________反应；糖皮质激素释放增加的反应称为________反应。
15. 肾上腺髓质分泌的激素有________和________两种。
16. 胰岛 A 细胞分泌的激素是________，B 细胞分泌的激素是________。
17. 腺垂体分泌的四种促激素是________、________、________和________。
18. 甲状腺激素主要影响________和________的发育与生长。
19. 腺垂体分泌的________能促进甲状腺细胞增生和分泌激素。

三、单项选择题

1. 下列哪个激素不是腺垂体分泌的（　　）
A. 促甲状腺激素
B. 黄体生成素
C. 催产素
D. 催乳素
E. 促肾上腺皮质激素

2. 幼年时生长素分泌过多会导致（　　）
A. 肢端肥大症
B. 巨人症
C. 粘液性水肿
D. 侏儒症
E. 向心性肥胖

3. 成年人生长素分泌过多会导致（　　）
A. 肢端肥大症
B. 巨人症
C. 粘液性水肿
D. 侏儒症
E. 向心性肥胖

4. 人幼年时生长素缺乏会导致（　　）
A. 呆小症
B. 侏儒症
C. 粘液性水肿
D. 糖尿病
E. 肢端肥大症

5. 下列哪一项不是甲状腺激素的生理作用（　　）
A. 抑制糖原合成
B. 促进外周细胞对糖的利用
C. 适量时促进蛋白质合成
D. 提高神经系统兴奋性
E. 减慢心率和减弱心肌收缩力

6. 影响神经系统发育最重要的激素是（　　）
A. 肾上腺素
B. 甲状腺激素
C. 生长素
D. 胰岛素
E. 醛固酮

7. 不是肾上腺皮质分泌的是（　　）
A. 皮质醇
B. 醛固酮
C. 性激素
D. 肾上腺素
E. 盐皮质激素

8. 不属于类固醇类的激素是（　　）
A. 肾上腺素
B. 皮质醇
C. 醛固酮
D. 性激素
E. 维生素 D_3

9. 下列哪种激素的分泌不受腺垂体的控制（　　）
A. 糖皮质激素
B. 甲状腺激素
C. 甲状旁腺激素
D. 雌激素
E. 雄激素

10. 糖皮质激素对代谢的作用是（　　）

A. 促进葡萄糖的利用，促进肌肉组织蛋白质分解
B. 促进葡萄糖的利用，抑制肌肉组织蛋白质分解
C. 促进葡萄糖的利用，促进肌肉组织蛋白质合成
D. 抑制葡萄糖的利用，抑制肌肉组织蛋白质分解
E. 抑制葡萄糖的利用，促进肌肉组织蛋白质的分解

11. 关于糖皮质激素的作用，错误的是 （ ）
A. 使淋巴细胞减少
B. 使红细胞数目增加
C. 增加机体抗伤害刺激的能力
D. 对正常血压的维持很重要
E. 对水盐代谢无作用

12. 胰岛中分泌胰岛素的细胞是 （ ）
A. A 细胞
B. B 细胞
C. C 细胞
D. D 细胞
E. ECL 细胞

13. 关于胰岛素对代谢的调节，错误的是 （ ）
A. 促进组织对葡萄糖的摄取和利用
B. 促进糖原合成
C. 促进糖异生
D. 促进蛋白质的合成
E. 促进脂肪合成与贮存

14. 降低血糖的激素是 （ ）
A. 胰岛素
B. 糖皮质激素
C. 胰高血糖素
D. 甲状旁腺激素
E. 生长素

15. 关于甲状旁腺激素的作用，下列哪一项是错误的 （ ）
A. 升高血钙，降低血磷
B. 动员骨钙入血
C. 使尿钙减少
D. 促进 1，25-（OH）$_2$ 维生素 D_3 的生成
E. 升高血钙的作用缓慢、短暂

16. 调节胰岛素分泌最重要的因素是（ ）
A. 血糖水平
B. 血脂水平
C. 血中氨基酸水平
D. 血 Na^+ 浓度
E. 血 Ca^{2+} 浓度

17. 抗利尿激素的合成部位是 （ ）
A. 下丘脑
B. 神经垂体
C. 腺垂体
D. 近球细胞
E. 远曲小管和集合管

四、问答题

1. 简述激素的主要传递方式。
2. 简述生长素和甲状腺激素对机体生长发育的影响。
3. 食入碘过少为什么会引起甲状腺肿大？
4. 简述糖皮质激素对糖、蛋白质和脂肪代谢的作用。
5. 简述胰岛素的生理作用。
6. 长期大量使用糖皮质激素的病人，如果突然停药会产生什么反应？为什么？

参 考 答 案

一、名词解释

1. 由内分泌腺或内分泌细胞分泌的高效生物活性物质，在体内作为信使传递信息，对机体生理过程起调节作用的物质称为激素。
2. 某些腺体或细胞能分泌高效生物活性物质，通过血液或其他细胞外液途径作用于靶细胞，调节它们的生理活动，这种有别于通过管道排出分泌物的现象，称为内分泌。
3. 能与某种激素起特异性反应的细胞，称为该激素的靶细胞。
4. 将作用于细胞膜的信息传递到细胞内，使之产生生理效应的细胞内信使，称为第二信使。
5. 通常是指腺垂体分泌的能促进其靶腺组织增生和分泌的激素的总称。
6. 由下丘脑促垂体区神经细胞合成释放，并通过垂体门脉系统运输至腺垂体，调节其功能的肽类激素的总称。
7. 垂体上动脉的分支在下丘脑正中隆起及漏斗柄上部分支成毛细血管后，再汇合成小静脉，沿垂体柄下行至腺垂体内，再次分支成毛细血管。这种具有两级毛细血管网的血管系统，称为垂体门脉系统。
8. 下丘脑视上核和室旁核神经元的轴突构成的神经纤维束称为下丘脑-垂体束，它沿垂体柄下行，终止于神经垂体。
9. 机体受到各种有害刺激时，血中促肾上腺皮质激素和糖皮质激素增多，并引起一系列全身反应以抵抗有害刺激，称为应激反应。
10. 机体在紧急情况下，通过交感-肾上腺髓质系统发生的适应性反应，称为应急反应。

二、填空题

1. 含氮　类固醇
2. 蛋白质　肽类　胺类
3. 负反馈调节
4. 垂体门脉系统　下丘脑-垂体束
5. 四碘甲腺原氨酸（T_4）　三碘甲腺原氨酸（T_3）　T_4　T_3
6. 增加　增高
7. 腺垂体　蛋白质（或含氮激素）
8. 侏儒　呆小
9. 血管升压素（抗利尿激素）　催产素　下丘脑　下丘脑-垂体束
10. 提高　加快
11. 糖皮质激素　盐皮质激素　性激素
12. 降低　血糖浓度
13. 增加　降低
14. 应急　应激
15. 肾上腺素　去甲肾上腺素
16. 胰高血糖素　胰岛素
17. 促甲状腺激素　促肾上腺皮质激素　卵泡刺激素　黄体生成素
18. 脑　长骨
19. 促甲状腺激素

三、单项选择题

1.C　2.B　3.A　4.B　5.E　6.B　7.D　8.A
9.C　10.E　11.E　12.B　13.C　14.A　15.E　16.A
17.A

四、问答题

1. 激素传递的方式主要有：①远距离分泌，激素释放后直接进入毛细血管，经血液循环运送到远距离的靶器官；②旁分泌，激素释放后进入细胞外液，通过扩散到达邻近的靶细胞；③神经分泌，神经细胞合成的激素沿轴浆流动运送到所连接的组织，或从神经末梢释放入毛细血管，由血液运送至靶细胞；④自分泌，激素被分泌入细胞外液后，又作用于分泌细胞自身。

2. 生长素有影响长骨生长的作用，人幼年时，缺乏生长素，将引起以身材矮小、性成熟延缓为特征的侏儒症；成年后，长骨已停止生长，此时若生长素过多，将引起以肢端骨增生为特征的肢端肥大，内脏组织也增生肥大。

甲状腺激素除影响长骨的生长发育外，还影响脑的发育，婴幼儿甲状腺激素缺乏，将导致身高和智力发育障碍的呆小症。

3. 碘是合成甲状腺激素的重要原料，饮食长期缺碘，甲状腺激素合成减少。血中甲状腺激素水平下降，对腺垂体的负反馈作用减弱，使腺垂体促甲状腺激素的分泌增加。促甲状腺激素可促进甲状腺细胞增生，因而导致甲状腺肿大。

4. 对糖代谢的作用主要是促进肝糖原异生，增加糖原贮存，同时又抑制外周组织对糖的利用，因此使血糖升高。

对蛋白质代谢主要是促进蛋白质分解。分泌过多时，常引起生长停滞，肌肉、皮肤、骨骼等组织中蛋白质减少。

对脂肪代谢主要是促进四肢部位脂肪分解，产生脂肪向心性分布。

5. 胰岛素的主要生理作用是调节代谢过程。对糖代谢：促进组织细胞对葡萄糖的摄取和利用，促进糖原合成，抑制糖异生，使血糖降低；对脂肪代谢：促进脂肪酸合成和脂肪贮存，减少脂肪分解；对蛋白质：促进氨基酸进入细胞，促进蛋白质合成的各个环节以增加蛋白质合成。总的作用是促进合成代谢。

6. 长期大量使用糖皮质激素时，血中该激素水平很高，会反馈作用于腺垂体，抑制其合成和分泌 ACTH。由于 ACTH 的分泌减少，肾上腺皮质束状带细胞将逐渐萎缩，分泌功能减退。这时病人如果突然停药，必将因自身分泌不足而使血中糖皮质激素水平突然降低，产生一系列该激素缺乏的症状，如血糖下降、血压降低、神经系统兴奋性降低以及对应激刺激的抵抗力降低等。

第十二章 生 殖

生殖是指生物体繁殖和延续种族的各种生理过程。人类的生殖包括精子和卵子（生殖细胞）的形成、受精、着床、胚胎发育和分娩等复杂而连续的过程。

第一节 女性生殖

女性的主要性器官是卵巢，附性器官有输卵管、子宫、阴道、外生殖器等。卵巢具有生成卵子和内分泌双重功能。

一、卵巢的功能

（一）卵巢的生卵功能

女性从青春期开始，卵巢便有了生卵功能。卵子是由卵巢内的原始卵泡逐渐发育而成的。两个卵巢每月有15～60个卵泡同时发育，但一般只有一个卵泡能发育成熟，并排出一个卵细胞（卵子）。卵泡发育、成熟、排卵全过程约需14天。

卵泡成熟后逐渐靠近卵巢表面，卵泡破裂，成熟的卵细胞和它周围的放射冠等一起被排入腹腔，这一过程称为**排卵**。排卵后，残存卵泡出血，颗粒细胞与内膜细胞增生，胞浆内含有黄色颗粒，逐渐形成**黄体**。黄体细胞能分泌大量孕激素，也分泌雌激素。若排出的卵未受精，黄体在排卵后10天开始退化、变性、纤维化，最后变成**白体**。若排出的卵子受精，则黄体继续长大，称为**妊娠黄体**，一直可维持到妊娠后5～6个月，然后才退化为白体（图12-1）。

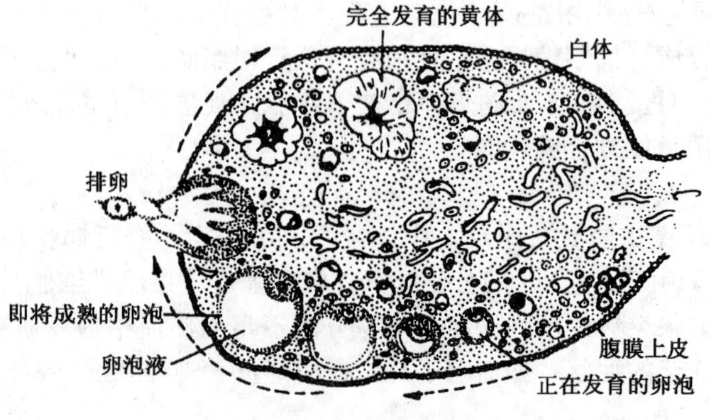

图12-1 卵泡发育示意图

（二）卵巢的内分泌功能

卵巢分泌两种主要的女性激素，即雌激素和孕激素。此外还分泌少量的雄激素。卵巢分泌的激素都属于类固醇激素。

1. 雌激素 雌激素是由卵泡和黄体分泌的，胎盘也能分泌雌激素。人体内雌激素有三种：雌二醇、雌酮和雌三醇。雌二醇的作用最强。

雌激素的生理作用是：①促进女性附属性器官（子宫、输卵管、阴道和外生殖器）的生长和发育，使之成熟。特别是能使子宫内膜发生增殖性变化，内膜增厚，子宫腺发育增长，但不分泌，它却使宫颈分泌大量清亮、稀薄粘液，利于精子穿行。雌激素能使阴道上皮细胞角化，增强阴道抵抗细菌侵害的能力。②促进输卵管运动。③促进女性副性征的发育，如促进乳房发育、乳腺导管增生、产生乳晕，可使全身脂肪、毛发分布呈女性特征，臀部肥厚，骨盆宽大，音调高。④对代谢的影响比较广泛，可加速骨的生长，促进钙盐沉积，并能促进骨骺软骨的愈合；可降低血浆胆固醇与β脂蛋白含量，并促进肝脏合成一些特殊的蛋白质；可使体液向组织间隙转移并导致水、钠潴留。

2. 孕激素　卵巢的黄体产生孕激素，主要为孕酮。肾上腺皮质和胎盘也可产生少量孕酮。孕激素的主要生理作用是在雌激素作用的基础上发挥的。①对子宫的作用，使子宫内膜进一步增生变厚，子宫腺体分泌含糖原的粘液，以利受精卵着床；使子宫平滑肌兴奋性降低，减少自发放电活动，降低子宫对胚胎的排异作用，保证胚胎的安全。使宫颈粘液分泌减少、变稠，不利于精子穿透。②对乳腺的作用，使乳腺腺泡与导管发育加速，为分娩后泌乳准备条件。③对体温的影响，能使排卵后的基础体温升高1℃左右，在黄体期一直维持在高体温水平上。女性基础体温在排卵前短暂降低，排卵后升高，这一变化常被临床用来判定排卵日期。

二、月经周期

女性从青春期（13～15岁）开始，生殖器官会出现周期性的变化，主要为每月一次的子宫内膜剥脱和出血，表现为阴道流血，称为**月经**。月经有明显的周期性，即约1个月出现一次月经，称为**月经周期**。女性第一次月经称为**初潮**。成年女性的月经周期长短不同，变动在20～40天内，平均为28天一个周期。每次月经持续3～5天。一般至45～50岁时月经周期停止。排出的经血除血液外，还有剥落的子宫内膜的粘膜、组织残片。由于子宫组织含有丰富的纤溶酶原激活物，很易使纤溶酶原激活成为纤溶酶，纤溶酶使经血中已形成的纤维蛋白分解，故经血中没有凝血块。

月经周期中子宫内膜的变化分为三期：①月经期，主要表现为子宫内膜剥落和出血，历时3～5天；②增殖期，主要表现为子宫内膜增生，腺体和血管增加，历时10天；③分泌期，表现为子宫内膜的腺体分泌，血管充血，历时14天。在月经周期中，卵巢也发生周期性变化，分为卵泡期和黄体期两个阶段（图12－2）。

三、月经周期的调节

月经周期中，子宫内膜的周期性变化受卵巢分泌的雌激素和孕激素水平的直接影响；而卵巢的雌激素和孕激素水平又受腺垂体分泌的卵泡刺激素和黄体生成素水平的影响；腺垂体的这两个激素又受下丘脑分泌的促性腺激素释放激素的影响，即**下丘脑-垂体-卵巢轴**调节着月经周期。根据下述两个期分析它们与月经周期的关系。

（一）卵泡期（排卵前期）

此期子宫内膜正值月经期和增殖期，血液中雌二醇和孕酮水平很低，因而对腺垂体和下丘脑的负反馈作用减弱或消除，结果使下丘脑促性腺激素释放激素的分泌增加，进而使腺垂体卵泡刺激素和黄体生成素的分泌也增加，促进卵泡发育、雌二醇分泌逐渐增多。在雌二醇的刺激下，一方面子宫内膜表现出增生期的变化，又一方面对下丘脑促性腺激素释放激素呈

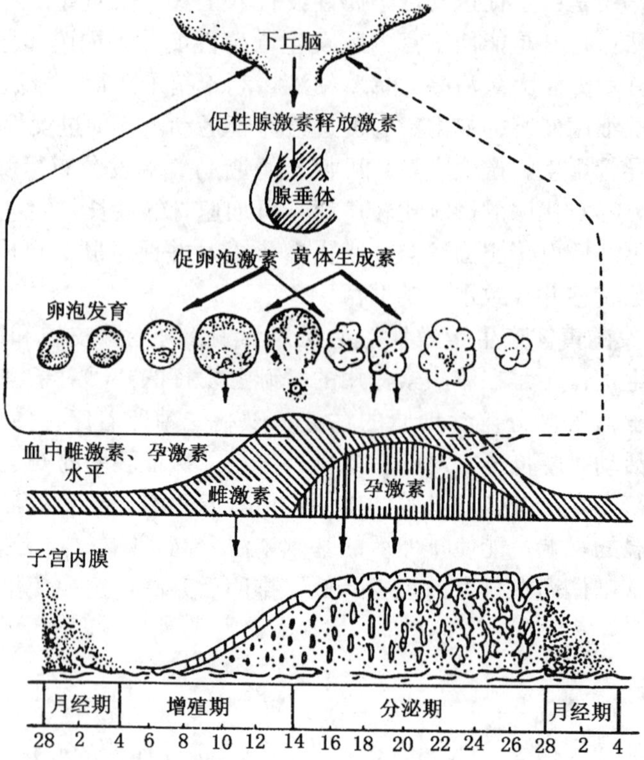

图 12-2 月经周期子宫内膜的变化及形成原理

实线表示促进，虚线表示抑制

正反馈作用，致使卵泡刺激素和黄体生成素分泌进一步增多，由于黄体生成素水平增高，使孕酮水平增高，致成熟卵泡破裂，发生排卵，因此，血液中黄体生成素是控制排卵发生的关键性因素。

（二）黄体期（排卵后期）

此期子宫内膜相当于分泌期，血液中孕酮和雌二醇水平明显升高，通过负反馈作用使下丘脑和腺垂体受到抑制，使卵泡刺激素和黄体生成素的分泌减少，黄体退化，导致雌二醇和孕酮水平下降，子宫内膜得不到这两种激素的支持而剥落，血管破裂、阴道流血，即为月经。雌二醇和孕酮减少后，对下丘脑和腺垂体的负反馈作用减弱，卵泡刺激素和黄体生成素分泌又开始增加，重复下一个周期。

四、妊娠与分娩

（一）妊娠

妊娠包括受精、受精卵着床及受精卵在子宫内发育成长的过程。

1. 受精　卵子由卵泡排出后，由输卵管伞端吸入，在输卵管平滑肌及上皮细胞纤毛的推动下，卵子被推送至壶腹部，与精子结合而受精。一般情况下，一亿个精子中，只有 200 多个能接近卵子，其中只有一个能与卵子结合而受精。

2. 着床　受精卵在输卵管中一面运行，一面进行细胞分裂形成胚泡，约一周左右，胚泡进入子宫。胚泡的运行只有在雌激素与孕激素的适当比例情况下才能正常进行。胚泡与子宫内膜相互作用而植入子宫的过程称为**着床**。胚泡产生绒毛膜促性腺激素（hCG），它能刺激黄体，使黄体继续分泌孕激素，以维持子宫内膜，有利于胚泡植入内膜。

3. 胎盘的形成　胚泡的部分滋养层细胞与母体细胞组成**胎盘**，胎盘的功能是进行胎儿和母体间的物质交换和产生维持妊娠的几种内分泌物质，如绒毛膜促性腺激素、雌激素和孕激素。

人的妊娠期约为280天。在此期间，胎盘分泌的激素可促进子宫明显增大，以适应胎儿的成长。乳腺也明显增大与发育，为哺乳做好准备。

（二）分娩

分娩是成熟胎儿从子宫经产道娩出体外的过程。分娩的动力是子宫肌的强烈收缩活动，并伴有膈肌和腹肌的收缩以增加腹压利于分娩。分娩的机制目前尚不完全清楚，可能与分娩时大量分泌雌激素、催产素与前列腺素有关。雌激素可加强催产素对子宫的收缩作用，在催产素与前列腺素的作用下，子宫开始呈现节律性收缩活动而引起分娩。

（三）胎盘的内分泌功能

人胎盘是妊娠期间重要的内分泌器官，可产生多种激素，主要有人绒毛膜促性腺激素、雌激素、孕激素和人胎盘催乳素。这些激素对维持正常妊娠起关键性作用。

1. 人绒毛膜促性腺激素（hCG）　为一种糖蛋白，分子量36000，在卵子受精后8～10天便出现在母体血中，并由尿排出。到妊娠60天，分泌达到高峰，然后逐渐下降，于妊娠第90天左右降到最低水平。妊娠早期，可检测尿中人绒毛膜促性腺激素水平，作为早孕诊断。人绒毛膜促性腺激素主要作用是在妊娠早期刺激卵巢的月经黄体转变为妊娠黄体，并使其继续分泌雌激素和孕激素，以维持妊娠。

2. 雌激素和孕激素　妊娠90天后，胎盘分泌的人绒毛膜促性腺激素明显减少，胎盘转而合成大量雌激素和孕激素，以完全代替妊娠黄体的机能，使妊娠维持下去。

3. 人胎盘催乳素　又称人绒毛膜生长素，是一种糖蛋白激素。它既有催乳作用，又有促进胎儿生长作用，其机制是降低母体对葡萄糖的利用，将葡萄糖转给胎儿，又使母体内游离脂肪酸增多，利于胎儿摄取。

第二节　男性生殖

一、睾丸的功能

睾丸有产生男性生殖细胞（生精）和分泌雄性激素（内分泌）的双重功能。

（一）睾丸的生精功能

生精功能是从男性青春期开始的，整个生精过程是在睾丸的曲细精管的上皮细胞内完成的。精子是由曲细精管的精原细胞发育而来，整个过程分为三个阶段：第一阶段，精原细胞→初级精母细胞；第二阶段，初级精母细胞→次级精母细胞→精子细胞；第三阶段，精子细胞→精子。三个阶段历时两个半月。

在精子发育与分化过程中，由其周围的支持细胞分泌多种物质，提供适宜的营养。精子的生成还要求有合适的温度，阴囊内温度要比腹腔内温度低1～8℃较为适宜。

新生的精子进入曲细精管管腔，并沿曲细精管、睾丸网、输出小管、附睾管、输精管运行。运行过程中精子逐渐成熟，贮存于附睾和输精管。精子的运行是借助于管道平滑肌的收缩和管道上皮细胞的纤毛运动实现的。

（二）睾丸的内分泌功能

睾丸的间质细胞合成和分泌雄激素，主要为睾酮。

睾酮的主要生理功能为：

1. 促进睾丸曲细精管的发育和精子的成熟。

2. 刺激男性附属性器官（附睾、输精管、射精管、精囊、前列腺、阴茎、尿道球腺）的发育，并维持其正常功能；刺激和维持男性副性征的发育和正常状态（骨骼变粗、肌肉发达；皮肤变厚、皮脂腺增生；腋毛、阴毛、胡须生长；喉结增大、声带变厚、声音低沉粗厚）。

3. 促进蛋白质合成，使氨基酸分解代谢减弱，特别是骨骼和肌肉蛋白质的合成增加。

4. 促进红细胞生成，使成年男性红细胞数量多于成年女性的红细胞数量。

5. 维持男性正常性欲。

二、睾丸功能的调节

睾丸的生精功能和内分泌功能，都直接受腺垂体分泌的卵泡刺激素和黄体生成素的调节。卵泡刺激素与黄体生成素对生精过程都有调节作用，黄体生成素的作用是通过促进间质细胞释放睾酮实现的。生精过程受卵泡刺激素和睾酮的双重控制，卵泡刺激素有始动生精作用，睾酮则维持生精作用。

练习题与参考答案

一、名词解释

1. 月经周期　　2. 排卵

3. 妊娠黄体

二、填空题

1. 健康女性每个月经周期平均为________天，子宫内膜变化可分为________期、________期和________期。

2. 宫颈粘液最易使精子穿行的时期是________，使子宫平滑肌敏感性降低的激素是________。

3. 睾丸的功能是________和________。

4. 睾丸间质细胞的功能是________。

5. 卵巢能分泌________和________二种激素。

6. 睾丸分泌的雄激素主要为________。

7. 卵巢分泌的雌激素主要为________，孕激素主要为________，它们的化学性质均为________。

8. 月经周期中基础体温最高的时期是________。引起体温升高的激素是________。

9. 人绒毛膜促性腺激素分泌最高峰是在妊娠后________天，它的主要作用是维持________继续发育。

10. 血液中________激素高峰可作为排卵的标志。

三、单项选择题

1. 睾丸间质细胞的生理功能是 （　　）
   A. 营养和支持生殖细胞
   B. 产生精子
   C. 分泌雄激素
   D. 分泌雄激素结合蛋白
   E. 起血睾屏障作用
2. 下列关于人绒毛膜促性腺激素的叙述哪项是错误的 （　　）
   A. 是胎盘分泌的激素
   B. 妊娠 8～10 周分泌达到顶峰
   C. 在妊娠中期分泌达到顶峰
   D. 使月经黄体转变为妊娠黄体
   E. 化学本质为糖蛋白
3. 卵巢分泌的雌激素主要的是 （　　）
   A. 雌二醇
   B. 雌三醇
   C. 孕酮
   D. 雌酮
   E. 己烯雌酚
4. 月经血没有凝血块的原因是 （　　）
   A. 因有雌激素阻止血液凝固
   B. 因有孕激素阻止血液凝固
   C. 子宫分泌前列腺素阻止血液凝固
   D. 子宫内纤溶酶原激活物激活纤溶酶原
   E. 子宫内有肝素阻止血液凝固
5. 产生精子的部位是 （　　）
   A. 精囊
   B. 附睾
   C. 间质细胞
   D. 输精管
   E. 曲细精管
6. 结扎输卵管的妇女 （　　）
   A. 不排卵，有月经
   B. 不排卵，无月经
   C. 有排卵，有月经
   D. 副性征存在，附性器官萎缩
   E. 副性征消失，附性器官萎缩
7. 血液中哪一种激素出现高峰可作为排卵的标志 （　　）
   A. 催乳素
   B. 卵泡刺激素
   C. 黄体生成素
   D. 雌激素
   E. 抑制素
8. 关于雌激素的生理作用，下列哪一项是错误的 （　　）
   A. 促进阴道上皮增生、角化
   B. 增强输卵管平滑肌运动
   C. 促进子宫内膜增生
   D. 刺激乳腺导管和结缔组织增生
   E. 促进水和钠由体内排出
9. 下列哪一项不是孕激素的生理作用 （　　）
   A. 大量分泌可抑制卵泡刺激素和黄体生成素释放
   B. 促进子宫内膜腺体分泌
   C. 使子宫平滑肌兴奋性降低
   D. 促进乳腺腺泡及导管发育
   E. 使子宫颈粘液增多、变稀
10. 关于精子的生成与发育，错误的是 （　　）
    A. 在睾丸的曲细精管产生
    B. 卵泡刺激素对生精起始动作用
    C. 睾酮有维持生精的作用
    D. 精原细胞发育成精子约需 10 天
    E. 腹腔内温度不适宜于精子的生成
11. 关于月经周期的叙述，错误的是（　　）
    A. 排卵与血液中黄体生成素突然升高有关
    B. 子宫内膜的增殖依赖于雌激素
    C. 子宫内膜剥脱是由于雌激素和孕激素水平降低
    D. 妊娠期月经周期消失的原因是血中雌、孕激素水平很低
    E. 切除两侧卵巢后月经周期即消失

四、问答题

1. 为什么月经期由阴道流出的经血没有血块？
2. 日常用雌激素和孕激素复合避孕药的主要避孕机制为何？

参考答案

一、名词解释

1. 女性从青春期开始，在卵巢激素周期性分泌影响下，子宫内膜发生周期性剥落和出血的现象。
2. 每次月经周期中成熟卵泡逐渐靠近卵巢表面并破裂，内含的成熟卵细胞与其周围的放射冠等一起被排入腹腔，这一过程称为排卵。
3. 每个月经周期中卵巢都有一个成熟卵子排出，排出的卵子受精后，黄体继续长大成为妊娠黄体。

二、填空题

1. 28　月经　增殖　分泌
2. 增殖期　孕激素
3. 产生精子　分泌雄激素
4. 分泌雄激素
5. 雌激素　孕激素
6. 睾酮
7. 雌二醇　孕酮　类固醇
8. 排卵后　孕激素
9. 60　黄体
10. 黄体生成素

三、单项选择题

1. C　2. C　3. A　4. D　5. E　6. C　7. C　8. E
9. E　10. D　11. D

四、问答题

1. 子宫组织中含有丰富的纤溶酶原激活物，可将血液中纤溶酶原激活，活化了的纤溶酶可使纤维蛋白分解液化，因此月经血中不含有血凝块。

2. 雌激素、孕激素复合避孕药的主要作用是在服药后使血中雌、孕激素达到较高水平，从而反馈性地抑制下丘脑分泌促性腺激素释放激素和腺垂体分泌卵泡刺激素和黄体生成素，进而抑制卵巢排卵而达到避孕。

第十三章 衰　　老

一、衰老的概念

在生命过程中，随着年龄的增长，机体在结构和功能上都会发生某些变化，主要表现是机体各器官、组织结构、生理功能和心理行为上的退化，这种变化过程称为**衰老**。衰老是生命过程中与时间推移密切结合的不可逆的一种表现，但其进程却受诸多因素影响，与疾病、营养、生活方式、环境和精神因素相互关联。机体衰老时，各器官、系统的“生理储备”减少或消失，对疾病及其他破坏内环境稳定的因素耐受性很差，容易患病。因此，衰老和疾病常伴随存在。

二、衰老的主要特征

（一）衰老的体态变化主要表现在以下三个方面。

1. 皮肤与毛发的改变是步入衰老过程的最初信号。主要表现有：皮肤弹性降低，皮下脂肪减少，皮肤松弛，皱纹增加，皮肤的防御功能和损伤后愈合能力下降；身体暴露部分色素沉着，老年斑随年龄而增多；皮脂腺及汗腺的分泌减少，皮肤干燥易痒；皮肤神经末梢的密度减少，感觉迟钝。与此同时，毛发更新能力减弱，开始脱发，头发变成灰白色、少光泽。

2. 在衰老过程中，身高因椎间盘萎缩、脊柱骨扁平而减低。从30～90岁之间身长下降程度，男子约为2.25%，女子约为2.5%。体重变化不明显。

3. 指（趾）甲生长速度变慢，颜色变浊少光泽。

（二）各器官及系统的衰老表现为细胞结构与功能的改变，如细胞内水分减少、酶活性降低、色素等的堆积，特别是DNA的复制和转录功能降低。同时，细胞间质老化，主要为胶原纤维形成不良，数目少，韧性差；弹性纤维合成减少，更新慢等。细胞和间质的老化必然使各器官、系统的特有功能发生障碍，表现为储备能力减低，适应能力下降，抵抗力减退等。

1. 感觉器官　各种感觉均有不同程度的减退，以视觉和听觉的减退最为明显。

（1）视觉　一般在40～50岁时，睫状肌的调节能力降低，晶状体弹性变差或开始消失，眼视近物的调节能力降低，近点远移，形成老视眼。晶状体混浊，易发生老年性白内障。此外，视野范围也随年老变窄，暗适应的能力在60岁以后明显降低。眼对房水重吸收的能力降低，易发生青光眼。

（2）听觉　从30岁开始逐渐减退，首先出现的是对5000Hz以上的高频声音听阈上升，至60岁时除高音部阈值更加上升外，对于中音部（500～2000Hz）的阈值也同时上升，最终形成老年性耳聋，而对日常谈话产生影响。此外，老年人鼓膜增厚，听小骨活动迟钝，内耳毛细胞老化，听神经细胞数和纤维数均减少，故老年性耳聋既有传音性又有感音性，是一种全面的听力障碍。

2. 神经系统　人类神经系统的细胞，在出生后已不再分裂、增加，而是随着年龄增加细胞不断死亡。一般 40 岁后，脑组织逐渐萎缩，脑细胞数减少，神经元内脂褐质的沉积增加，神经递质合成减少。因此，神经的调控功能减退，表现有兴奋和抑制过程的转换速度变得缓慢，睡眠不佳，近期记忆减退。对外界反应迟钝，动作的灵活性、协调性都变差。注意力不集中，思维敏捷性降低，对外界事物的兴趣范围变小，易产生孤独感和发生老年痴呆。

3. 运动系统　老年人肌肉纤维萎缩并减少，收缩力减弱。关节囊和肌腱韧带变僵硬，造成关节灵活性差。老年人还常见骨质疏松或骨质增生。前者易造成骨折，后者易造成局部神经、血管受压。椎间盘呈退行性变，脊柱变短并弯曲，故多出现驼背。故运动功能随着年龄增加而减退。

4. 循环系统　老年期心肌纤维萎缩，收缩力减弱，心输出量可较青年人减少 30%～60%，心指数约减少 0.8%。心储备力也降低，在应激时（如运动负荷），心率、每搏输出量、心输出量不能相应增加，甚或降低。老年人窦房结内和周围有网状纤维增生，一些传导束支因长期劳损、缺血、受压等因素引起纤维化、硬化和钙化，因而易发生房室传导阻滞。此外，主动脉和周围动脉管壁增厚、硬化程度增加，对血流的阻抗增加，收缩压、脉压增加。在 40～80 岁间男性收缩压约增加 25mmHg，女性约增加 35mmHg，舒张压则在 60 岁以后轻微下降。

5. 呼吸系统　随年龄增加，呼吸肌萎缩，肋骨关节硬化，以及脊柱后凸，胸廓桶状变形，使呼吸运动功能降低。老年人支气管粘膜萎缩，纤毛运动少而弱，加上咳嗽反射减弱，呼吸道分泌物不易咯出，易引起呼吸道感染。此外，老年人的肺泡数量减少，肺泡融合，泡腔增大，肺泡壁的微血管逐渐减少或部分消失。这些变化导致老年人肺的呼吸面积减少，肺换气效率下降。

6. 消化系统　随年龄增加，牙齿逐渐损坏脱落，唾液腺分泌稀少，口腔干燥，味觉减退。另外，老年人消化道粘膜和肌层萎缩，胃液、胆汁和胰液分泌减少，各种酶的活性降低，因此胃肠的消化和吸收功能减弱，尤以钙、铁及维生素 B_{12} 的吸收障碍为甚。

7. 泌尿系统　老年人肾脏重量减轻，有人报道，人至 80 岁时，肾单位比青年期减少 1/3～1/2，肾血流量及肾小球滤过率（GFR）也分别减少近 50%。此外，肾小管和集合管的重吸收和分泌功能逐渐减退，尿液浓缩功能等降低。膀胱容量也减少，括约肌萎缩，易发生尿频、尿急、尿失禁及夜尿增多现象。男性老人还常有前列腺增生、肥大，引起排尿困难。

8. 生殖系统　男女两性的生殖腺均可出现腺体萎缩与间质纤维化增生，使附性器官和副性征逐渐退变，生殖功能减退或停止。人在步入老年期前有一过渡时期，称为更年期。女性一般发生在 45～50 岁，男性一般在 55～65 岁间。更年期的主要临床表现为由于自主神经功能失调所致的心悸不适、高血压等心血管症状，同时伴有记忆力减退、失眠、焦虑、抑郁易激动等精神神经症状以及新陈代谢方面的障碍。更年期症状以女性最为明显。

9. 内分泌系统　随年龄增长，内分泌器官都有不同程度的老化，性腺、甲状腺和肾上腺皮质功能减退。结果更加促使组织的衰老和引起某些疾病。如性激素的分泌减少易引起骨质疏松而导致骨折；男性雄激素水平失调常会发生前列腺肥大；肾上腺皮质激素分泌失调可引起物质代谢紊乱。内分泌失调还可使老年人的应激反应能力降低。此外，胰岛 B 细胞功能降低以及肝细胞膜上的胰岛素受体对胰岛素的敏感性降低，导致老年人的糖尿病发病率增高。

三、延缓衰老的途径

（一）寿命　**寿命**是指从生到死的时间。有人提出人的自然寿命相当于性成熟期的8～10倍。按人的性成熟期14～15岁计算，人的自然寿命应是110～150岁。然而有许多因素影响人的寿命，如遗传、环境、社会和个人因素等。一般长寿家系的子女、在社会经济发达、生活安定富裕的地区及在环境无污染的高寒山区生活的人寿命较长。而不良的生活、饮食、卫生习惯及精神忧郁、苦闷将导致寿命的缩短。另外，女性寿命一般比男性高。

（二）延缓衰老的途径

1. 科学的饮食调养　（1）对运动量少，但食欲旺盛的人要适当减少碳水化合物的摄入量（因为老年人对碳水化合物的吸收能力不降低），避免体重增加而引起的疾病。（2）老年人对蛋白质的消化、吸收能力已经低下，即使是肥胖的老年人也不要减少蛋白质的摄入量，以防发生低蛋白血症和贫血。（3）从预防动脉硬化的角度，应限制动物性脂肪，而以食用植物性脂肪为主。（4）多食蔬菜水果，保证足够的维生素的供应；限制钠盐的摄入量，适量多饮水。由于老年人容易出现钙的缺乏，故要注意钙的补充，还要多食富含纤维素的食物。

2. 适度的体力活动　运动和劳动能促进血液循环，增强机体的新陈代谢过程，改善各器官、系统的功能，延缓器官、系统老化的过程。

3. 合理的生活方式　（1）注意生活起居的规律化，使机体各部分功能有条不紊。（2）注意劳逸结合，保证良好的夜间睡眠。（3）戒除不良嗜好，不吸烟、不酗酒。（4）积极防治疾病，做到有病早治，无病早防。

4. 良好的精神状态　情绪稳定及乐观开朗的精神状态能增强机体的免疫力，使大脑皮层兴奋和抑制过程协调，使自主神经系统和内分泌功能正常，各器官系统处于良好的功能状态。老年人积极合理地用脑，可增加脑的血液循环，促进脑细胞的代谢，延缓大脑的衰老过程。

练习题与参考答案

一、名词解释

1. 衰老　　2. 更年期

二、单项选择题

1. 关天衰老的体态变化的叙述错误的是（　）
A. 皮肤色素沉着
B. 皮肤干燥
C. 出现白发、脱发或秃发
D. 体重明显下降
E. 椎间盘萎缩、脊柱骨扁平而使身材变矮

2. 有关眼的老化的叙述错误的是（　）
A. 视野变窄
B. 暗适应能力不变
C. 睫状肌的调节能力降低
D. 晶状体的弹性变差
E. 晶状体混浊，易患白内障

3. 老年人听觉改变的特点是（　）
A. 首先出现的是对低频声音听阈上升
B. 对中频声音的听阈无改变
C. 属单纯传音性耳聋

D. 属单纯感音性耳聋
E. 既有传音性又有感音性耳聋

4. 关于更年期的叙述正确的是 （　）
A. 发生在老年前期前的一段过渡时期
B. 男性无更年期
C. 女性更年期一般发生在40～45岁
D. 女性更年期症状较男性明显
E. 男性更年期的发生一般在65～70岁

5. 衰老过程中，主要影响下列哪一种成分的消化吸收 （　）
A. 糖
B. 蛋白质
C. 脂肪
D. 维生素C
E. 微量元素

6. 正常衰老中，不一定都会发生 （　）
A. 肾脏重量减轻
B. 肾血流量减少
C. 肾单位和肾小球滤过率均减少
D. 膀胱容量减少
E. 尿失禁或尿潴留

7. 有关老年期心脏功能变化的叙述错误的是 （　）
A. 心肌收缩力减弱，搏出量减少
B. 心肌顺应性下降，射血分数增大
C. 心指数减少
D. 心脏储备力降低
E. 收缩压和脉压增大，舒张压改变不明显

8. 老年人运动系统的改变有 （　）
A. 肌肉纤维萎缩并减少
B. 关节囊和肌腱韧带变僵硬
C. 骨质疏松或骨质增生
D. 椎间盘呈退行性变
E. 以上都是

9. 老年期由于内分泌系统的改变可能出现 （　）
A. 前列腺肥大
B. 糖尿病
C. 骨质疏松
D. 应激反应能力降低
E. 以上都是

10. 延缓衰老的途径主要应重视以下哪些方面 （　）
A. 科学的饮食调养
B. 适度的体力活动
C. 积极防治疾病
D. 保持良好的精神状态
E. 以上都是

参 考 答 案

一、名词解释

1. 衰老是指机体的器官组织随年龄增长而发生的组织结构、生理功能和心理行为上的退化过程。
2. 是指人在步入老年期前的一段过渡时期，主要表现为由于自主神经功能失调所致的心血管、精神神经症状以及新陈代谢等方面的功能障碍。

二、单项选择题

1. D	2. B	3. E	4. D	5. B
6. E	7. B	8. E	9. E	10. E

附　录

生理学实验指导

前　言

一、生理学实验的目的

通过实验课来了解人体各器官和系统的基本功能，巩固生理学的基本理论。通过实验逐步培养客观地对事物进行观察、比较、分析、综合的能力。

二、生理实验常用仪器

生理记录仪：学生实验时常使用二道生理记录仪。该记录仪主要用于记录机体的生物电和伴有机械变化的生理活动，经相应的换能器转换为电变化，再经放大装置转换成描笔的机械运动，描记在记录纸上，供实验者量化使用。

电生理记录仪：是观察和记录变化迅速而微弱的生物电现象所必需的仪器。电生理记录仪主要用于记录神经的动作电位。

记纹器：是传统的生理学实验的记录仪器，通常称为记纹鼓，主要由动力装置的机座和被带动旋转的圆鼓两部分组成，描记笔的运动可记录在转动的鼓纸上。由于记纹器所作的记录的精确度不高，灵敏度较差，故逐步被多道生理记录仪所取代。

三、生理实验中任氏液及台氏液的配制（见表1）

表1　常用生理盐溶液的成分（单位：ml）

基础溶液（母液）	任氏液（两栖类用）	台氏液（哺乳类用）	等渗盐水	
			两栖类	哺乳类
20%NaCl	32.5	40.0	32.5	45
10%KCl	1.4	2.0		
10%$CaCl_2$	1.2	2.0		
1%NaH_2PO_4	1.0	5.0		
5%$MgCl_2$	—	2.0		
5%$NaHCO_3$	4.0	20.0		
葡萄糖	—	1.0～2.5g		
加蒸馏水至	1000	1000	1000	1000

注：配制时，$CaCl_2$ 需最后逐滴加入，以免形成 $CaCO_3$ 沉淀。葡萄糖应在实验应用时临时加入，不能贮存过久。

实验一　蟾蜍坐骨神经腓肠肌标本的制备

【实验目的】

学习蟾蜍坐骨神经腓肠肌标本的制备。

【实验对象】蟾蜍

【实验器材】手术器械、磁砖、任氏液、锌铜弓、探针、玻璃分针、滴管、培养皿等。

【实验过程】

1. 破坏中枢神经系统　以左手握住蟾蜍，食指压住其头部并略下弯，将探针自枕骨大孔插入，先左右横断脊髓，再向前搅毁脑，然后将探针撤回伸入脊椎管中搅毁脊髓。如果蟾蜍中枢神经破坏完全，其全身肌肉则完全松弛。

2. 剪断脊柱并去除前肢及内脏　用骨剪自胸段剪断脊柱。沿脊柱的断口至耻骨处，将两侧腹壁的皮肤及肌肉剪开，再将直肠剪断，剔除前肢及内脏。注意勿伤两侧下行的坐骨神经丛。剪去肛门周围的皮肤和尾骨，并剥去两后肢的皮肤。将去皮的两后肢标本放在任氏液浸湿的白磁砖上，将手和手术器件洗净。

3. 分离左右后肢　用粗剪沿标本的脊柱中线将标本分为左、右两半。注意勿伤及神经。

4. 剥离神经　用玻璃分针将坐骨神经丛分离清楚，再从大腿背面股二头肌和半膜肌的夹缝中分离出坐骨神经。用粗剪刀将和坐骨神经连接的下部脊柱多余部分剔去。以镊子夹着与神经相连的脊柱骨、提起神经，并用眼科剪将坐骨神经向大腿及其他部位发出的神经分支剪断，一直将坐骨神经分离至膝关节为止。

5. 分离腓肠肌　先分离腓肠肌的跟腱，用线结紧，自跟腱的附着点剪断。此时，提起结扎线便可将腓肠肌剥离出来。将小腿其余部分剪去，保留约 1.5cm 的股骨。剔除附着于骨上的其他肌肉后即完成蟾蜍坐骨神经腓肠肌标本的制备。

6. 标本的检查　用锌铜弓轻轻地与坐骨神经接触，如果标本制作完好，肌肉立即收缩，表明标本的兴奋性良好。将标本放在盛有任氏液的玻璃皿中，以备实验之用。

【注意事项】

1. 制备标本过程中，注意用任氏液浸湿标本，以免标本干燥。

2. 尽量避免用手或金属器件直接接触所需要的神经和肌肉，特别要留心不使蟾蜍皮肤毒腺分泌的蟾蜍素粘到神经肌肉标本上，以免标本受损。

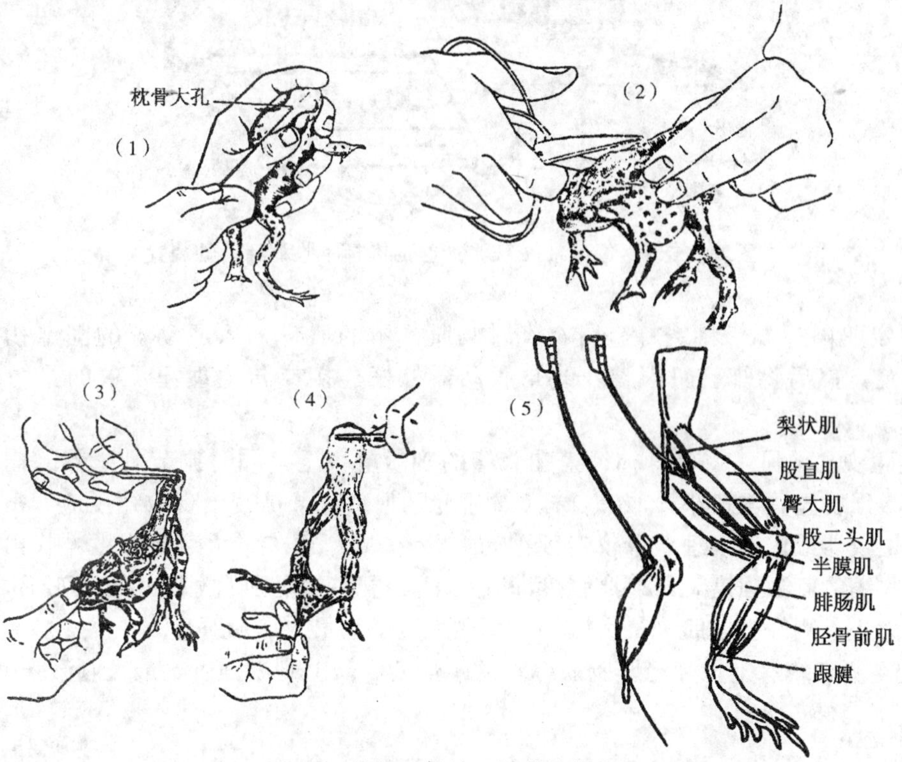

图 1　蟾蜍坐骨神经标本的制作

(1) 用探针损毁脑和脊髓；(2) 剪断脊柱；(3) 剪除前肢和内脏；(4) 剥皮；(5) 分离肌肉和神经制成标本

实验二　肌肉的阈收缩、阈上收缩及最大收缩

【实验目的】观察刺激强度与肌肉收缩反应的关系；学习检测组织兴奋性的一种方法。

【实验对象】蟾蜍坐骨神经腓肠肌标本

【实验器材】蟾蜍手术器械、锌铜弓、肌槽杠杆、刺激器、肌动器、记纹器或二道记录仪、蛙板、任氏液等。

【实验过程】

1. 实验仪器装置

（1）用记纹器记录：先将肌动器固定在铁支架上，再将电磁标固定在肌动器下方。调节肌动器的描笔与电磁标描笔于同一垂直线上，并与记纹器的鼓面记录纸呈切线接触。用电线将电子刺激器的刺激输出和肌动器的刺激电极连接，电磁标则与电子刺激器的标记输出连接。

（2）用二道记录仪记录：先将张力换能器固定在铁支架上，换能器的输出插入生理二道记录仪前置放大输入插孔（DC 输入），拨通记录仪的后级及前级放大器开关，调节描笔至中线，灵敏度调至 10mV/cm（图 2）。

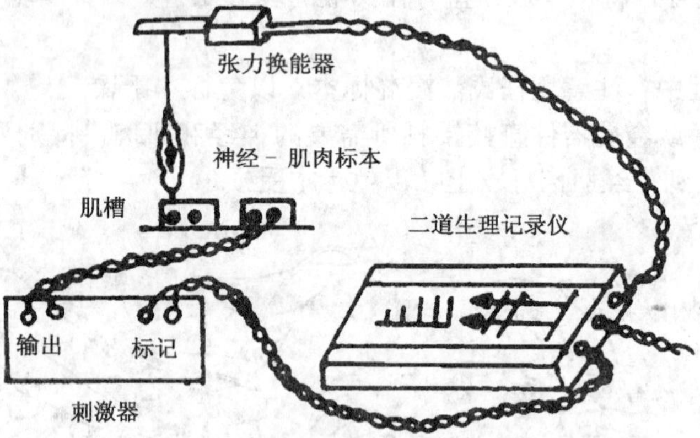

图 2　二道生理记录仪记录神经-肌肉标本收缩活动的装置

2. 固定肌肉标本　将蟾蜍坐骨神经腓肠肌标本的股骨插入肌动器的固定孔内，再旋紧螺丝固定，然后将腓肠肌跟腱扎线与肌动器杠杆连接或与生理记录仪的张力换能器连接。

3. 实验观察项目　将坐骨神经搭在肌槽的刺激电极上，同时调节刺激器的输出到单个刺激，刺激强度先调至最小，肌槽杠杆负重 10g，观察记录是否出现收缩反应。每次刺激后用手转动记纹器或控制生理记录仪走纸移动 0.5～1cm。逐步增大刺激强度，找出刚能引起肌肉最小收缩的刺激强度，此刺激强度即阈强度。再逐步增强刺激强度，直到肌肉收缩达到最大收缩为止。刚好引起肌肉最大收缩的刺激强度即为最大刺激强度。

4. 重复测定蟾蜍坐骨神经腓肠肌标本的阈强度、阈上刺激强度、最大刺激强度 3 次。

实验三　神经干的动作电位

【实验目的和原理】神经兴奋的客观标志是产生动作电位。神经干兴奋部位的电位较未兴奋部位负。当兴奋传导过去后该处的电位又回复到静息水平。兴奋时发生的上述电变化过程就称为动作电位。本实验的目的在于观察蟾蜍坐骨神经动作电位的基本波形。

【实验对象】蟾蜍或蛙

【实验器材】示波器、前置放大器、电子刺激器、电压校准器、刺激隔离器、神经屏蔽盒、手术器械、棉球、任氏液。

【实验过程和观察项目】

一、制备蟾蜍坐骨神经标本：制作方法与实验一方法大致相同，但在剥离皮肤时要用剪刀剪断皮下结缔组织，不要撕拉皮肤；分离神经时，也要用剪刀剪开神经干周围的结缔组织和神经分支，避免损伤神经主干。

二、实验步骤

1. 连接好示波器、前置放大器、刺激器、刺激隔离器、神经屏蔽盒。调整主机灵敏度至 0.5～1mV/cm，扫描速度 1～10ms/cm，用刺激器触发示波器，使扫描同步（图 3）。

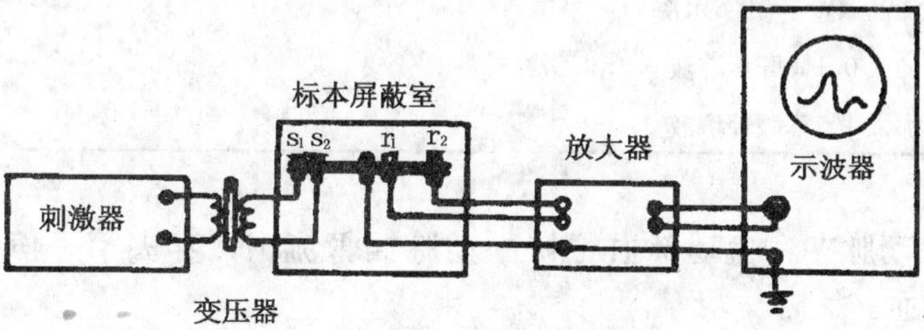

图 3　引导神经动作电位的装置

2. 将神经屏蔽盒及其电极用浸有任氏液的棉球擦拭后待用。

3. 用镊子夹住已制备好的神经干标本一端的结扎线，将标本放置在电极上，神经中枢端接触刺激电极，远中端作电位引导。用棉球吸去标本上过多的任氏液。

4. 双相动作电位的观察　调节电子刺激器，以适当的强度和频率刺激神经干，使动作电位波形稳定在示波器荧光屏中心。

5. 单项动作电位的观察　用小镊子在两个记录电极之间将神经干夹伤，可观察到动作电位的波形由双相转为单相。用不同刺激强度观察动作电位的幅度与刺激强度的关系。

实验四　影响血液凝固的因素

【实验目的】了解血液凝固的基本过程及加速或延缓血液凝固的一些因素。

【实验对象】家兔

【实验器材】兔手术台、手术器械、玻璃分针、气管插管、动脉插管、动脉夹、缝线、5ml 小试管及试管架、40℃水浴箱、10℃水浴箱。脑组织浸出液 5ml、细玻璃粉少许，竹签、0.1%肝素溶液、1%草酸钾溶液。

【实验过程】

1. 将兔用20%氨基甲酸乙酯按每千克体重1克的剂量从耳缘静脉缓慢注入以麻醉动物。将动物背位固定在手术台上，打开手术台底面保温灯。剪去颈部手术野的毛以便手术。

在颈部沿正中线切开皮肤5～7cm，分离皮下组织，暴露胸舌骨肌，用止血钳于正中线分开肌肉，即可暴露出气管，再将气管上方的肌肉拉开，可见气管两侧与气管平行的左、右颈总动脉。将一侧动脉分离穿线备用。

2. 取8个试管（5ml）按下表顺序标号，放置在试管架上，并准备好各试管中所要求的不同条件和药品。

结扎一侧颈总动脉头端，用动脉夹距离结扎约1.5cm处夹闭颈总动脉，做颈动脉插管。

表2　影响血液凝固的因素

试管号	实验条件	血液凝固时间（min）
1	室温	
2	脑组织浸出液0.1ml	
3	细玻璃粉少许	
4	用竹签搅拌	
5	加温（置于40℃水浴）	
6	降温（置于10℃水浴）	
7	加入0.1%肝素溶液0.1ml	
8	加入1%草酸钾溶液0.1ml	

3. 打开兔颈总动脉夹，兔动脉血很快由动脉插管流出，弃去第一份1ml的血后，向每个试管注入1ml兔血。

各试管血液凝固的记录方法是：自血液流出动脉插管起计时，将装血的试管分别用拇指堵住管口倒转一次，使试管内容物与血液相混合。第4管用竹签搅动，直至将纤维蛋白缠绕在竹签上为止。该管去纤维蛋白的血将不会发生凝固。其他各管均自血液取出时起，每半分钟将试管倾斜一次，观察血液是否流动，直至管中血液不再流动（即已凝固）为止，并记录时间。以第1管血液的凝固为对照，与其他各管凝固所需的时间相比，判断血液凝固时间是被加速还是被延缓。

最后在第8管内加入2%$CaCl_2$ 2滴，观察此管内的血是否再凝固？

附：小鼠脑组织液的制备：用颈椎脱臼法处死小鼠，用手术器件取头并剥离出脑组织，称重量，放入玻璃匀浆器中，按1g脑组织加10ml生理盐水的比例加入生理盐水，匀浆后离心（2 000r/min），取上清即成脑组织浸出液。

【实验注意事项】

1. 拿试管时用拇指、食指捏住试管上端，不要握住试管的底部，以免手的温度影响结果。

2. 实验前做好分工，严格控制各试管的条件。

实验五　血型的鉴定

【实验目的】学习用标准血清检查ABO血型的方法，观察红细胞凝集现象。

【实验对象】人

【实验器材】A型和B型标准血清、生理盐水、小玻璃棒、玻片、滴管、刺血针、酒精、棉球、显微镜。

【实验过程】

1. 将已制备好的标准血清玻璃片放在实验台上，在A和B标准血清蜡笔圆圈内各加生理盐水一滴，使风干了的血清溶解。

2. 将受试者耳垂用酒精棉球消毒，以消毒刺血针自耳垂取血。用玻璃棒两端各沾一小滴血，分别和A型、B型标准血清混匀。

3. 经5min、30min用肉眼观察有无凝集反应。如果发生凝集反应，可见红细胞集聚成大小不等的团块，其余液体无色透明。摇动玻片或搅拌均不能使细胞分散。如果无凝集反应，则液体呈均匀粉红色，在低倍显微镜下，可见分散均匀的完整红细胞；而有凝集反应时则可见红细胞集聚成块，并破裂失去红细胞的结构特点。

4. 根据双侧标准血清圆圈内是否有凝集反应的发生，可鉴别受试者的血型。

【实验注意事项】

1. 在向A、B型标准血清圆圈内加受试者血液时不能将同一端玻璃棒在两侧标准血清中搅拌。

2. 在做出最后血型判断之前，勿使血清液滴干燥。必要时可滴加1滴生理盐水。

3. 在判断受试者血型时，至少要待30分钟再作最后判断。

实验六　心脏的期外收缩及代偿间歇

【实验目的】观察心脏对额外刺激的反应，了解心脏在兴奋过程中兴奋性的变化。

【实验对象】蟾蜍

【实验器材】蟾蜍手术器械、蛙板、蛙心夹、露丝电极、电极支架、电磁标、蛙心杠杆、万能支架、记纹鼓、刺激器。

【实验过程】

1. 手术：刺毁蟾蜍的脑和脊髓，背位固定在蛙板上。沿中线用粗剪刀剪开胸骨，横拉两前肢，暴露心脏。用蛙腿夹固定蟾蜍在蛙板上。用眼科镊子提起心包膜，用小剪刀剪开心包膜。此时可见左、右主动脉及左、右心房和心室。

2. 描记正常心搏曲线：用系有棉线的蛙心夹当心室收缩时夹住心尖，不能夹得过多，以防漏血。也不能夹得过少，以防脱落。按装置图（图4）将蛙板固定在万能支架上，将蛙心夹的棉线与蛙心杠杆相连。调节蛙心杠杆笔尖与电磁标笔尖在一条垂直线上。

将露丝电极用胶泥固定在蛙板上，使其两极和心室密切接触，同时将电极与刺激器连接，并调整刺激强度，找出中等强度的单个阈上刺激。开动记纹鼓，描记一段心搏曲线。注意观察曲线的哪一部分代表心房收缩，哪一部分代表心室收缩和心室舒张。

3. 心脏的期外收缩及代偿间歇：描记一段正常心搏曲线作为对照。分别在心脏的收缩期、舒张期给以单个刺激，观察心搏曲线有无变化。注意在每次刺激后，必须待心搏曲线恢复以后才能给下一个刺激。

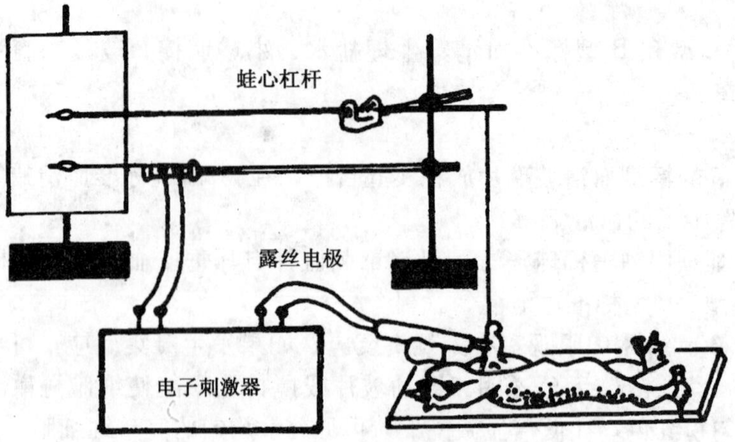

图 4　心脏期外收缩实验装置

实验七　人体动脉血压的测量及运动对动脉血压的影响

【实验目的】 初步学会测量人体动脉血压的方法，通过观察运动前后血压的变化，加深对影响血压因素的理解。

【实验对象】 人

【实验用品】 血压计、听诊器。

【实验内容与方法】

1. 熟悉血压计的结构　血压计由三部分组成：①检压计是一个有刻度的玻璃管，上端通大气，下端与水银槽相通。备用时水银柱液面应与0刻度平齐；②袖带是一个外面包有布套的长方形橡皮囊，借橡皮管分别与水银槽及打气球相通；③打气球是一带有螺帽的橡皮球，内有活门。螺帽拧紧时可向橡皮囊内充气，拧松时可以放气。

2. 令受试者脱去一臂衣袖静坐桌旁，将裸露的前臂平放桌上，手掌向上，使前臂与心脏处于同一水平。

3. 松开打气球的螺帽，驱出袖带内的残气，再拧紧螺帽。然后将袖带缠于该上臂，袖带下缘应高于肘关节2cm以上，松紧适度。

4. 带好听诊器，用手在受试者肘窝内侧触及肱动脉搏动，把听诊器胸件放置其上。

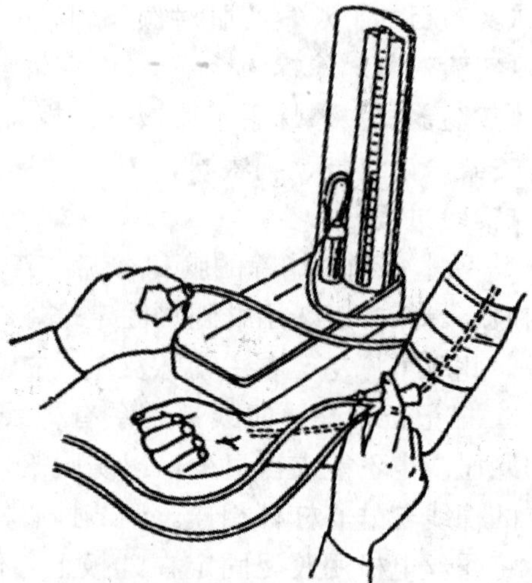

图 5　人体动脉血压测量

【观察项目】

1. 测收缩压　用打气球将空气打入袖带的橡皮囊内，可见到检压计内水银柱逐渐上升，并可听到脉搏音。当上升到听诊器内听不到脉搏音时，仍继续打气使水银柱再上升2.6kPa(20mmHg)，随即拧开打气球的螺帽，徐徐放气，使水银柱缓缓下降。当听到第一个脉搏音时水银柱液面所平齐的刻度即代表收缩压。

2. 测舒张压　继续缓慢放气，听到脉搏音逐渐增强。当水银降到某一水平时，脉搏音突然由强转弱。这时水银柱液面所平齐的刻度即代表舒张压。

3. 运动对血压的影响　令受试者 1 次/s 的速度作 20 次下蹲起立运动后，即刻、3min、5min 各测血压一次，观察其变化。

【注意事项】

1. 实验室内须保持安静以利听到第一个脉搏音。

2. 测血压前受试者至少应静坐 5min，尽量避免体力活动及精神因素的影响。

实验八　哺乳动物动脉血压的调节

【实验目的】学习记录及分析急性动物实验动脉血压与心率的方法，验证动脉血压调节的有关理论。

【实验动物】家兔

【实验器材】兔手术台、手术器械、动脉插管、气管插管、动脉夹、水银检压计、记纹鼓或生理二道记录仪，压力换能器、铁支柱、电磁标、保护电极、电刺激器、注射器、有色丝线，20%氨基甲酸乙酯、肝素（1 000U/ml）、1∶10 000 肾上腺素、1∶10 000 去甲肾上腺素、生理盐水。

【实验过程】

1. 记录仪装置

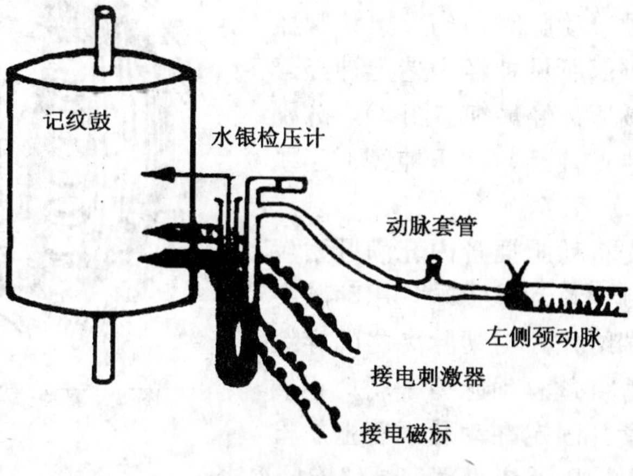

图 6　兔血压记纹鼓描记装置

记纹鼓描记：按图 6 安装好水银检压计与计时电磁标和刺激信号电磁标，并将水银检压计的描笔与时间描笔、刺激信号描笔安置于同一垂直线上，并将水银检压计零值时的描记点与刺激信号描笔尖重叠于一点，此点所画的线即代表血压的零线。这样可在实验过程中在记录的曲线上测出血压的变化数值。血压每升高 1mmHg，检压计的描记笔尖自零线上升 0.5mm。水银检压计的零点必须与实验动物心脏在同一水平。

二道生理记录仪描记：按图 7 将压力换能器固定在铁支柱上，压力换能器的位置应与实验动物心脏在同一水平面上。压力换能器一端有 2 个小管，分别连接动脉插管和水银检压计，换能器的另一端则通过输出连线与二道生理记录仪的前置放大输入插孔连接，将动脉压变化的信号在记录纸上描出（图 7）。

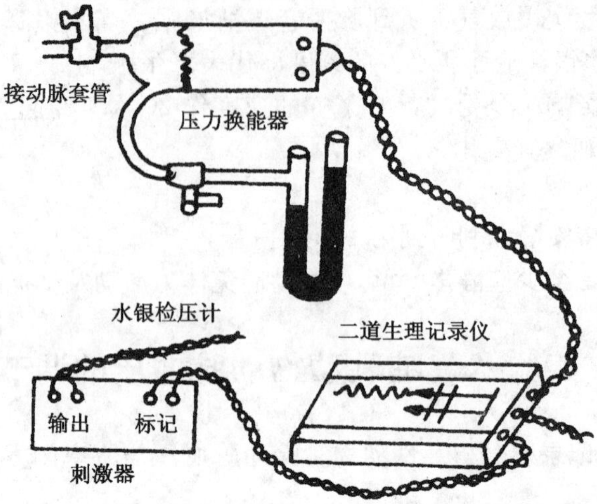

图 7　兔血压生理记录仪描记装置

2. 手术操作和准备

麻醉动物：用 25%氨基甲酸乙酯按每千克体重 1 克的剂量从耳缘静脉缓缓注入。动物麻醉后背位固定于手术台上，并开亮手术灯保温。预先剪去手术部位的兔毛以便进行手术。

颈部手术：沿颈部正中线由下颌至胸骨上缘切开皮肤及皮下筋膜，分离气管，插入气管插管。分离两侧颈总动脉、迷走神经和减压神经。手术时应注意，颈总动脉与颈部神经被结缔组织束在一起，分离颈总动脉时勿伤及甲状腺血管分支而引起出血。颈部所见神经中迷走神经最粗，交感神经较细，减压神经最细（图 8）。分别在左、右颈总动脉、迷走神经、减压神经下穿线备用。

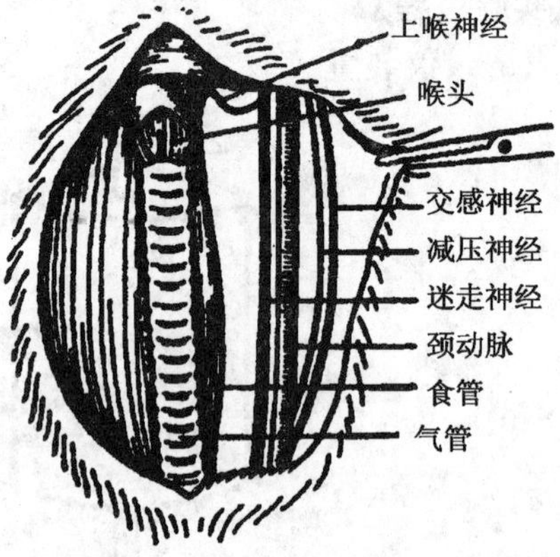

图 8　家兔颈部血管神经示意图

颈总动脉插管：先将动脉插管内充满肝素生理盐水。用线结扎左侧颈总动脉头端，用动脉夹夹闭其向心端，在头端结扎处与动脉夹之间穿线打一活扣，再用眼科剪将颈总动脉剪一斜口，插入动脉管后将活扣扎紧并固定在动脉插管上。检查动脉插管是否与水银检压器或生理记录仪连接妥当。

打开动脉夹，在记纹鼓或生理记录仪上观察血压的记录。

腹部手术：由剑突向下沿腹正中线切开腹壁 8～10cm，以温热的盐水纱布将胃肠推向下方，在左侧腹腔后壁找出左肾，在左肾内上方可见一杏黄色的肾上腺。在肾上腺上方的腹膜下隐约可见一神经与腹主动脉平行，即内脏大神经。套以保护电极以备电刺激用。

3. 实验观察：待血压相对稳定后，观察以下各项刺激对血压的影响。注意在进行每一项目的实验前记录一段前对照血压，实验中血压的改变，实验后血压的恢复。

（1）观察正常血压曲线（可见血压变化的一级波、二级波、三级波）。

（2）夹闭一侧颈总动脉，观察对血压的影响。

（3）刺激一侧减压神经，观察对血压的影响。将减压神经双重结扎剪断，分别刺激减压神经的中枢端及外周端，观察对血压的影响。

(4) 结扎剪断一侧迷走神经，观察刺激迷走神经外周端对血压的影响。注意本项实验中血压改变的速度。

(5) 耳缘静脉注射肾上腺素（1：10 000）0.3～0.5ml 或去甲肾上腺素（1：100 000）0.2～0.4ml 后观察动脉血压的改变。注意本项实验血压改变持续的时间。

(6) 刺激左侧内脏大神经，观察对血压及心率的影响。

实验九　肺通气功能的测定

【实验目的】 了解肺通气功能的测定方法与正常肺通气量。

【实验对象】 人

【实验器材】 肺量计、橡皮吹嘴，鼻夹，75％酒精，记纹鼓。

【实验过程】 首先按图 9 将肺量计的下筒（断面图①）装满水。筒的中央有两条通气管⑧⑨与外界相通，管的上口露出水面。上筒②较下筒的直径略小，倒浸入下筒盛的水中，该筒的重量与滑轮③对侧的平衡锤④保持平衡。通气管的下端有三通活门⑦，当活门开放时，呼吸气可经过通气管进出肺量计，上筒随之上下移动，这时对侧平衡垂上的指针就可指出筒内的气量。在指针上按上一杠杆⑩，使墨水笔尖与记纹鼓面接触，以便将筒内的气量变化描记下来。

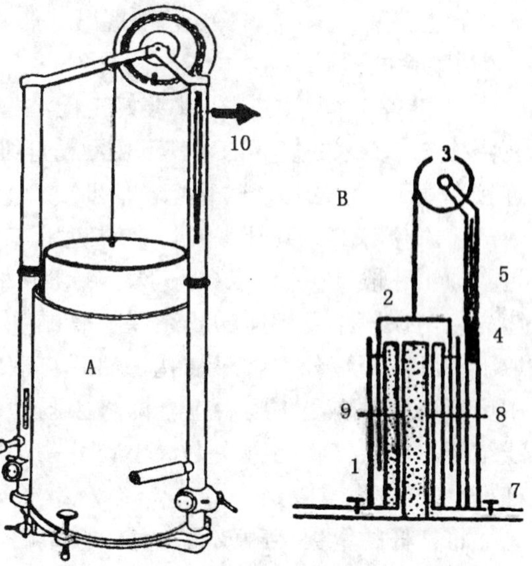

图 9　肺量计的外形及断面图

1. 潮气量、补吸气量、补呼气量和肺活量的测定

将肺量计气筒内充入空气 4～5L，然后关闭活门。受试者衔好消毒的橡皮吹嘴，夹鼻，闭眼静坐，平静呼吸。待受试者习惯用口呼吸后，启动肺量计并打开其活门。这时，受试者呼吸气量的改变便可由平衡垂上的指针描记在记录纸上。先描记 3～4 次平和呼吸曲线，让受试者在一次平和吸气之末做一次最大限度吸气，然后，在一次平和呼气之末做一次最大限度呼气。最后让受试者做一次尽力的深吸气继之以尽力深呼气。描记在记纹鼓上的曲线可根据平衡垂旁边标尺量出肺量计上筒上下所移动的距离，计算潮气量、补吸气、补呼气以及肺活量。潮气量可由数次潮气量平均，取其平均值（图 10）。

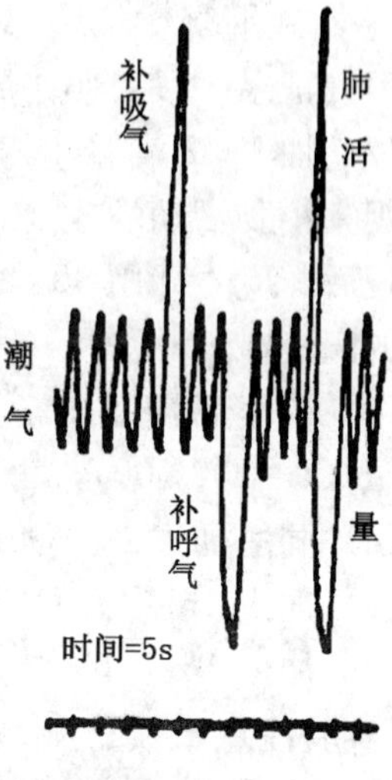

图 10　人肺通气量曲线

2. 时间肺活量的测定

将肺量计内重新装满新鲜空气 4～5L。在记纹鼓的支架上添加一电磁标记录时间。

受试者口衔橡皮吹嘴，夹住鼻子，用口呼吸。先记录平和呼吸3～4次后，令受试者做最大限度的吸气，在吸气之末屏气1～2秒，然后用快的速度深呼气，直到不能再呼为止。由记录纸上可测出1秒、2秒和3秒钟内呼出的气量。

实验十　小肠平滑肌的生理特性

【实验目的】观察消化道平滑肌的一般生理特性。学习哺乳动物离体器官灌流的一种方法。

【实验对象】家兔

【实验器材】麦氏浴槽、记纹鼓、万能杠杆、气球、温度计、酒精灯、三角铁架、滴管、烧杯、肾上腺素（1∶10 000）、乙酰胆碱（1∶100 000）、1mol/L NaOH、1mol/L HCl、1%$BaCl_2$。

【实验过程】

1. 准备工作　先按图11装好麦氏浴槽，槽内盛38℃洛氏液。为了维持槽内液体的温度，将浴槽放在盛水的烧杯内，其下用酒精灯维持其相对温度恒定。将装空气的气球经由橡皮小管连接在麦氏浴槽乙形通气管上，借助皮管上的螺线管夹调节送气量，以供应麦氏槽内氧气。

将家兔麻醉，剖开腹腔，在靠近十二指肠附近，取出一段3～4cm长的小肠。在切取小肠时，应先将与该段小肠相连的肠系膜血管结扎，再将取下的肠段两端分别做双结扎，然后自双结扎当中剪断小肠。取出小肠后应立即将小肠一端结扎线结于乙形通气管的弯头上，小肠另一端则系在杠杆上。

将杠杆的笔尖接触鼓面，其下装电磁标作为刺激记号。两笔尖应调至在一条垂直线上，开动慢鼓记录小肠平滑肌的活动。

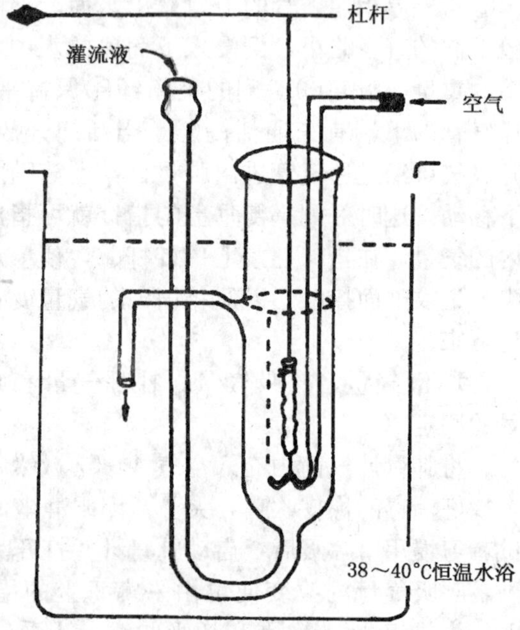

图11　麦氏浴槽灌流器

2. 实验观察

（1）记录一段对照小肠平滑肌运动曲线。

（2）加1～2滴肾上腺素（1∶10 000）于浴槽，观察小肠活动的改变。在肾上腺素的作用明显出现后，应立即用38℃的新鲜洛氏液更换麦氏槽中的旧液3～4次。

（3）待小肠恢复正常活动后，加1～2滴乙酰胆碱（1∶100 000），再观察小肠活动有何改变。用相同方法更换洛氏液3～4次。

（4）同法加入麦氏槽中1mol/L的NaOH 1～2滴。

（5）加入1mol/L HCl 1～2滴。

（6）加入1%$BaCl_2$ 1～2滴。

【实验注意事项】

1. 在加药前，必须用事先准备好的38～40℃的洛氏液，待药物作用明显后立即冲洗更换槽内的洛氏液3～4次。

2. 麦氏槽内的温度和供氧应维持相对稳定。

实验十一　影响兔尿生成的一些因素

【实验目的】 学习用急性实验方法观察影响尿生成的一些因素。

【实验对象】 家兔

【实验器材】 兔手术台、手术器械、动脉插管、气管插管、动脉夹、水银检压计、膀胱插管、25%氨基甲酸乙酯、肝素（1000U/ml）、20%葡萄糖、生理盐水、神经垂体激素、保护电极、刺激器、注射器、记时器、记滴装置、速尿（呋喃苯氨酸）、记纹鼓或二道生理记录仪。

【实验过程】

1. 准备工作

麻醉动物：用25%氨基甲酸乙酯按每千克体重1克的剂量，由耳缘静脉缓慢注入麻醉动物。皮下注射生理盐水约50ml。

颈部手术：将兔背位固定在手术台上，按实验八的方法分离左侧颈总动脉，右侧颈部迷走神经，分别套双线。结扎迷走神经，在结扎线头端剪断迷走神经。做左侧颈总动脉插管，并与水银检压计或通过血压换能器与二道生理记录仪相连接。

腹部手术：自耻骨联合前做一长约2～4cm的皮肤切口，切开肌层即可见膀胱。用止血钳将膀胱轻轻拉出创口外。在膀胱外壁两侧可见输尿管及其入口。在输尿管入口的下方约1.5cm处剪破膀胱前壁，插入膀胱插管。用粗线结扎切口并固定膀胱插管。向膀胱插管内注入一定量生理盐水，以免膀胱壁紧贴插管内口堵着尿液流出。用橡皮管连接膀胱插管到记滴装置。

安装描记装置：按时间、尿滴、血压、刺激记号的顺序由上至下安装好各描记笔，并使各描记笔在记纹鼓纸或生理记录仪的同一垂直线上。

2. 实验观察项目

（1）开动慢鼓，先观察一段正常情况下尿液的滴数和血压水平。

（2）由静脉缓慢注射38℃生理盐水15～20ml，观察尿量的改变。

（3）刺激迷走神经外周端。此项实验最好能使血压的改变维持约15～20s。

（4）静脉注射38℃20%葡萄糖溶液5ml。

（5）静脉注射神经垂体激素3单位（0.3ml）。

（6）静脉注射速尿10mg（1ml）。

【实验注意事项】

1. 每项实验之前，均应有对照实验，待尿滴均匀稳定后再开始刺激或注射药物。

2. 本实验需多次静脉注射，故作静脉注射时应保护耳边缘静脉，应先从耳端的边缘静脉部位开始注射，或采用固定静脉插管进行注射。

实　验　项　目	血压（kPa）	尿量（滴/分）
正常对照		
静脉注射生理盐水（20ml）		
刺激迷走神经外周端		
静脉注射20%葡萄糖液（5ml）		
静脉注射垂体后叶素（3U）		
静脉注射速尿（10mg）		

实验十二 小白鼠胰岛素休克

【实验目的】观察胰岛素对小鼠生理机能的影响，学习小白鼠腹腔注射法。

【实验对象】小白鼠

【实验器材】注射器（2ml）、胰岛素、20%葡萄糖溶液。

【实验过程】

1. 将小白鼠（体重20～25g）放在实验台上，观察其正常活动情况。

2. 腹腔注射胰岛素 先将小鼠放在鼠笼盖上，右手揪着鼠尾向后拉，小鼠自发地向前爬。用左手拇指和食指捏着小鼠双耳，将小鼠翻转过来，用小指和无名指夹住鼠尾，这样可将小鼠背位固定在左手中。右手持注射器，向小鼠下腹部穿刺，并推注胰岛素2U（1ml）。记录注射时间。

3. 将已注射完胰岛素的小白鼠放回桌上，观察其活动情况。当动物出现惊厥时，记录时间。立即再向小鼠腹腔内注射20%葡萄糖溶液1ml，观察小鼠的活动有何改变。

实验十三 反射、反射弧的分析

【实验目的】观察脊髓蟾蜍能否对刺激发生反射活动，了解完成反射活动需要有完整的反射弧结构。

【实验对象】蟾蜍

【实验器材】手术器械、支架、小块滤纸片、0.5%H_2SO_4。

【实验过程】

1. 将蟾蜍放在实验桌上，观察其自发活动；用镊子夹其后足趾（轻夹或重夹）时，观察其反应有何不同。

2. 用粗剪刀自鼓膜后缘剪去脑部，即成脊髓蟾蜍。重复观察上述实验，注意有何区别。

3. 用线穿过蟾蜍下颌，并将其挂在支架上。待安静后，用小块浸有硫酸的滤纸，贴在蟾蜍左后肢皮肤上，观察其反应。取下滤纸，用清水洗去皮肤上的硫酸，擦干。再在右后肢重复上述实验。

4. 将右肢的皮肤剥去一段，以浸硫酸的滤纸贴在暴露的肌肉上，观察与刺激皮肤有何不同的反应。此项实验必须注意避免酸液流到皮肤上刺激皮肤。

5. 取下蟾蜍，自腹中线做切口，暴露左侧坐骨神经丛并将其全部剪断后，重新将蟾蜍挂起。待安静后，再用硫酸滤纸片分别刺激两侧后肢的皮肤，观察其结果。

6. 以探针捣毁蟾蜍脊髓。再用浸硫酸的滤纸刺激皮肤，观察还能否引起蟾蜍的反射活动。

实验十四 人体腱反射检查

【实验目的】学会肱二头肌反射、肱三头肌反射、膝反射、跟腱反射的检查方法；说明腱反射检查的临床意义和注意事项。

【实验器材】叩诊锤

【实验步骤】

1. 肱二头肌反射　受检查端坐位，检查者用左手托住受检查屈曲的肘部，并用左前臂托住受检者的前臂，将左手拇指按在受检查肘窝肱二头肌肌腱上，然后右手持叩诊锤叩击检查者的左拇指，正常反应为肘关节快速屈曲。

2. 肱三头肌反射　受检查者坐位，检查者用左手托住受检者屈曲的肘部，右手持叩诊锤快速叩击其鹰嘴突上方约 2cm 处的肱三头肌肌键，正常反应为肘关节伸直。

3. 膝反射　受检查取坐位，两小腿自然下垂悬空，检查者持叩诊锤叩击膝盖下方股四头肌肌键，表现为膝关节伸直。

4. 跟腱反射　受检者一腿跪在坐凳上，踝关节以下悬空，检查者持叩诊锤叩击其跟腱，表现为足向跖面屈曲。

【注意事项】

1. 消除受检查者紧张情绪，检查时肢体肌肉应尽量放松。

2. 叩击肌腱的部位应准确，叩击的力量轻重要适度。

实验十五　兔大脑皮层运动区功能定位

【实验目的】学习用电刺激法观察兔大脑皮层运动区的机能定位。

【实验动物】家兔

【实验器材】哺乳动物手术器械、骨钳、骨钻、骨蜡、液体石蜡、刺激器、小型刺激电极、3%戊巴比妥钠溶液、气管插管。

【实验过程】

1. 麻醉动物　自耳边缘静脉注射 3%戊巴比妥钠溶液，每千克体重 1ml。本实验不宜麻醉过深，否则不易观察到电刺激皮层运动区所引起的反应。若手术中发现麻醉不够，可补充注射 0.2ml/kg。

2. 手术　将兔背位固定在手术台上，剪去颈部皮肤上的毛，先做气管插管。然后将兔腹位固定于手术台上，剪掉头皮上的毛。由眉弓至枕部将头皮纵行切开，再自中线切开骨膜，用刀柄将其向两边推开。用骨钻在一侧头骨钻开一孔，再扩展骨创，暴露一侧大脑。必要时也可暴露两侧大脑。手术过程中注意保护脑膜及脑组织，如果在扩展骨创时有出血现象，可用加热软化的骨蜡止血。最后用小镊子夹起脑膜并剪开脑膜，使脑组织外露。为避免脑组织干燥，可在脑表面滴以少量液体石蜡或经常以温热生理盐水湿润脑组织。

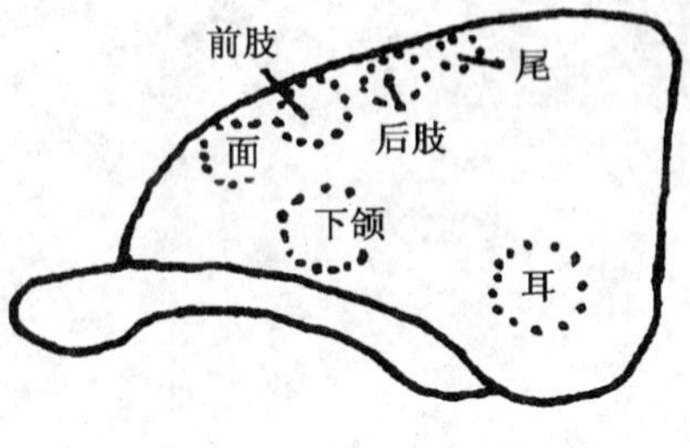

图 12　兔大脑皮层运动区的机能定位

实验观察：用适宜强度的电刺激大脑半球的不同部位（图 12），观察躯体各部分的活动。注意所引起的躯体运动是否为对侧性支配。